Prof. Dr. med. Nadia Harbeck

Ludger Wahlers

Brustkrebs – alles, was jetzt wichtig ist

mosaik

PROF. DR. MED.
NADIA HARBECK
Ludger Wahlers

Brust krebs

Alles, was jetzt wichtig ist

Diagnose, Behandlung und Begleitung
für Betroffene und Angehörige

mosaik

Alle Ratschläge in diesem Buch wurden von Autoren und Verlag sorgfältig erwogen und geprüft. Eine Garantie kann dennoch nicht übernommen werden. Eine Haftung der Autoren beziehungsweise des Verlags und seiner Beauftragten für Personen-, Sach- und Vermögensschäden ist daher ausgeschlossen.

Wir haben uns bemüht, alle Rechteinhaber ausfindig zu machen, verlagsüblich zu nennen und zu honorieren. Sollte uns dies im Einzelfall aufgrund der schlechten Quellenlage bedauerlicherweise einmal nicht möglich gewesen sein, werden wir begründete Ansprüche selbstverständlich erfüllen.

Sollte diese Publikation Links auf Webseiten Dritter enthalten, so übernehmen wir für deren Inhalte keine Haftung, da wir uns diese nicht zu eigen machen, sondern lediglich auf deren Stand zum Zeitpunkt der Erstveröffentlichung verweisen.

MIX
Papier aus verantwortungsvollen Quellen
FSC® C010328
FSC
www.fsc.org

Penguin Random House Verlagsgruppe FSC® N001967

2. Auflage
Originalausgabe November 2022

Neumarkter Str. 28, 81673 München
Illustrationen: Roland Krieger
Umschlaggestaltung: Sabine Kwauka
Umschlagmotiv: © Sk Elena/shutterstock
Redaktion: Dagmar Rosenberger
Layout und Satz: Buch-Werkstatt GmbH, Bad Aibling
Druck und Bindung: Alföldi Nyomda Zrt., Debrecen
Printed in Hungary
CH · IH
ISBN 978-3-442-39370-1
www.mosaik-verlag.de

Inhalt

Zu diesem Buch

Mit jährlich etwa 70 000 Neuerkrankungen ist Brustkrebs die mit Abstand häufigste Krebserkrankung der Frau. Gleichzeitig sind die Fortschritte in der Behandlung atemberaubend: Bei acht von zehn Frauen mit Brustkrebs, der noch nicht in andere Organe gestreut hat, gelingt heute Heilung, wenn die Patientinnen optimal therapiert werden.

Brustkrebs ist nicht gleich Brustkrebs, die Krankheit tritt in verschiedenen Formen auf, und entsprechend anspruchsvoll ist die Therapie. Das ist unter anderem der Grund dafür, warum es für Brustkrebspatientinnen eine unübersichtliche Fülle von Faltblättern, Broschüren, Internetseiten und anderen Informationsmaterialien gibt. Was allerdings fehlt, ist ein orientierender Gesamtüberblick. Genau den möchten wir Ihnen mit diesem Buch anbieten.

Es ist uns ein Anliegen, das aktuelle Wissen zu Brustkrebs in gut verständlicher Sprache zu vermitteln, und zwar nicht nur allgemein, sondern möglichst präzise auf die Situation der einzelnen Patientin bezogen und in der Informationstiefe, die Sie ganz persönlich wünschen. Deshalb beginnt jedes Kapitel mit einem orientierenden Überblick und geht dann weiter ins Detail. So können Sie selbst entscheiden, wie umfassend Sie sich informieren möchten. Dieses Buch wird Sie als Betroffene in die Lage versetzen, gemeinsam mit Ihrem Behandlungsteam Entscheidungen über Ihre Therapie zu treffen, davon sind wir überzeugt. Dieses Buch soll Sie und Menschen, an denen Ihnen liegt, stark und zuversichtlich machen für all das, was jetzt (unter Umständen wieder) auf Sie zukommt. Das wünschen wir Ihnen von Herzen.

Erlauben Sie noch ein Wort zum Thema gendergerechte Sprache: 99 von 100 Brustkrebserkrankten sind Frauen. Aus diesem Grund reden wir in diesem

Buch in erster Linie von Patientinnen, schließen damit aber auch alle Männer mit Brustkrebs ein. Aussagen, die ausschließlich für Frauen oder nur für Männer gelten, sind entsprechend gekennzeichnet.

München, im September 2022

Prof. Dr. med. Nadia Harbeck
Ludger Wahlers

Dank

Dieses Buch ist das, was es jetzt ist, weil wir Gelegenheit hatten, mit vielen unterschiedlichen Menschen über das Projekt und auch über Details der Realisierung zu reden. Ausdrücklich bedanken wir uns dafür bei Angelika Amann, Reinhard Bröker, Dr. Rebekka Göpfert, Dr. med. Friederike Hagemann, Renate Haidinger, Tina Schreck und PD Dr. med. Rachel Würstlein.

Dieses Buch hätten wir ohne die Unterstützung unserer Familien nicht schreiben können. Wir danken unseren Partnern und Kindern für aufmunternde Gespräche und vor allem für die Geduld und Gelassenheit, mit der sie unsere nicht selten zeitraubende Arbeit ertragen haben.

A.

EINFÜHRUNG

I.
Diagnose Brustkrebs – was jetzt zu tun ist

Ihnen ist gerade der Boden unter den Füßen weggezogen worden. Sie haben erfahren, dass Sie an Brustkrebs erkrankt sind. Tausend Gedanken gehen Ihnen jetzt durch den Kopf: Wie geht es weiter? Werde ich bald sterben? Wie schlimm ist die Behandlung, die ich jetzt durchlaufen muss? Bin ich bei meiner Ärztin / bei meinem Arzt wirklich in guten Händen? Wie kann ich sicherstellen, dass ich keine Chance verpasse und alles für meine Heilung getan wird? Was ist mit meinem Partner/ meiner Partnerin? Wem kann ich mich anvertrauen? Wer wird mich stützen?

Zwei Dinge sind jetzt wichtig:

Erstens: Dass Sie voller Angst und Sorge sind, ist absolut verständlich und vollkommen normal. Aber es besteht kein Anlass für Panik. Brustkrebs ist keine sogenannte Notfalldiagnose, denn in 99 von 100 Brustkrebsfällen muss nicht innerhalb von Stunden oder Tagen gehandelt werden. Sie haben Zeit, sich zu informieren und gemeinsam mit Ihrem Arzt oder Ihrer Ärztin über die Behandlung zu entscheiden. Akuten Handlungsbedarf gibt es nur, wenn Ihre Brust gerötet, stark erwärmt und angeschwollen ist oder wenn Sie Schmerzen in der Brust haben.

Zweitens: Brustkrebs ist mittlerweile eine heilbare Erkrankung. Was heißt das genau? Etwa acht von zehn erkrankten Frauen, bei denen der Krebs noch nicht in andere Organe gestreut hat, können heute dauerhaft erfolgreich therapiert werden. Das bedeutet, ihre Lebenserwartung ist am Ende der Behandlung dieselbe, wie die von gleichaltrigen Frauen, die nie an Brustkrebs erkrankt sind.

1. Sie sind krank, aber Sie sind auch handlungsfähig

Wie gesagt, es besteht kein Grund zur Panik. Wenn man sich das einmal bewusst gemacht hat, ist es leichter, wieder klare Gedanken zu fassen. Erstellen Sie am besten für sich ganz persönlich eine Liste mit Fragen, die Sie in den kommenden Tagen und Wochen beantwortet haben wollen. Eine für Frauen in Ihrer Situation typische Liste könnte so aussehen:

- Welchen Brustkrebs habe ich genau?
- Wie finde ich die für mich optimale Behandlung?
- Wie und wann sage ich es den Menschen, an denen mir liegt?
- Wie bin ich abgesichert? Muss ich mir Sorgen um meine wirtschaftliche Existenz machen?
- Soll ich meinen Arbeitgeber über die Art meiner Erkrankung informieren?
- Gibt es über die ärztliche Behandlung hinaus weitere Unterstützungsangebote?

2. Welchen Brustkrebs habe ich genau?

Schon lange ist bekannt, dass Brustkrebs keine einheitliche Erkrankung ist. Je nach Einteilungskriterien unterscheidet man heute drei bis fünf unterschiedliche Brustkrebsarten. Alle unsere Zellen tragen in sich und an ihrer Außenseite Strukturen, sogenannte Rezeptoren, die für die Kommunikation innerhalb von Geweben und Organen und damit auch für die Regulation der Zellteilung wichtig sind. Auf und in Brustkrebszellen kommen solche Rezeptoren ebenfalls vor. Sie haben sich als wichtiges Kriterium für die Einteilung der Brustkrebsarten erwiesen.

In etwa drei Viertel aller Brustkrebszellen finden sich Rezeptoren für die Geschlechtshormone Östrogen und Progesteron. Solche Hormonrezeptor-positiven Zellen sind in der Regel wenig bis mäßig aggressiv. Sie sind nach der Operation mit einer Antihormontherapie, der manchmal eine Chemotherapie vorgeschaltet werden muss, gut behandelbar.

Sehr viel aggressiver, sprich teilungsfreudiger, sind Brustkrebszellen mit HER2-Rezeptoren an ihrer Außenseite, die bei etwa 15 Prozent der Erkrankten vorkommen. Denn an diese HER2-Rezeptoren docken sogenannte Wachstumsfaktoren an, was zu einer besonders schnellen Zellteilung und damit zu einem schnellen Tumorwachstum führt. Besonders schnell teilen sich diese Krebszellen auch, weil sie in der Lage sind, die an den HER2-Rezeptor andockenden Wachstumsfaktoren selbst zu produzieren und damit die Teilungsgeschwindigkeit eigenständig zu erhöhen.

Noch bis zum Jahr 2000 hatten Frauen mit dieser Brustkrebsart sehr viel schlechtere Überlebensaussichten als solche mit Hormonrezeptor-positiven Mammakarzinomen. Heute erhalten Frauen mit einem HER2-positiven Brustkrebs meist schon vor der operativen Entfernung des Tumors eine gegen HER2 gerichtete medikamentöse Therapie. Damit gelingt es häufig, die Tumorzellen abzutöten. Ob das Gewebe dann tatsächlich krebsfrei ist, ob also – in den Worten der Mediziner – eine Komplettremission erreicht worden ist, untersuchen Gewebeexperten an dem bei der Operation entnommenen Brustgewebe.

Die dritte Brustkrebsart neben Hormonrezeptor-positiven sowie HER2-positiven Mammakarzinomen ist der tripelnegative Brustkrebs, der ebenfalls bei etwa 15 Prozent der Betroffenen vorkommt. Als dreifach negativ wird diese Brustkrebsart bezeichnet, weil sich in oder auf den Krebszellen keine Östrogen-, keine Progesteron- und keine für eine Anti-HER2-Therapie ausreichende Zahl an HER2-Rezeptoren finden. Solche tripelnegativen Tumorzellen bieten deshalb aber auch keinerlei Ansatzpunkt für eine gezielte medikamentöse Bekämpfung. Chemotherapie und Operation waren bis vor Kurzem die einzigen Behandlungsmöglichkeiten. Doch auch in diesem Bereich hat sich mittlerweile einiges getan: Zur medikamentösen Therapie des tripelnegativen Mammakarzinoms stehen mittlerweile Substanzen aus der Klasse der Immuntherapeutika und auch ein sogenanntes Antikörper-Wirkstoff-Konjugat zur Verfügung, auf die große Hoffnungen gesetzt werden. Mehr darüber finden Sie in Abschnitt BV: Wie wirken Medikamente gegen Brustkrebs?

> Neben dieser Einteilung nach der Rezeptorausstattung liest man häufig auch von »intrinsischen Subtypen« des Mammakarzinoms. Darunter fallen Luminal-A- und -B-Tumoren, ein HER2-Typ und ein basal-ähnlicher Typ. Ausführlichere Informationen dazu haben wir in Abschnitt BIII.5 (Seite 67) zusammengefasst.

Brustkrebszellen – gleich welcher Art – können sich vom Krebsgewebe in der Brust lösen und sich über Lymph- sowie Blutgefäße im Körper verteilen. Sie sind in der Lage, sich in anderen Organen anzusiedeln, und können sich dort weiter teilen und so eine neue bösartige Geschwulst bilden. Der ursprünglich in der Brust entstandene Krebs hat dann »gestreut« und eine (oder mehrere) Metastasen gebildet. Bei bis zu 20 Prozent aller Brustkrebspatientinnen wird zum Zeitpunkt der Diagnose ein solches metastasiertes Mammakarzinom festgestellt. In dieser Situation ist eine Heilung nicht mehr möglich. Vielmehr ist eine lebenslange Therapie notwendig, die den Krebs »in Schach halten« soll. Ein möglichst langes Leben mit hoher Lebensqualität ist dann das Ziel der Behandlung. Alle wichtigen Informationen zu fortgeschrittenen Brustkrebserkrankungen haben wir in Abschnitt C zusammengestellt.

3. Optimale Behandlung

Brustkrebs ist, wie gesagt, eine heilbare Erkrankung, solange der Krebs nicht in andere Organe gestreut hat. Voraussetzung für die Heilung ist allerdings, dass die Therapie passgenau auf die Situation der einzelnen Patientin abgestimmt ist. Optimal ist eine Behandlung nicht allein dadurch, dass das Zentrum, in dem sie stattfindet, fachlich entsprechend qualifiziert (und zertifiziert) ist. Entscheidend ist auch, dass Sie als Patientin das sichere Gefühl haben, bei Ihren behandelnden Ärzten wirklich gut aufgehoben zu sein. Denn für den Behandlungserfolg ist immer beides wichtig: die Therapie nach dem aktuellen

Stand des Wissens und die vertrauensvolle Beziehung zwischen Ärztin oder Arzt und Patientin.

Die Brustkrebsbehandlung in Deutschland ist qualitativ sehr hochwertig. Die Deutsche Krebsgesellschaft und die Deutsche Gesellschaft für Senologie (die Lehre von der weiblichen Brust) prüfen regelmäßig und in standardisierten Verfahren die Qualität sogenannter Brustzentren. Wenn Sie sich zur Behandlung in ein zertifiziertes Brustzentrum (siehe Abschnitt BVII, Seite 216) begeben, sind Sie den ersten Schritt für eine optimale Therapie bereits gegangen. Vereinbaren Sie dort einen Termin und stellen Sie sicher, dass Ihre Gesprächspartner beim Erstgespräch alle Ihre Befunde vorliegen haben. Bereiten Sie für sich selbst eine Liste mit Fragen vor, die Sie klären möchten. Sollten Sie nach der Erstkonsultation noch Zweifel haben – gleichgültig ob hinsichtlich der besprochenen Therapie oder in Bezug auf den ärztlichen Ansprechpartner –, dann zögern Sie nicht, sich eine zweite Meinung einzuholen. Nehmen Sie gegebenenfalls vorher Rücksprache mit Ihrer Krankenversicherung.

> Wichtig ist jedoch: Etwa drei bis vier Wochen nach Ihrer Diagnose sollten Sie sich für ein Brustzentrum entschieden haben – und dann auch darauf vertrauen, dass Sie dort optimal behandelt und betreut werden. Ausführliche Infos und Links für die Suche nach einem kompetenten Zentrum und zum Aufbau einer konstruktiven Beziehung zu den behandelnden Ärzten haben wir in Abschnitt BVII zusammengestellt.

4. Wie sage ich es den Menschen, an denen mir liegt?

In Ihrer jetzigen Situation werden Sie dankbar sein für jede konstruktive Unterstützung von Menschen, die Ihnen wichtig und nahe sind. Ihren Partner oder Ihre Partnerin werden Sie sehr wahrscheinlich bereits ins Vertrauen gezogen haben. Sollten Sie allein leben, ist es empfehlenswert, einen anderen Ihnen nahestehenden Menschen um Unterstützung zu bitten. Gibt es einen solchen Menschen nicht, so wenden Sie sich bitte möglichst unverzüglich an eine

Krebsberatungsstelle in Ihrer Nähe. Dort wird man Ihnen auch den Kontakt zu einer Selbsthilfeorganisation vermitteln können.

Sollten Sie in einer Partnerschaft leben, so wird vielleicht nicht gleich zu Beginn, aber sicher im Verlauf der Erkrankung das Thema Sexualität eine Rolle spielen. Auch wenn Sie es jetzt möglicherweise noch nicht glauben können: Krebs und beglückende sexuelle Erfahrungen schließen einander nicht aus. Mehr dazu im Abschnitt EV, Seite 314.

Falls Sie Kinder haben: Kinder spüren sehr genau, wenn mit ihrer Mutter oder ihrem Vater etwas nicht stimmt. Warten Sie deshalb nicht zu lange und planen Sie ein gemeinsames Gespräch mit Ihren Kindern. Wichtig ist, dass Sie in diesem Gespräch die Regie behalten und – idealerweise gemeinsam mit Ihrem Partner oder Ihrer Partnerin – die Situation wahrheitsgemäß schildern und dabei nicht die Fassung verlieren. Für Kinder krebskranker Eltern gibt es spezielle Angebote, die Sie in Abschnitt D finden.

Die Reaktionen von Freunden und Bekannten auf die Diagnose Brustkrebs können sehr unterschiedlich ausfallen. Das Spektrum reicht von Kontaktabbruch bis hin zu übergroßer Anteilnahme und dem ständigen Bemühen, (vermeintlich) gute Ratschläge zu erteilen. In Abschnitt EVI haben wir spezielle Infos für Partner, Angehörige und Freunde von Brustkrebspatientinnen zusammengestellt. Neben medizinischen Infos finden sich dort auch *Dos und Don'ts* im Umgang mit Krebspatienten und eine Liste möglichst zu vermeidender Killerphrasen.

5. Wirtschaftliche Absicherung

Wer an einer langwierigen Erkrankung leidet, der fragt sich zwangsläufig, ob zu seinen gesundheitlichen Sorgen irgendwann auch wirtschaftliche dazukommen. Für Krebspatientinnen, die vor der Diagnose bei einem Arbeitgeber mindestens sechs Monate lang sozialversicherungspflichtig beschäftigt waren, ist ein enges soziales Netz gespannt: Lohn- respektive Gehaltsfortzahlung, Krankengeld, Rehabilitation, Unterstützung bei der Wiedereingliederung. Für Teilzeitbeschäftigte, Minijobber, Arbeitslose oder Selbstständige sind die

Maschen dieses sozialen Netzes nicht ganz so eng und lückenlos. Bei ihnen kommt es sehr darauf an, inwieweit sie selbst für eine länger dauernde Erkrankung vorgesorgt haben, beispielsweise durch eine Krankentagegeld- oder eine Ausfallversicherung. Weitere Details zu sozialen Fragen finden Sie in Abschnitt EVII, Seite 335.

Zeitlich gesehen sollten Sie damit rechnen, dass Sie – je nach Brustkrebstyp – etwa 3 bis 12 Monate lang in Behandlung sind, also regelmäßig Ihre Ärzte konsultieren und Untersuchungen und Therapien absolvieren. Während dieser Zeit gibt es aber durchaus auch Phasen, in denen Sie – abhängig von Ihrer konkreten Beschäftigung – zumindest in reduzierter Stundenzahl wieder arbeiten können. Aber: Niemand kann Sie in dieser Zeit zur Wiederaufnahme Ihrer Tätigkeit zwingen. Sie allein entscheiden, was Ihnen guttut.

6. Den Arbeitgeber informieren?

Die Arbeitsunfähigkeitsbescheinigung muss nach geltendem Recht direkt beim Arbeitgeber abgegeben oder ihm zugesendet werden. Ob Sie darüber hinaus eine Mitteilung darüber machen, woran Sie erkrankt sind, entscheiden Sie allein. Besteht ein gutes Betriebsklima, macht es sicherlich Sinn, zumindest davon zu sprechen, dass mit einer längeren oder mit mehreren kürzeren Arbeitsunfähigkeitszeiten zu rechnen ist. Natürlich können Sie Ihren Arbeitgeber auch ins Vertrauen ziehen, ihn aber gleichzeitig bitten, den Kolleginnen und Kollegen gegenüber Stillschweigen zu bewahren.

Im weiteren Verlauf der Erkrankung kann es Situationen geben, in denen es ratsam ist, mit dem Arbeitgeber offen über den Brustkrebs zu sprechen, beispielsweise wenn es nach Beendigung der Behandlung um eine stufenweise Wiedereingliederung in den Arbeitsprozess geht, oder wenn eine Umschulung notwendig wird. Details zu Fragen wie diesen finden Sie in Abschnitt EVII, Seite 335.

7. Welche Zusatzangebote gibt es? Was kann ich selbst tun?

Schon bald nach Beginn der ärztlichen Behandlung stellen sich viele Patientinnen die Frage, ob und wie sie selbst gegen ihren Krebs aktiv werden können und wo es möglicherweise Unterstützungsangebote gibt, die über die ärztliche Behandlung hinausgehen.

Die Frage, ob man selbst etwas tun kann, lässt sich kaum pauschal beantworten, da jede Patientin einzigartig ist. Jede Betroffene hat das Recht, mit der Erkrankung nach eigenem Ermessen umzugehen. Brustkrebspatientinnen leiden an einer schweren Erkrankung: Sie dürfen sich krank fühlen, sie dürfen traurig sein, sie dürfen schwach sein, sie dürfen um Fürsorge bitten, und sie dürfen auch Angst vor der Zukunft haben. Wichtig erscheint uns allerdings, dass Patientinnen mit ihren Gefühlen und Wünschen nicht allein gelassen werden. Sie sollten Gelegenheit zum Austausch mit Angehörigen und Freunden haben und erfahren, wie sie ihre Selbstbestimmung und die Kontrolle über ihr Leben erhalten können.

Von vielen Patientinnen hören wir, dass es ihnen hilft, selbst aktiv zu werden, soweit es die eigenen Kräfte zulassen. Selbst etwas zu tun, und wenn auch nur in ganz kleinen Schritten, hebt nicht nur die Stimmung enorm, sondern fördert offensichtlich auch die Selbstheilungskräfte des Organismus. Regelmäßig an die frische Luft gehen, einen Spaziergang machen, die Natur genießen – das ist gut für Körper und Seele. Achten Sie bei der Ernährung darauf, vollwertige Lebensmittel schonend so zuzubereiten, dass sie leicht bekömmlich sind. So können Sie ebenfalls die Selbstheilungskräfte des Körpers unterstützen. Regelmäßige Entspannungsübungen tragen dazu bei, auch im Kopf zur Ruhe zu kommen und Kraft zu tanken.

Diese Maßnahmen werden zusammen mit anderen, Ärzten vorbehaltenen Verfahren und Behandlungsweisen häufig unter dem Stichwort »Integrative Onkologie« zusammengefasst. Ob Misteltherapie, Phytotherapie, Achtsamkeitstraining oder Meditation: Allen Verfahren der Integrativen Onkologie ist eines gemein: Sie begreifen sich als Ergänzung zur klassischen ärztlichen Behandlung, nicht als Alternative. Mit anderen Worten: Die Maßnahmen der Integrativen Onkologie unterstützen die Wirksamkeit der schulmedizinischen Krebstherapie, die längst mehr ist als Skalpell, Chemo- und Strahlentherapie. Die Integrative Onkologie arbeitet immer komplementär, und in diesem Sinne sind ihre Verfahren von allen Krebsexperten anerkannt. Davon abzugrenzen sind sogenannte Alternativverfahren, also Behandlungskonzepte, die für sich in Anspruch nehmen, anstelle der klassischen medizinischen Verfahren Krebs heilen zu können. Sich auf diese Alternativmedizin einzulassen ist auf Dauer lebensgefährlich. Immer dann, wenn jemand ein alternatives, heilbringendes Verfahren anbietet (das in der Regel auch sehr viel Geld kostet), sollten Sie misstrauisch sein.

Mehr zu den Prinzipien Bewegung, Ernährung und Entspannung, zur Abgrenzung von Komplementär- und Alternativmedizin sowie zur Integrativen Onkologie und zur Supportivmedizin lesen Sie im Abschnitt BVI, in dem es auch um den Umgang mit belastenden Symptomen geht. Eine Reihe von Patientinnen entschließt sich zu einer Veränderung ihres Lebensstils, um für die Bekämpfung der Erkrankung möglichst gut gewappnet zu sein und um den Therapieerfolg langfristig zu sichern. Entsprechende Aktivitäten helfen häufig auch bei der ganz persönlichen Bewältigung der Krankheit. Wir haben das Thema Lebensstilanpassung deshalb auch im Abschnitt EIV noch einmal aufgegriffen.

> Als Brustkrebspatientin sind Sie nicht allein. In Deutschland erkranken jährlich etwa 70 000 Frauen an Brustkrebs. Nach dem ersten Schock der Diagnose und den ersten Behandlungszyklen hilft es manchen Patientinnen, den Kontakt zu anderen Frauen mit Brustkrebs zu suchen. Auch das ist ein Weg, um selbst aktiv zu werden. Eine Übersicht mit Kurzporträts von Selbsthilfegruppen in Deutschland finden Sie in Abschnitt F.

II.
Die weibliche Brust – Aufbau und Funktion

Sie ist schön, sie ist bei keiner Frau genau gleich, sie ist sekundäres Geschlechtsmerkmal und gilt als das Symbol für Weiblichkeit schlechthin: die weibliche Brust (lateinisch: Mamma). Nach der Geburt eines Kindes bildet sie in ihrem Drüsensystem die Muttermilch, die über die Milchgänge bis zur Brustwarze gelangt.

Das Drüsensystem der Brust ist in Binde- und Fettgewebe eingelagert. Der Umfang und die Verteilung dieser Gewebe bestimmen die individuelle Größe und Form der Brust. Muskeln sind in der Brust nicht vorhanden, aber sie ist über Bindegewebsstränge fest in dem auf den Rippen liegenden Brustmuskel verankert. Das Drüsensystem besteht aus 15 bis 20 Drüsenlappen. Fachsprachlich bezeichnen Ärzte einen Drüsenlappen als Lobus. Jeder Lobus enthält sehr viele Lobuli (Einzahl: Lobulus), in denen die Milchbildung stattfindet. Jeder Lobus ist an einen Milchgang (Ductus) angeschlossen. Über ein verzweigtes Milchgangsystem fließt die Milch schließlich bis zur Brustwarze. Kurz bevor die Milchgänge die Brustwarze erreichen, erweitern sie sich zu kleinen Milchsäckchen, die beim Stillen eine Pumpfunktion ausüben (siehe Abbildung).

DIE WEIBLICHE BRUST

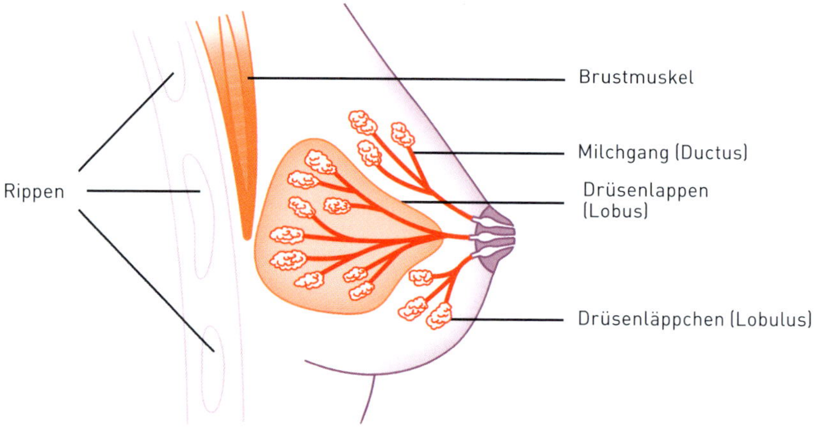

Die weibliche Brust besteht aus Drüsengewebe, das in Binde- und Fettgewebe eingelagert ist. Das Drüsensystem jeder Brust besteht aus etwa 15 bis 20 Drüsenlappen (Lobi). Sie enthalten vier Drüsenläppchen, die Lobuli, in denen die Milchbildung stattfindet. In einem verzweigten Milchgangsystem fließt die Milch bis zur Brustwarze. Kurz bevor ein Milchgang (Ductus) die Brustwarze erreicht, erweitert er sich zu einem kleinen Milchsäckchen, das beim Stillen wie eine Pumpe wirkt.

1. Ursprungsorte von Brustkrebs

Bösartige Tumore der Brust – also das, was man landläufig als Brustkrebs bezeichnet – entstehen fast immer aus Zellen, die die Milchgänge (Ductus) der weiblichen Brustdrüse auskleiden. Sie werden fachsprachlich als invasive duktale Karzinome of no special type, kurz IDC-NST, bezeichnet. Sie machen etwa 80 Prozent aller Brustkrebsfälle aus. Etwa 10 bis 12 Prozent aller Mammakarzinome entstehen aus Zellen der Drüsenläppchen (Lobuli), also dort, wo die Milchbildung stattfindet. Ärzte bezeichnen sie entsprechend als lobuläre Mammakarzinome.

Die restlichen 8 bis 10 Prozent der Mammakarzinome teilen sich die seltenen Brustkrebsformen, wie zum Beispiel das muzinöse, das medulläre und das papilläre Mammakarzinom sowie das entzündliche oder inflammatorische

Mammakarzinom. Das in etwa 1 bis 2 Prozent aller Fälle auftretende entzündliche Mammakarzinom ist gekennzeichnet durch eine großflächige Rötung der Brust sowie eine starke Überwärmung und Schwellung und verursacht starke Beschwerden, weshalb hier ausnahmsweise schnelles Handeln erforderlich ist. Auf diese eher selten auftretenden Arten von Mammakarzinomen werden wir in diesem Buch nicht weiter eingehen.

Möglicherweise stellen Sie sich nun die Frage, warum ein bösartiger Brusttumor als Mammakarzinom bezeichnet wird. Als Karzinome bezeichnen Ärzte definitionsgemäß bösartige Tumore, die von Zellen sogenannter Deckgewebe (Epithel) ausgehen, also von solchen Geweben, mit denen alle äußeren und inneren Körperoberflächen ausgekleidet sind.

Nicht jeder Tumor in der Brust ist jedoch bösartig. Sieben bis acht von zehn ertasteten Knoten oder Verhärtungen in der Brust erweisen sich nach gründlicher Untersuchung als gutartige Tumore. Gutartige Tumorzellen teilen sich zwar auch autonom, aber der so entstehende Tumor bleibt innerhalb seiner Gewebegrenzen. Auf diese Weise können Bindegewebsgeschwülste, flüssigkeitsgefüllte Zysten oder auch von Fettgewebe ausgehende Geschwülste entstehen. Gutartige Tumore sind zwar nicht zwangsläufig harmlos, denn sie können beispielsweise Hohlräume verschließen oder den Druck in einem Gewebe erhöhen, aber sie bilden keine Metastasen und lassen sich in der Regel einfach entfernen.

2. Ausbreitungsmuster: Invasive Karzinome und In-situ-Karzinome

Brustkrebs ist nicht gleich Brustkrebs, diese Erkenntnis zieht sich wie ein roter Faden durch dieses Buch. Hinsichtlich ihres Entstehungsortes unterscheiden Ärzte Mammakarzinome duktalen und lobulären Ursprungs. Eine zweite Unterscheidung bezieht sich auf das Ausbreitungsmuster von Brustkrebs:

- **Invasive Mammakarzinome** sind bösartige Tumore, die durch die unkontrollierte Teilung von Tumorzellen wachsen und dabei die Grenzen ihres Ursprungsgewebes durchbrechen. Mit anderen Worten: Invasive duktale Mammakarzinome (IDC-NST-Karzinome) haben sich von den Milchgängen bereits in angrenzende Gewebe ausgebreitet oder invasive lobuläre Mammakarzinome sind über das Drüsengewebe hinausgewachsen.

- **In-situ-Mammakarzinome** bestehen zwar auch aus sich unkontrolliert teilenden Zellen, allerdings ist ihr Wachstum (noch) auf ihr Ursprungsgewebe begrenzt. Das Karzinom befindet sich noch am Ort seines Entstehens, lateinisch »in situ«. Die meisten In-situ-Karzinome haben ihren Ursprung in den Zellen, die die innere Schicht der Milchgänge auskleiden, man spricht deshalb von Duktalem Carcinoma in situ oder kurz DCIS. Bei etwa 6000 Frauen jährlich wird in Deutschland ein DCIS diagnostiziert. Das DCIS gilt als Vorstufe von Brustkrebs und sollte daher operativ entfernt werden. Auch die Drüsenläppchen können sich in situ verändern. Sie werden dann als LIN (lobuläre intraepitheliale Neoplasien) bezeichnet. LIN sind sehr viel seltener als ein DCIS und gelten nicht als Brustkrebsvorstufe, sondern werden als Hinweis auf ein um etwa 1 Prozent pro Jahr erhöhtes Brustkrebsrisiko auf beiden Seiten angesehen.

In-situ-Mammakarzinome werden manchmal zu invasiven Mammakarzinomen. Es kommt sogar vor, dass ein In-situ-Karzinom Metastasen entwickelt, ohne selbst weiter gewachsen zu sein. Viele In-situ-Karzinome werden aber nicht größer, bleiben in ihren Gewebegrenzen und bilden auch keine Metastasen. Das heißt, eine Behandlung wäre eigentlich überflüssig. Es lässt sich bis heute aber nicht eindeutig vorhersagen, ob ein In-situ-Karzinom harmlos bleibt oder nicht. Deshalb müssen Frauen mit In-situ-Karzinomen immer behandelt werden.

B.

NEU DIAGNOSTIZIERTES MAMMAKARZINOM

I.
Was ist Brustkrebs?

1. Warum entsteht Krebs?

Alle Krebszellen entstehen aus gesunden Körperzellen. Zugrunde liegt immer ein Fehler in der Erbsubstanz, der letztlich dazu führt, dass eine ursprünglich gesunde Zelle sich unablässig teilt und sich allen Kontrollinstanzen des Körpers entzieht. Die sich schnell teilenden Tumorzellen schließen sich zu einem eigenen Gewebe zusammen, und es entsteht ein bösartiger Tumor. Seine Zellen teilen sich weiter, mit anderen Worten: Der Tumor wächst. Er überwindet Organgrenzen und verteilt über das Blut- und/oder das Lymphgefäßsystem zusätzlich bösartige Tumorzellen im ganzen Körper, die sich in anderen Organen als Tochtergeschwulste (Metastasen) ansiedeln können.

Die krebsauslösenden Schäden in der Erbsubstanz können vielfältige äußere Ursachen haben. Dazu gehören unter anderem das Rauchen, die ultravioletten Strahlen der Sonne, organische Lösungsmittel oder andere Chemikalien. Je nach Ausmaß und Dauer des schädigenden Einflusses kommt es zu krank machenden Veränderungen in der Erbsubstanz, genauer: in der DNA im Zellkern der betroffenen Zellen.

Schäden in der DNA können allerdings auch unabhängig von äußeren Einflüssen entstehen, beispielsweise während der Teilung von Zellen, wie sie in unserem Körper jeden Tag millionenfach abläuft, denn Zellen müssen in vielen Geweben regelmäßig erneuert werden. Unsere Haare sowie Finger- und Fußnägel wachsen, und unsere Haut erneuert sich von innen nach außen. Die Schleimhäute unseres Körpers halten den Geschwindigkeitsrekord in der Zellteilung: Die Zellausstattung der Darmschleimhaut beispielsweise erneuert sich alle drei bis sechs Tage.

Bevor eine Zelle sich teilen kann, also aus einer Zelle zwei entstehen, muss das gesamte Zellinventar identisch verdoppelt werden, damit beide Tochterzellen gleich ausgestattet sind. Auch ihren Bauplan, die DNA im Zellkern, muss eine Zelle kopieren, bevor sie sich teilen kann. Nur so ist sichergestellt, dass nach der Teilung zwei Zellen mit identischer Erbsubstanz entstanden sind.

Bei der Kopie der DNA vor einer Zellteilung passieren mehr oder weniger regelmäßig kleinere Fehler, aber darauf ist unser Organismus vorbereitet: Er startet zunächst einen Reparaturversuch. Misslingt dieser, weil der Schaden an der DNA zu groß ist, sorgen verschiedene Kontrollinstanzen dafür, dass in dieser Zelle ein programmiertes Selbstmordprogramm abläuft und die geschädigte Zelle abstirbt. Auf diese Weise verhindert das körpereigene Kontrollsystem, dass eine Zelle mit Erbgutschäden sich weiter teilen kann.

Im Laufe eines langen Menschenlebens geschieht es allerdings zunehmend häufig, dass die Kontrollinstanzen nicht richtig funktionieren und auch erbgutgeschädigte Zellen sich weiter teilen. Das ist der wesentliche Grund, warum Krebserkrankungen mit steigendem Lebensalter zunehmen. Wenn eine Krebszelle den Kontrollinstanzen »durchgegangen« ist, nimmt die Krankheit ihren Lauf: Durch jede Teilung der geschädigten Zelle entstehen zusätzliche fehlerhafte Veränderungen in der DNA, immer neue Mutationen treten auf. Mit jeder Generation werden die Zellen gesunden Körperzellen unähnlicher, und es entsteht ein bösartiger Tumor (siehe Abbildung nächste Seite).

Bei manchen Frauen mit Mammakarzinom finden sich krank machende Veränderungen in der Erbinformation nicht nur in den Brustkrebszellen, sondern in allen Zellen des Körpers. Mit anderen Worten: Die Zellschädigung ist bei diesen Frauen nicht das Ergebnis eines defekten Kontrollmechanismus, sondern das Resultat einer ererbten Schädigung. Bei diesen Frauen besteht eine genetische Veranlagung zur Brustkrebserkrankung. Mittlerweile ist bekannt, dass es mehrere Gene gibt, die Brustkrebs verursachen, wenn sie verändert (mutiert) sind. Die bekanntesten sind BRCA1 und BRCA2. Schätzungsweise zehn bis fünfzehn Prozent aller Brustkrebspatientinnen leiden an einer vererbbaren

Erkrankung. Zu jeder Brustkrebsdiagnose gehört deshalb die sorgfältige Befragung nach Erkrankungen bei Verwandten ersten und zweiten Grades. Gegebenenfalls wird im Labor auch getestet, ob bekannte Brustkrebsgene wie BRCA1 und BRCA2 verändert sind. Frauen mit entsprechenden Mutationen in Brustkrebsgenen haben Anspruch auf eine intensivierte Früherkennung, über die Sie in Abschnitt BIII.1 (Seite 37)mehr erfahren.

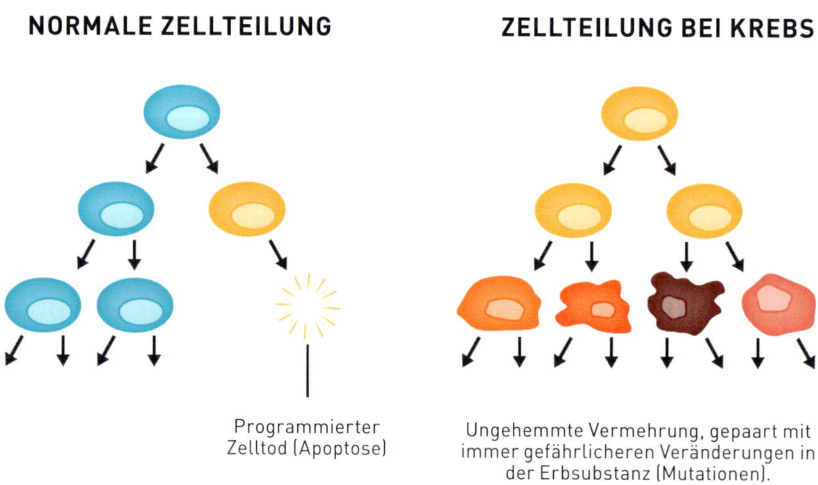

Wenn wegen eines Ablesefehlers beim Kopieren der Erbsubstanz DNA eine geschädigte Zelle entstehen sollte, sorgen Kontrollmechanismen normalerweise dafür, dass die geschädigte Zelle sozusagen Selbstmord begeht (programmierter Zelltod, Apoptose). Funktioniert dieser Mechanismus nicht mehr zuverlässig, dann teilt sich die geschädigte Zelle weiter, mit von Generation zu Generation größeren genetischen Veränderungen (Mutationen). Auf diese Weise entsteht ein bösartiger Tumor (rechts).

2. Brustkrebsarten – intrinsische Subtypen

Wer Brustkrebs erfolgreich behandeln will, muss zunächst genau wissen, welche Eigenschaften der bösartige Tumor hat. Aus diesem Grund prüfen Ärzte im Rahmen der Diagnostik schon seit mehr als 40 Jahren genau, wie groß ein Tumor ist, ob er schon in Lymphknoten oder gar andere Organe gestreut hat und in welchem Ausmaß sich die Tumorzellen sozusagen schon verselbstständigt haben, ob sie also gesunden Körperzellen noch ähnlich sind oder sich mehr oder weniger stark von ihnen unterscheiden. Näheres dazu erläutern wir in Abschnitt BIII.4 (Seite 64).

Diese Einteilung nach Tumorgröße, Metastasierungsmuster und Differenzierung erfasst allerdings nicht alle für eine optimale Therapie erforderlichen Eigenschaften. Wichtig ist beispielsweise auch die Frage, ob es sich um ein duktales, sprich NST, oder um ein lobuläres Karzinom handelt, ob es also in den Milchgängen oder in den Drüsenläppchen entstanden ist. Ebenso von Bedeutung ist das Ausbreitungsmuster und damit die Antwort auf die Frage, ob es sich um ein invasives oder ein In-situ-Mammakarzinom handelt.

Seit etwa zehn Jahren werden Brustkrebsarten darüber hinaus nach ihren biologischen Eigenschaften klassifiziert. Unterschieden werden luminale Mammakarzinome, HER2-negative und HER2-positive sowie tripelnegative Mammakarzinome. Diese Einteilung basiert auf genetischen Untersuchungen, denn jede der genannten Arten aktiviert in der Tumorzelle andere Gruppen von Genen. Im Abschnitt BIII.5 (Seite 67). können Sie weitere Einzelheiten dazu nachlesen.

II.
Wie häufig ist Brustkrebs, und wie sind die Heilungschancen?

1. Vorkommen von Brustkrebs

Brustkrebs ist die mit Abstand häufigste Krebserkrankung bei Frauen. Nach Angaben des Robert-Koch-Instituts in Berlin erkrankten im Jahr 2016 (neuere Zahlen sind noch nicht verfügbar) deutschlandweit 68 950 Frauen und 710 Männer an Brustkrebs. Rein statistisch betrachtet wird damit eine von acht Frauen und einer von 760 Männern im Laufe des Lebens mit der Diagnose Brustkrebs konfrontiert.

Zu den jährlich 69 000 Frauen mit invasivem Mammakarzinom kommen pro Jahr mindestens 6000 Frauen hinzu, bei denen ein In-situ-Karzinom diagnostiziert wird, ein Brustkrebs also, dessen Tumorzellen ihr Ursprungsgewebe noch nicht verlassen haben (Abschnitt AII.2, Seite 25).).

Am häufigsten erkranken Frauen zwischen 60 und 80 Jahren. Das mediane Erkrankungsalter für Brustkrebs liegt derzeit bei 64 Jahren. Das bedeutet, dass die Hälfte der betroffenen Frauen bei der Diagnose jünger und die andere Hälfte älter als 64 Jahre ist.

Etwa ein Drittel aller Frauen ist bei der Erstdiagnose sogar jünger als 55 Jahre. Sie erkranken damit in einem Lebensalter, in dem Krebs in aller Regel noch überhaupt kein Thema ist. Und noch ein Detail: 10 Prozent aller an Brustkrebs erkrankten Frauen sind unter 46 Jahre alt, und 10 Prozent sind über 84 Jahre alt.[1]

2. Die Heilungschancen

Bei Brustkrebs sind – wie bei jeder anderen bösartigen Tumorerkrankung auch – die Heilungschancen und das Tumorstadium bei der Erstdiagnose eng miteinander verknüpft. Je früher ein Brustkrebs erkannt wird, desto besser sind die Aussichten auf einen dauerhaften Therapieerfolg.

Nach dem System der Internationalen Vereinigung gegen Krebs (UICC) wird Brustkrebs in die Stadien 0 bis IV eingeteilt. Grundlage für diese Stadieneinteilung, häufig auch als Staging bezeichnet, ist die genaue Beschreibung des Tumors: Wie groß ist er? Hat er sich schon auf die Lymphknoten ausgebreitet? Gibt es Metastasen?

Diese genaue Beschreibung nehmen Ärzte anhand des sogenannten TNM-Systems vor. T gibt die Größe des Tumors in Zentimetern an, N beschreibt, wie viele und welche Lymphknoten befallen sind, und M gibt an, ob Metastasen vorhanden sind.

Auf Grundlage der TNM-Beschreibung des Tumors ist die Bestimmung des Stadiums möglich. Nähere Details hierzu haben wir in Abschnitt BIII.4 zusammengestellt. Je niedriger das Stadium bei der Erstdiagnose ist, desto größer ist die Chance auf Heilung oder dauerhaften Therapieerfolg. Als wichtige Maßzahl gilt unter Epidemiologen die sogenannte 5-Jahres-Überlebensrate. Diese Zahl gibt an, wie viele Patienten, bei denen ein Brustkrebs diagnostiziert und anschließend behandelt wurde, nach 5 Jahren noch leben. Bezogen auf das jeweilige Erkrankungsstadium bei der Erstdiagnose ergeben sich für Frauen mit Brustkrebs derzeit folgende 5-Jahres-Überlebensraten:

- Stadien 0 und I 100 %
- Stadium II 94 %
- Stadium III 73 %
- Stadium IV 29 %
- Unbekanntes Stadium: 68 %

Betrachtet man die Brustkrebsfälle insgesamt – also unabhängig vom Stadium bei Erstdiagnose –, so stellt sich heraus, dass in den ersten zehn Jahren nach der Diagnose weniger als 20 Prozent der Frauen mit Brustkrebs an ihrer Erkrankung sterben. Männer erkranken zwar wesentlich seltener an Brustkrebs, haben aber eine schlechtere Prognose: 24 Prozent von ihnen sind nach zehn Jahren an ihrem Brustkrebs verstorben.

3. Das Stadium bei der Diagnose

Nach den aktuellen Zahlen des Robert-Koch-Instituts wurden in Deutschland im Jahr 2016 80 Prozent der Brustkrebsfälle bei Frauen in den Stadien I oder II diagnostiziert.

Vernachlässigt man die 28 Prozent der Fälle mit unvollständigen Angaben, so sieht die Verteilung folgendermaßen aus:

- Stadium I: 41 %
- Stadium II: 39 %
- Stadium III: 13 %
- Stadium IV: 7 %

Ganz offensichtlich gelingt es in der Mehrzahl der Fälle, den Brustkrebs vergleichsweise früh zu diagnostizieren. Damit besteht für die meisten betroffenen Frauen und Männer eine realistische Chance auf Heilung. Derzeit gehen Fachleute davon aus, dass eine Heilung bei acht von zehn betroffenen Frauen gelingt, wenn der Krebs noch nicht gestreut hat, das Stadium IV also noch nicht erreicht ist.

4. Die Entwicklung in den letzten 20 Jahren

Die Möglichkeiten der Brustkrebstherapie erweitern sich Jahr für Jahr in atemberaubender Geschwindigkeit. Und auch die Qualität der Versorgung hat mit der flächendeckenden Etablierung zertifizierter Brustzentren etwa ab dem Jahr 2015 einen Sprung nach vorn gemacht.

Wie haben sich diese Verbesserungen im Hinblick auf die Zahl der Brustkrebsfälle ausgewirkt? Gibt es heute weniger oder mehr Brustkrebsfälle als vor 20 Jahren? Werden Frauen und Männer mit Brustkrebs heute besser behandelt als vor 20 Jahren?

Diese wichtigen Fragen sind aus den folgenden Gründen nicht einfach zu beantworten:

- Krebs ist von seiner Natur her eine Erkrankung, die mit zunehmendem Alter häufiger auftritt, nicht zuletzt deswegen, weil in höherem Lebensalter bei der Zellteilung häufiger Fehler auftreten. In einer alternden Gesellschaft nehmen Krebserkrankungen deshalb zunächst einmal zu, auch bei gleichbleibend guter Versorgung.
- Bis Anfang der 2000er-Jahre haben Frauen in und nach den Wechseljahren häufig Hormonpräparate eingenommen. Diese Hormone fördern die Brustkrebsentstehung, das wurde 2002 bekannt. Die Einnahme oder Nichteinnahme dieser Präparate hat deshalb Einfluss auf die Zahl der Brustkrebsfälle – unabhängig von der Versorgungsqualität.
- Ab 2005 wurde das Mammographie-Screening-Programm in Deutschland eingeführt. Dadurch wurden mehr Brustkrebserkrankungen auch in früheren Stadien erkannt, mit anderen Worten: Die Zahl der Diagnosen stieg an und damit formal auch die Zahl der Betroffenen. An der Zahl der tatsächlich erkrankten Frauen und Männer hat das Mammographie-Screening aber nichts verändert, es hat lediglich bis dahin nicht entdeckte Fälle sichtbar gemacht.

Den Einfluss des Alterns auf die Krebszahlen haben Epidemiologen mit der sogenannten Altersstandardisierung aus den absoluten Fallzahlen herausgerechnet (siehe Abbildung).

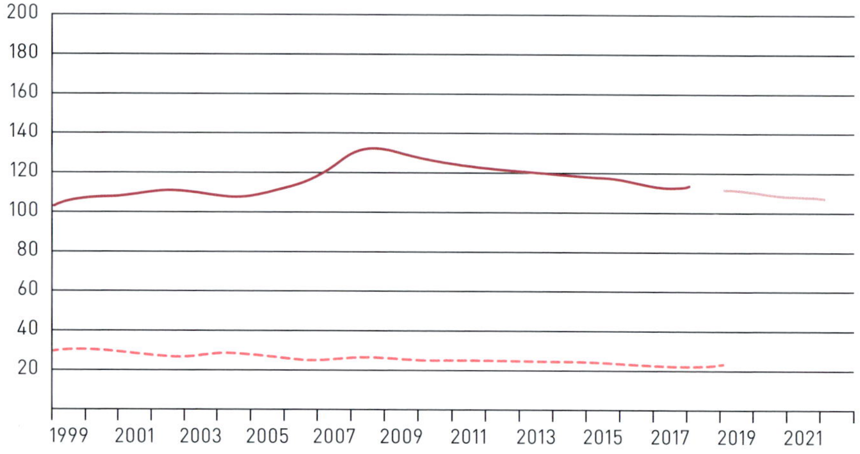

Altersstandardisierte Brustkrebs-Neuerkrankungsrate bei Frauen in Deutschland von 1999 bis 2018. Die gestrichelte Linie bezeichnet die Sterblichkeit. Prognose bis 2022 (Fälle pro Hunderttausend)[2].

Auf den ersten Blick fällt auf, dass die Zahlen zunächst langsam ansteigen. Ab 2002 kommt es zu einem kurzzeitigen Abfall der Erkrankungsraten, ab 2005 beschleunigt sich der Anstieg. 2008 und 2009 sind die Erkrankungszahlen am höchsten, und ab 2010 sinken sie kontinuierlich. In absoluten Zahlen gab es 2009 in Deutschland 73 340 Frauen, die neu an Brustkrebs erkrankten, 2016 nur noch knapp 69 000.

Wie vermutet, ist der kurzzeitige Abfall ab 2002 auf den Rückgang der Verwendung von Hormonpräparaten in den Wechseljahren zurückzuführen. Das Mammographie-Screening wird von Experten sowohl für den Anstieg der diagnostizierten Fälle ab 2005 als auch für den Rückgang der Erkrankungsrate ab 2010 verantwortlich gemacht. Seither werden beim Mammographie-Screening vermehrt auch In-situ-Karzinome entdeckt, die epidemiologisch als Vorstufe von Brustkrebs gelten und deren Behandlung verhindert, dass Krebs entsteht.

III.
Wie wird Brustkrebs festgestellt?

1. Früherkennungsuntersuchungen

Bei Brustkrebs gilt – wie bei jeder anderen bösartigen Tumorerkrankung auch – grundsätzlich: Je früher ein Krebs erkannt wird, desto größer sind die Aussichten auf Heilung oder einen dauerhaften Therapieerfolg. Aus diesem Grund übernehmen die gesetzlichen Krankenversicherungen die Kosten für regelmäßige Früherkennungsuntersuchungen. Welche Untersuchungen wie häufig angeboten werden, hängt vom Alter der Frau ab:

- Zwischen 30 und 49 Jahren hat jede Frau das Recht auf eine einmal jährliche Früherkennungsuntersuchung.
- Zwischen 50 und 69 Jahren werden Frauen zusätzlich alle zwei Jahre zu einer Untersuchung im Rahmen des Mammographie-Screening-Programms eingeladen.
- Bei Verdacht auf ein erhöhtes Brustkrebsrisiko, beispielsweise wenn Brustkrebs in der Familie schon häufiger vorgekommen ist, greift das sogenannte intensivierte Früherkennungsprogramm.

Jährliche Früherkennungsuntersuchung für Frauen ab 30

Für Frauen ab dem 30. Lebensjahr übernehmen die gesetzlichen Krankenversicherungen die Kosten für die jährliche Früherkennungsuntersuchung bei Ärztinnen oder Ärzten für Frauenheilkunde. Dabei fragt der Arzt die Frau nach möglichen Veränderungen der Brust und erhebt die allgemeine gesundheitliche Vorgeschichte. Außerdem tastet er beide Brüste sowie die Lymphknoten bis in die Achselhöhlen ab. Frauen können bei dieser Gelegenheit auch lernen, wie sie ihre Brust selbst in Augenschein nehmen und untersuchen können.

Mammographie-Screening-Programm für Frauen zwischen 50 und 69

Das Mammographie-Screening-Programm zur Früherkennung von Brustkrebs für Frauen zwischen 50 und 69 Jahren wurde 2005 in Deutschland eingeführt und ist seit 2009 flächendeckend verfügbar.

Als Mammographie bezeichnen Experten die Röntgenuntersuchung der Brust; »Screening« bedeutet wörtlich übersetzt so viel wie aussieben. Beim Mammographie-Screening geht es darum, durch eine Reihenuntersuchung die Frauen zu identifizieren, die an Brustkrebs erkrankt sind. Im Rahmen des deutschen Mammographie-Screening-Programms erhalten Frauen erstmals kurz nach ihrem 50. Geburtstag und dann alle zwei Jahre bis zum 69. Geburtstag eine Einladung für ein Screening-Zentrum in ihrer Nähe.

Wie funktioniert die Mammographie genau? Mit diesem Verfahren lassen sich Brustkrebsknoten schon ab einer Größe von drei Millimetern entdecken, also viel früher als sich ein Knoten ertasten lässt. Die Untersuchung selbst wird von speziell qualifizierten radiologischen Fachkräften durchgeführt. Jede Brust wird zweimal (aus unterschiedlichen Richtungen) geröntgt und dazu zwischen den zwei Platten des Mammographiegeräts zusammengedrückt, damit das Gewebe auf möglichst kurzem Weg von den Röntgenstrahlen durchdrungen werden kann. Je kürzer der Weg für die Röntgenstrahlen, desto niedriger ist die Strahlenbelastung für die Frau.

> Die Auswertung der Untersuchung nehmen radiologisch besonders geschulte Ärztinnen und Ärzte vor. Ihre Qualifikation unterliegt strengen Vorschriften: Sie müssen jährlich mindestens 5000 Mammographie-Aufnahmen beurteilen, regelmäßig an Fortbildungen teilnehmen und alle 12 Monate Prüfungen absolvieren.

Von den im Jahr 2018 in Deutschland etwa 5,7 Millionen eingeladenen Frauen zwischen 50 und 69 Jahren haben rund 2,8 Millionen (also 49 %) am Screening teilgenommen. Wie sehen die Ergebnisse aus?

- 970 von 1000 untersuchten Frauen erhalten einen unauffälligen Befund.
- 30 von 1000 Frauen werden wegen eines unklaren Ergebnisses zu einer ergänzenden Untersuchung eingeladen. Bei diesem Termin finden weitere Untersuchungen statt.
- Bei 12 von 1000 Frauen ist zur endgültigen Abklärung eine Gewebeentnahme (Biopsie) notwendig. Das Gewebe wird im Labor genauer untersucht.
- Und bei 6 von 1000 Frauen bestätigt sich im Rahmen der Gewebeuntersuchung der Verdacht auf Brustkrebs, sie haben einen »positiven« Befund.

Falschpositive Befunde

Von den 30 Frauen mit unklarem Befund sind also tatsächlich lediglich 6 an Brustkrebs erkrankt, bei 24 Frauen bestätigt sich der Verdacht auf Brustkrebs letztendlich nicht. Das bedeutet, sie haben nach der Erstuntersuchung einen »falschpositiven Befund« erhalten. Die Mitteilung, dass etwas nicht in Ordnung sein könnte, verunsichert die betroffenen Frauen verständlicherweise. Sie durchleben bis zur endgültigen Klärung eine sehr belastende Zeit.

Kritiker des Mammographie-Screening-Programms monieren manchmal, dass diesen Zahlen zufolge vier von fünf Frauen unnötigerweise geängstigt werden. Einerseits ist diese Kritik berechtigt, und es muss darum gehen, die Zahl falschpositiver Befunde möglichst klein zu halten. Andererseits spricht es für das Bemühen um größtmögliche Sicherheit, wenn jedem auch noch so kleinen Verdacht auf Krebswachstum nachgegangen wird; das Risiko, dass Tumorwachstum übersehen wird, lässt sich so niedrig halten.

Intervallkarzinome

Das Mammographie-Screening findet nur alle zwei Jahre statt. In der Zeit bis zur nächsten Untersuchung kann so ein Brustkrebs wachsen, der beim Screening zuvor noch nicht festgestellt worden ist. Solche zwischen zwei Untersuchungsterminen auftretenden Mammakarzinome bezeichnen Ärzte als Intervallkarzinome.

Statistisch gesehen kommen sie bei 2 von 1000 Frauen vor, die am Mammographie-Screening-Programm teilnehmen. Aus diesem Grund ist es wichtig, sich als Teilnehmerin nicht in falscher Sicherheit zu wiegen: Nehmen Sie Ihre Brust regelmäßig in Augenschein, und wenn Sie zwischen den Screening-Untersuchungen Symptome wie Größenveränderungen, tastbare Knoten oder Flüssigkeitsausscheidungen bemerken, konsultieren Sie Ihre Frauenärztin oder Ihren Frauenarzt.

Überdiagnosen

Beim Mammographie-Screening werden auch Mammakarzinome diagnostiziert, die ohne Früherkennungsuntersuchung im Leben der Patientin nie aufgefallen wären. Solche Tumore wachsen so langsam, dass die Patientin hochbetagt <u>mit</u>, aber nicht an ihrem Brustkrebs versterben würde. Die Diagnosen solcher Tumore werden als Überdiagnosen bezeichnet, weil die Erkrankung zeitlebens keinerlei Probleme bereitet hätte.

Allerdings: Ob ein mittels Früherkennung entdeckter Brustkrebs klein bleibt oder so schnell weiterwächst, dass er im Laufe des Lebens zur Bedrohung wird, lässt sich bei der Diagnose nicht eindeutig sagen; deshalb raten Ärzte immer zur Behandlung. Statistisch gesehen erhalten etwa 9 bis 12 von 1000 am Mammographie-Screening teilnehmenden Frauen eine solche Überdiagnose.

Aufgrund dieser Zusammenhänge wird der Nutzen des Mammographie-Screening-Programms für die einzelne Frau zum Teil kontrovers diskutiert. Insgesamt ist das Programm aber ein großer Erfolg: Seit 2009 nimmt die Zahl der an Brustkrebs erkrankten Frauen in Deutschland stetig ab – und das trotz steigender Lebenserwartung und der damit verbundenen Erhöhung des Erkrankungsrisikos. Dieser Erfolg ist Epidemiologen zufolge den Fortschritten in der Therapie, aber auch dem Mammographie-Screening-Programm zu verdanken, das dazu beiträgt, dass Brustkrebs auch schon in Vorstufen erkannt und geheilt werden kann.

> Die Entscheidung ist die Sache jeder einzelnen Frau. Ob Sie der zweijährlichen Einladung zur Mammographie immer folgen oder einen Untersuchungstermin auslassen oder auch gar nicht am Screening teilnehmen, ist ganz allein Ihre Sache. Übrigens: Auch Ihre Krankenversicherung respektiert Ihre Entscheidung für oder gegen die Teilnahme am Screening. Gleichgültig, wie Sie sich entscheiden: Ihr Versicherungsschutz bleibt uneingeschränkt bestehen. Weitere Informationen zum Programm finden sich im Internet unter www.mammo-programm.de.

Intensiviertes Früherkennungsprogramm bei höherem Erkrankungsrisiko

Jährliche Früherkennungsuntersuchung ab 30, die Teilnahme am Mammographie-Screening-Programm ab 50 und regelmäßige Selbstuntersuchung: Mit diesen Maßnahmen sind 90 Prozent der Frauen in Sachen Brustkrebsfrüherkennung auf der sicheren Seite. Für manche Frauen reicht dieses Programm jedoch nicht aus, beispielsweise wenn zu befürchten ist, dass der Brustkrebs schon vor dem 30. Lebensjahr entsteht. Eine auf solch spezielle Situationen angepasste Früherkennung benötigen Frauen, wenn

- Brustkrebs oder Eierstockkrebs bei Verwandten ersten Grades, also bei Eltern, Kindern und Geschwistern, häufiger vorkommen,
- bei ihnen in der Brust schon einmal gutartige Veränderungen wie Zysten oder Knoten nachgewiesen wurden,
- sie als Kind oder Jugendliche schon einmal eine Strahlentherapie am Oberkörper erhalten haben, beispielsweise zur Behandlung von Lymphdrüsenkrebs.

Erhöhtes familiäres Risiko

Eine krank machende Veränderung in den Genen ist das Kennzeichen jeder Krebserkrankung. Denn erst durch eine solche Veränderung im Bauplan entarten gesunde Körperzellen zu unkontrolliert wachsenden Krebszellen. Ein erhöhtes familiäres Risiko, an Krebs zu erkranken, besteht allerdings erst, wenn diese genetische Veränderung nicht nur in den Krebszellen selbst, sondern in allen Körperzellen und damit auch in den Keimzellen, also den Ei- oder Samenzellen auftritt. Denn eine brustkrebsfördernde Mutation in den Keimzellen wird an die nächste Generation weitervererbt. In Familien mit solchen Keimbahnmutationen kommt Brustkrebs dann überproportional häufig vor.

Tatsächlich sind schon vor geraumer Zeit Veränderungen in zwei Genen identifiziert worden, die das Brustkrebsrisiko erhöhen: BRCA1 und BRCA2. Das Akronym BRCA steht für Breast Cancer Gene. Etwa fünf von zehn Frauen mit einer BRCA1-Mutation und eine bis zwei von zehn Frauen mit einer BRCA2-Mutation erkranken im Laufe ihres Lebens an Brustkrebs und Eierstockkrebs oder nur an Eierstockkrebs. Mit anderen Worten: Das Risiko für eine Brustkrebs- und Eierstockkrebserkrankung ist bei diesen Frauen zwar stark erhöht, aber nicht jede Mutationsträgerin erkrankt tatsächlich. Bei wem im Laufe des Lebens Brustkrebs entsteht und bei wem nicht, lässt sich bis heute leider nicht verlässlich vorhersagen.

Neben den BRCA-Genen sind in jüngerer Zeit mit PALB2 und TP53 weitere Hochrisikogene für das Auftreten einer vererbbaren Brustkrebserkrankung identifiziert worden. Weniger häufig und auch nicht in gleichem Ausmaß erhöhen andere Gene das Risiko. Sie werden deshalb als moderate Risikogene bezeichnet.

Forscher gehen davon aus, dass weitere, bis heute zum Teil noch nicht identifizierte Genveränderungen für vererbbaren Brustkrebs verantwortlich sind. Denn es gibt Familien, in denen Brustkrebs bei Verwandten ersten Grades besonders häufig vorkommt, ohne dass sich in einem der bislang bekannten Gene eine Veränderung nachweisen ließe.

Zum sogenannten Risiko-adaptierten Früherkennungsprogramm haben alle drei Gruppen mit erhöhtem familiärem Risiko Zugang:

- Frauen und Männer mit Keimbahnmutationen in den Hochrisikogenen BRCA1, BRCA2, TP53 und PALB2
- Frauen und Männer mit Keimbahnmutationen in den moderaten Risikogenen

- Frauen und Männer mit familiär erhöhtem Brustkrebsrisiko, aber ohne nachweisbare Keimbahnmutation.

Auch Frauen, die bereits an Brustkrebs erkrankt sind und ein erhöhtes familiäres Risiko für eine Zweiterkrankung der Brust haben, können an diesem Programm teilnehmen.

Die konkreten Untersuchungen des speziellen Programms bestehen immer aus Abtastuntersuchungen, Brustsonographie, Mammographie und MRT. Je höher das Risiko, desto früher und häufiger werden sie eingesetzt. Bei einer Keimbahnmutation im TP53-Gen wird eine Früherkennungsuntersuchung beispielsweise bereits ab dem 20. Lebensjahr empfohlen. Ultraschalluntersuchungen können, je nach Risikoprofil, halbjährlich durchgeführt werden, MRT-Untersuchungen jährlich. Die Mammographie sollte nicht vor dem 40. Lebensjahr zum Einsatz kommen, weil die hohe Brustdichte junger Frauen und die Strahlenbelastung diesem Verfahren Grenzen setzen.

Erhöhtes Risiko durch gutartige Veränderungen in der Brust

Die Brust besteht im Wesentlichen aus Drüsen-, Binde- und Fettgewebe. Während des Zyklus und auch im Laufe des Lebens verändern sich die Anteile der drei Gewebearten. Zusätzlich können gutartige Zysten oder Knoten auftreten. All diese Veränderungen sind zunächst gutartig, also vielleicht nicht angenehm, aber auf jeden Fall nicht krebsauslösend. Trotzdem sollten Sie solche Veränderungen, sobald Sie sie bemerken, mit Ihrer Gynäkologin oder Ihrem Gynäkologen besprechen, damit gegebenenfalls die Früherkennung intensiviert werden kann.

Hohe und niedrige Brustdichte

Von hoher Brustdichte sprechen Ärzte, wenn die Brust viel Drüsen- und Bindegewebe, aber nur wenig Fettgewebe enthält. Wenn die Brust viel Drüsengewebe enthält – und das ist bei jungen Frauen eher die Regel als die Ausnahme –, ist auch das Brustkrebsrisiko leicht erhöht, weil Brustkrebs im Drüsengewebe entsteht, genauer gesagt in den Milchgängen oder den Drüsenläppchen (siehe

Abschnitt AII). Im Röntgenbild erscheinen Drüsen- und Bindegewebe weiß – ebenso wie Tumore. Deshalb lässt sich Brustkrebs bei hoher Brustdichte mit einer Mammographie nicht zuverlässig entdecken. Die Mammographie kommt daher bei Frauen unter 40 Jahren so gut wie gar nicht zum Einsatz.

Mastopathie: Gewebezunahme in der Brust

Nicht jede Gewebezunahme bedeutet gleich Brustkrebs. Unter Mastopathie verstehen Ärzte verschiedene Veränderungen des Gewebes, die mit oder ohne Beschwerden einhergehen. Auch diese Veränderungen entwickeln sich unter dem Einfluss von Sexualhormonen und kommen deshalb vor allem bei Frauen im Alter zwischen 30 und 55 Jahren vor. Durch die Vermehrung des Bindegewebes bilden sich teilweise narbige Strukturen, die als Knoten tastbar sind, ebenso wie Zysten, also flüssigkeitsgefüllte Hohlräume im Brustgewebe. Sie können an den Endstücken der Milchgänge im Drüsengewebe entstehen. Ärzte unterscheiden drei Schweregrade der Mastopathie: Eine (nur mit einer Biopsie feststellbare) Grad-III-Mastopathie gilt als ein erhöhter Risikofaktor für Brustkrebs. Eine Mastopathie sollte deshalb regelmäßig beobachtet, sprich abgetastet und per Ultraschall untersucht werden. Im Zweifelsfall bringt eine Biopsie Klarheit.

Flüssigkeitsgefüllte Hohlräume: Zysten

Zysten in der Brust sind häufig und bleiben trotzdem meist unbemerkt. Genauer untersucht werden müssen sie in der Regel nur dann, wenn sie Schmerzen verursachen oder rasch größer werden. Mit der Brustsonographie lassen sie sich gut erkennen. Auch die Punktion der Zyste mit anschließender Untersuchung der Flüssigkeit ist eine Option. Bei einem verdächtigen Befund ist eine Biopsie angezeigt.

Gutartige Knoten: Lipome und Fibroadenome

Die Zellen der drei Hauptgewebe in der Brust können sich schnell teilen und Wucherungen bilden, ohne dass daraus ein Krebs entsteht. Zellen des Fettgewebes können *Lipome* bilden. Sie sind im Tastbefund vergleichsweise weich und stellen kein Krebsrisiko dar. *Fibroadenome* entstehen aus Zellen des Drüsen-

und des Bindegewebes. Sie fühlen sich beim Tasten härter und gummiartig an. Sie entstehen hormonabhängig meist bei Frauen zwischen 20 und 40 und können sich in den Wechseljahren wieder zurückbilden. Grundsätzlich gilt: Auch gutartige Knoten müssen beobachtet werden, zunächst per Ultraschall und ab einem Alter von 50 Jahren mit der Mammographie.

Verdacht auf Strahlenschäden

Das Gewebe der Brustdrüse ist vergleichsweise empfindlich gegenüber Strahlen. Frauen, die wegen einer früheren Krebserkrankung (z.B. Lymphdrüsenkrebs) eine gezielte Bestrahlung im Brustbereich erhielten, haben deshalb ein erhöhtes Risiko, an Brustkrebs zu erkranken.

Fazit zu Früherkennungsuntersuchungen

Gleichgültig, ob Sie am Mammographie-Screening-Programm regelmäßig, unregelmäßig oder gar nicht teilnehmen, ob Sie Kandidatin für ein intensiviertes Früherkennungsprogramm sind oder nicht: Wichtig ist, stets aufmerksam auf mögliche Symptome einer Brustkrebserkrankung zu achten.

2. Mögliche Symptome für Brustkrebs

Früherkennungsuntersuchungen sind unverzichtbar, aber sie bieten trotzdem keine Garantie dafür, dass jeder Brustkrebs erkannt wird. Deshalb ist es wichtig, die Brust regelmäßig in Augenschein zu nehmen und auch selbst abzutasten. Bei folgenden Symptomen sollten Sie eine Frauenärztin oder einen Frauenarzt aufsuchen:

- Eine Brust hat sich in Form oder Größe verändert.
- In Brust oder Achselhöhle ist ein Knoten tastbar.

- Eine Brustwarze oder ein anderer Teil der Brusthaut zieht sich nach innen.
- Die Brusthaut rötet sich, schuppt und verheilt nicht.
- Aus einer Brustwarze wird klare oder blutige Flüssigkeit abgesondert.

Keines dieser Symptome bedeutet zwangsläufig, dass Sie an Brustkrebs erkrankt sind. So erweisen sich etwa 8 von 10 selbst ertasteten Knoten bei genauerer Untersuchung als harmlos. Aber jedes dieser Symptome sollte auf jeden Fall Anlass für eine genauere Untersuchung sein. Für diese Untersuchungen setzen Ärztinnen und Ärzte verschiedene Methoden und Verfahren ein, auf die im Folgenden eingegangen wird.

3. Untersuchungsmethoden in der Diagnostik

Brustkrebs ist nach wie vor eine Erkrankung, die zur existenziellen Bedrohung werden kann. Kein Wunder also, dass Frauen unruhig werden oder Angst bekommen, wenn sich ein Verdacht auf eine Brustkrebserkrankung andeutet. Angst und Panik sind jedoch immer die schlechtesten Berater, wenn es darum geht, schwierige Situationen zu meistern. Jedem noch so kleinen Verdacht auf Brustkrebs muss sorgfältig nachgegangen werden, denn: Die Heilungsaussichten sind umso größer, je früher ein möglicher Krebs diagnostiziert und je genauer er charakterisiert wird.

Bei Verdacht auf Brustkrebs läuft deshalb eine in ärztlichen Leitlinien festgelegte und qualitätsgesicherte Diagnostikroutine ab, an deren Ende Klarheit darüber besteht, ob Brustkrebs vorliegt, und wenn ja, um welche Art es sich genau handelt. In diesem Abschnitt stellen wir Ihnen die wichtigsten Stationen dieser Routine vor.

Bildgebende Verfahren

Verfahren, mit denen sich Gewebestrukturen bildlich darstellen lassen, sind die wichtigsten Hilfsmittel in der Diagnostik. Zu diesen bildgebenden Verfahren gehören die Ultraschalluntersuchung der Brust, häufig auch als **Brustsonographie** bezeichnet, außerdem die **Mammographie**, also die Röntgenuntersuchung der Brust, die auch im Screening-Programm zum Einsatz kommt, und schließlich bei speziellen Fragestellungen auch die **MRT**, die Magnetresonanztomographie oder Kernspintomographie der Brust.

Wenn sich mithilfe der bildgebenden Verfahren ein verdächtiger Tumor hat lokalisieren lassen, geht es anschließend darum, dieses Gewebe näher zu charakterisieren. Dazu wird eine **Biopsie**, also die Entnahme einer Gewebeprobe, notwendig. Im Labor analysieren Pathologen – das sind Experten für krankhafte Veränderungen an Geweben – die Probe unter dem Mikroskop und mithilfe von laborchemischen Verfahren.

Nach dieser Untersuchung ist das verdächtige Gewebe genau charakterisiert. Sollte es sich tatsächlich um Brustkrebs handeln, prüfen Ärztinnen und Ärzte nun weiter, ob sich Krebszellen unter Umständen auch in der anderen Brust oder bereits in anderen Organen ausgebreitet haben. Bei diesen Untersuchungen können zusätzliche bildgebende Verfahren eingesetzt werden: vor allem die Computertomographie (CT) von Lunge und Leber, die Knochenszintigraphie oder eine Ultraschalluntersuchung der Leber und möglicherweise auch anderer Organe.

Ultraschalluntersuchung der Brust (Brustsonographie)

Wenn Schallwellen auf ein Hindernis stoßen, werden sie reflektiert, sprich zur Schallquelle zurückgeworfen. Diesen Effekt kennen wir alle als Echo aus dem Hochgebirge. Auch hochfrequente, für das menschliche Ohr nicht hörbare Schallwellen – sogenannte Ultraschallwellen – verursachen ein Echo, und das wird in der Diagnostik genutzt: Ist innerhalb eines Gewebes ein Hindernis oder ein Hohlraum vorhanden, verändert sich das Ultraschallecho in charakteristischer Weise. Mit speziellen Geräten lassen sich die von diesen Strukturen reflektierten Wellen auf einem Monitor als Bild sichtbar machen. Auf diese Weise können Ärzte mithilfe eines Ultraschallgerätes nach verdächtigen Gewebeknoten oder flüssigkeitsgefüllten Zysten suchen.

Ultraschallwellen haben nichts mit Strahlung zu tun, auch bei häufiger Anwendung sind sie gesundheitlich unbedenklich. Eine Ultraschalluntersuchung wird deshalb häufig als erstes bildgebendes Verfahren in der Diagnostik eingesetzt. Auch nach einem unklaren Mammographiebefund kann eine ergänzende Ultraschalluntersuchung der Brust Klarheit bringen. Besonders häufig eingesetzt wird die Brustsonographie bei Frauen unter 40 Jahren. Bei ihnen überwiegt hormonell bedingt das Drüsengewebe in der Brust so stark, dass eine Mammographie allein keine verlässlichen Ergebnisse bringen würde.

Damit Ultraschallwellen durch die Haut ins Brustgewebe vordringen können, darf sich zwischen Schallkopf und Haut keine Luft befinden, denn sie würde die Schallwellen komplett reflektieren. Das ist der Grund, warum der Schallkopf während der Untersuchung immer mit einem wasserlöslichen Gel benetzt ist.

Die Ultraschalluntersuchung wird im Liegen durchgeführt. Der untersuchende Arzt gibt etwas Gel auf den Schallkopf und sucht in fächerförmigen Bewegungen über die Brust bis zu den Achselhöhlen nach verdächtigen Strukturen.

Röntgenuntersuchung der Brust (Mammographie)

Die Mammographie kennen Sie möglicherweise bereits aus dem Mammographie-Screening-Programm (siehe Abschnitt BIII.1), das eine der wichtigen Säulen in der Früherkennung von Brustkrebs darstellt. Es handelt sich dabei um eine spezielle Röntgenuntersuchung der Brust. Mit Röntgenstrahlen ist wie mit Ultraschallwellen ein Blick ins Innere des Körpers möglich, allerdings nach einem anderen technischen Prinzip. Wie das sichtbare weiße Licht, das uns tagsüber umgibt, gehören auch Röntgenstrahlen zu den sogenannten elektromagnetischen Strahlen. Anders als beim Ultraschall entsteht hier das Bild nicht durch Reflexion, sondern durch Strahlen, die an bestimmten körperlichen Strukturen abgebremst oder abgeschwächt werden. Mit anderen Worten: Ein Röntgenbild ist das Ergebnis der Menge von Strahlen, die das Gewebe wieder hat verlassen können. Knochen lassen Röntgenstrahlen so gut wie gar nicht passieren; auf dem Röntgenbild erscheinen Knochen deshalb hellgrau bis weiß. Weiches und wasserhaltiges Gewebe dagegen hält Röntgenstrahlen so gut wie gar nicht auf, es erscheint auf Röntgenbildern deshalb in dunklen bis sehr dunklen Schattierungen.

Nutzen versus Strahlenbelastung

Anders als Ultraschallwellen sind Röntgenstrahlen gesundheitlich nicht unbedenklich, denn sie können chemische Verbindungen aufbrechen oder Atome beziehungsweise Moleküle verändern. Wird der Organismus Röntgenstrahlen in sehr hoher Dosis ausgesetzt, sind die körpereigenen Reparaturmechanismen überfordert, und es kann zu Schäden am Erbmaterial der Zellen kommen. Das bedeutet, dass Röntgenstrahlen letztlich auch Krebs auslösen können. In Deutschland ist der Umgang mit Röntgenstrahlen deshalb im zuletzt 2017 neu gefassten Strahlenschutzgesetz und in der Ende 2018 in Kraft getretenen Strahlenschutzverordnung geregelt. Jede Röntgenuntersuchung – und damit auch jede Mammographie – darf nur nach sorgfältiger Abwägung von Nutzen und Risiko veranlasst werden. Mit anderen Worten: Eine Röntgenuntersuchung darf nur dann durchgeführt werden, wenn ihr Risiko deutlich geringer ist als das Risiko, eine unter Umständen lebensbedrohliche Erkrankung zu spät oder gar nicht zu erkennen.

Wie sieht die Strahlenbelastung bei einer Röntgenuntersuchung konkret aus? Sie schwankt auch bei gleichen Untersuchungen von Patientin zu Patientin zum Teil beträchtlich. Individuelle Unterschiede in Körperbau und Gewicht sind dafür unter anderem verantwortlich. Um die Strahlenbelastung verschiedener Untersuchungen trotzdem miteinander vergleichen zu können, haben Experten als Maß die sogenannte effektive Dosis eingeführt. Sie bezeichnet die für verschiedene Röntgenuntersuchungen notwendige Strahlendosis bei einer Standardpatientin. Gemessen wird die Dosis in Sievert (Sv) beziehungsweise Millisievert (mSv), also Tausendstel Sievert.

Die jährliche natürliche Strahlung aus der Umgebung schlägt bei jedem von uns mit 1,0 Millisievert zu Buche. Im Vergleich dazu liegt die Strahlenbelastung bei einer Mammographie mit 0,2 bis 0,4 mSv im mittleren Bereich. Sehr viel belastender sind dagegen CT-Untersuchungen oder die Darstellung von Blutgefäßen, beispielsweise am Herzen, bei einer Angiographie (siehe Abbildung[3]) Die angegebenen möglichst niedrigen Werte lassen sich allerdings nur erreichen, wenn sichergestellt ist, dass radiologisch besonders qualifizierte Fachkräfte die Untersuchung durchführen.

MITTLERE EFFEKTIVE DOSISWERTE BEI RÖNTGENANWENDUNGEN

in mSv an Standard-PatientInnen mi ca. 70 kg Körpergewicht

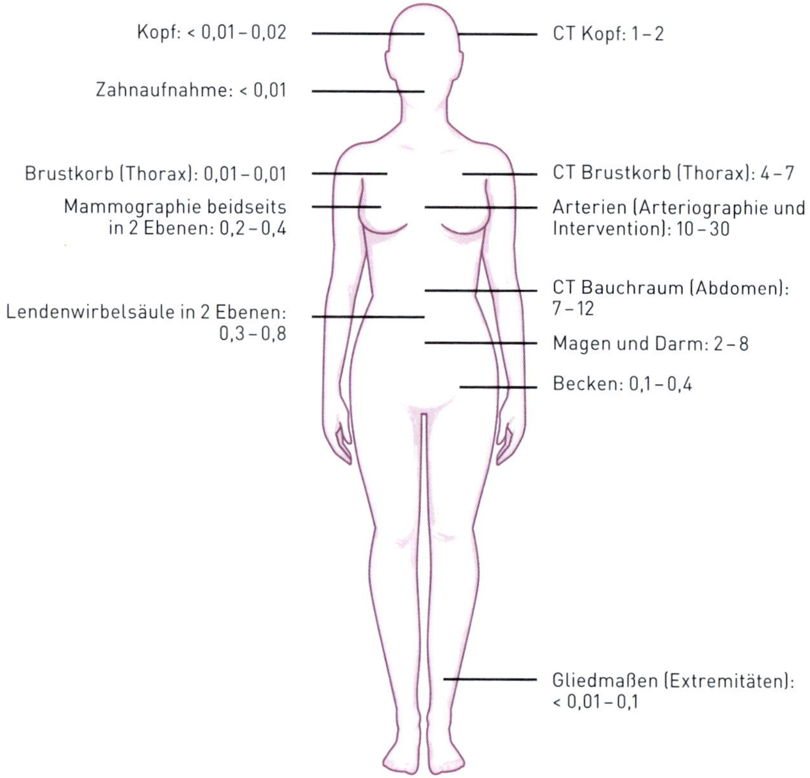

Was kann die Mammographie, was andere bildgebende Verfahren nicht können?

Mithilfe der Mammographie lassen sich Veränderungen entdecken, wenn Knoten noch nicht tastbar sind. Außerdem ist sie das einzige bildgebende Verfahren, in dem sogenannte Mikroverkalkungen sichtbar gemacht werden. Erfahrene Radiologen erkennen anhand von Anordnung und Größe der Kalkpartikel, ob mit einer gut- oder bösartigen Veränderung zu rechnen ist. Manchmal gibt erst eine Biopsie endgültige Klarheit.

Besonders Brustkrebsvorstufen wie das DCIS[4] enthalten in bis zu 90 Prozent der Fälle Mikrokalk. Und auch in einem knappen Drittel der invasiven Mammakarzinome kommt Mikrokalk vor.

Wie läuft eine Mammographie ab?

Die Untersuchung findet im Stehen statt. Die Brust wird auf dem Röntgentisch gelagert und mit einer gläsernen Kompressionsplatte vorsichtig zusammengedrückt. Das kann unangenehm, sollte aber nicht schmerzhaft sein. Die Kompression ist wichtig für eine gute Bildqualität, und die Strahlendosis kann umso niedriger gewählt werden, je stärker komprimiert wird. In der Regel werden von jeder Brust zwei Aufnahmen angefertigt: eine von oben und eine aus schräg seitlicher Richtung.

Bei Frauen vor den Wechseljahren findet die Untersuchung idealerweise in der ersten Zyklushälfte statt, also etwa eine Woche nach der Regelblutung (siebter bis zehnter Zyklustag). In dieser Phase ist das Drüsengewebe locker, das heißt, die Brust ist nicht so druckempfindlich wie in der zweiten Zyklushälfte. Am Untersuchungstag sollten Sie auf Körperlotion, Puder und Deodorant verzichten, da sie auf der Aufnahme Schleier bilden können, die eine Beurteilung unnötig erschweren.

Magnetresonanztomographie der Brust (Brust-MRT)

MRT-Bilder entstehen unter dem Einfluss von sehr starken Magnetfeldern, die in einem röhrenförmigen Gerät entstehen. Die Patientin wird liegend in diese Röhre hineingeschoben. In der Röhrenwand befinden sich elektrische Spulen, die das pulsierende Magnetfeld erzeugen. Es ist etwa 10 000- bis 50 000-mal so stark wie das Magnetfeld der Erde.

Die Kerne von Wasserstoffatomen in unserem Körper reagieren auf das Magnetfeld, indem sie ihre Drehrichtung – ihren »Kernspin« – in charakteristischer Weise verändern; Physiker sprechen dabei von Resonanz. Es entstehen Signale, die sich je nach Gewebe unterscheiden. Ein Computer errechnet aus diesen Signalen Bilder, die sogenannten Kernspintomogramme.

Bei diesen Tomogrammen handelt es sich um sehr dünne Querschnittsaufnahmen des Körpers, die im Computer einzeln angesehen oder auch zu dreidimensionalen Bildern zusammengesetzt werden können. Organe lassen sich so aus verschiedenen Blickwinkeln betrachten. Die Untersuchung ist schmerzfrei, und die Magnetfelder selbst sind unschädlich. Allerdings ist die Erzeugung der Magnetfelder mit starker Geräuschentwicklung verbunden. Während der Untersuchung tragen die Patienten deshalb Kopfhörer.

Besonders gut lassen sich Gewebe abbilden, in denen vergleichsweise viel Wasserstoffatome vorkommen. Manche Organe wie die Lunge sind für die Darstellung im MRT deshalb nicht geeignet. Drüsige Organe wie Brust, Magen oder Darm sowie das Gehirn dagegen bildet die MRT sehr genau ab, ebenso wie Knorpel und Bänder an Gelenken oder die Bandscheiben der Wirbelsäule.

Für wen ist eine Brust-MRT besonders geeignet oder notwendig?

Eine Brust-MRT ist keine Routineuntersuchung, denn man erkennt mit diesem hochempfindlichen Verfahren auch sehr kleine Veränderungen in der Brust, ohne dass klar ist, ob es sich um bösartige Veränderungen handelt. Die MRT kommt dann zum Einsatz, wenn der Verdacht auf eine Brustkrebserkrankung sich durch Mammographie und Ultraschall nicht bestätigen, aber auch nicht ausräumen lässt. Auch wenn Ärzte es für möglich halten, dass es in der Brust mehr als nur einen Tumorherd gibt, oder wenn das Drüsengewebe sehr dicht ist, ist die zusätzliche MRT-Untersuchung sinnvoll.

Wenn es sich um erblichen Brustkrebs mit nachgewiesener Veränderung in den Brustkrebsgenen 1 und 2 (BRCA1 und BRCA2) handelt, erhält die betroffene Patientin schon ab dem 25. Lebensjahr jährlich eine MRT-Untersuchung der Brust.[5]

Wie läuft eine Brust-MRT ab?

Die Patientin legt vor der Untersuchung alle metallischen Gegenstände, also Uhren, Schmuck und Piercings, ab. Sollte ein Kontrastmittel zum Einsatz kommen, muss vorab geklärt werden, ob und wenn ja, welche Unverträglichkeiten bestehen. Patientinnen mit Herzschrittmacher werden in der Regel zur MRT-Untersuchung nicht zugelassen. Die sehr lautstarke Untersuchungszeit »in der Röhre« beträgt 20 bis 30 Minuten.

Gewebeprobe (Biopsie)

Mit Tastuntersuchungen oder bildgebenden Verfahren lassen sich verdächtige Veränderungen in der Brust lokalisieren. Ob sie gut- oder bösartig sind, lässt sich im Ultraschall-, Röntgen- oder MRT-Bild aber nicht sicher beurteilen. Genaue Auskunft darüber liefert nur die Untersuchung einer Gewebeprobe. Diese gewinnen Ärzte mit einer sogenannten Biopsie. Für die unterschiedlichen Gewebetypen sind jeweils spezielle Biopsie-Techniken entwickelt worden. Bei Verdacht auf Brustkrebs kommen meist die Stanz- oder die Vakuumbiopsie zum Einsatz.

Bei der **Stanzbiopsie** wird zunächst eine etwa eineinhalb bis zwei Millimeter dicke Hohlnadel als Führungskanüle bis zum Ort der verdächtigen Veränderung vorgeschoben. Das Ganze findet unter örtlicher Betäubung und unter Ultraschallkontrolle statt. Durch diese Führungskanüle wird anschließend eine Biopsienadel mit hoher Geschwindigkeit ins Gewebe geschossen, die eine kleine zylinderförmige Gewebeprobe ausstanzt. Falls notwendig können durch dieselbe Führungskanüle auch mehrere Gewebeproben gewonnen werden.

Die **Vakuumbiopsie** ist besonders geeignet, wenn Veränderungen wie Mikrokalk in der Mammographie entdeckt worden sind, im Ultraschall aber nichts zu sehen und auch kein Knoten zu tasten war. Aus diesem Grund wird die Vakuumbiopsie auch meist unter Mammographie-Kontrolle (manchmal auch unter MRT-Kontrolle) durchgeführt. Die Gewebeprobe kann im Stehen oder im Liegen gewonnen werden. Bei Entnahme in aufrechter Position sind Biopsiesystem und Mammographiegerät miteinander kombiniert. Soll die Patientin im Liegen biopsiert werden, wird sie auf einem speziellen Tisch auf dem Bauch gelagert. Die Brust hängt durch eine Öffnung nach unten.

Auch bei der Vakuumbiopsie wird zunächst eine – im Vergleich zur Stanzbiopsie etwas dickere – Hohlnadel bis in den verdächtigen Bereich geschoben. An die Hohlnadel wird dann ein Vakuum angelegt. Eine Gewebeprobe wird auf diese Weise abgesaugt, anschließend abgetrennt und nach außen transportiert. Wie bei der Stanzbiopsie lassen sich durch ein und dieselbe Hohlnadel mehrere Gewebeproben entnehmen. Das gewonnene Gewebe wird geröntgt, um sicherzugehen, dass in der Probe genügend Mikrokalk enthalten ist.

Manchmal ist die verdächtige Brustveränderung so klein, dass mit der Biopsie fast das gesamte verdächtige Gewebe entfernt wird. In solchen Fällen legen Ärzte an der entsprechenden Stelle einen winzigen Clip oder Markierungsdraht ein, damit die Stelle bei einer möglicherweise notwendigen Operation eindeutig auffindbar ist.

Ambulante Eingriffe mit vorübergehenden Nebenwirkungen

Sowohl die Stanz- als auch die Vakuumbiopsie werden in den allermeisten Fällen ambulant durchgeführt. Nach beiden Untersuchungen kann es zu Blutergüssen kommen, die nach wenigen Tagen wieder verschwunden sind. Gelegentlich treten auch Nachblutungen auf. Während bei der Stanzbiopsie die Einstichstelle nach wenigen Wochen kaum noch zu sehen ist, kann sich nach einer Vakuumbiopsie wegen der dickeren Hohlnadel eine kleine Narbe bilden.

Kann eine Biopsie die Bildung von Metastasen beschleunigen?

Bei der Gewebeentnahme können an der Biopsienadel tatsächlich Krebszellen anhaften. Allerdings kommt diese Nadel wegen der Nutzung der Führungskanüle mit gesundem Gewebe gar nicht in Berührung. Es ist jedoch nicht zu 100 Prozent auszuschließen, dass durch die kleine Gewebeverletzung Krebszellen ins gesunde Brustgewebe gelangen. Bislang gibt es allerdings keinen wissenschaftlichen Beleg dafür, dass eine Biopsie zur Bildung von Metastasen beiträgt. Tumorzellen müssen zunächst bestimmte Eigenschaften entwickeln, um streuen zu können. Der alleinige Kontakt mit Blut in minimal verletztem Gewebe reicht für die Bildung von Metastasen nicht aus. Zur Gewebeentnahme per Biopsie besteht auch keine wirkliche Alternative: Vor Beginn einer Behandlung – sei es eine Operation oder eine zunächst nur medikamentöse Therapie – muss erst feststehen, um welche Art von Brustkrebs es sich genau handelt. Das Gewebe muss daher untersucht werden.

Als Alternative zur Biopsie wird unter Wissenschaftlern (und immer mal wieder in den Medien) die sogenannte flüssige Gewebeprobe diskutiert. Die Idee hinter dieser Liquid Biopsy ist einfach und überzeugend: Jeder bösartige Tumor hinterlässt in den Körperflüssigkeiten und vor allem im Blut bestimmte charakteristische Spuren. Wenn es gelänge, sie zu finden und eindeutig zuzuordnen, dann ließe sich ein bösartiger Tumor tatsächlich anhand einer Blutprobe bereits sehr früh erkennen. Das Prinzip wird heute bereits in Gestalt sogenannter Tumormarker genutzt. Allerdings lässt die Eindeutigkeit der Ergebnisse noch zu wünschen übrig. Auch gibt es bei der Erstdiagnose in der Regel viel zu wenig dieser charakteristischen Spuren in der Blutbahn. In der Brustkrebsdiagnostik wird man deshalb in absehbarer Zeit auf die klassische Biopsie nicht verzichten können (siehe Kasten).

Liquid Biopsy und Tumormarker – den Krebs in einer Blutprobe entdecken?

Die Idee hinter der flüssigen Gewebeprobe oder Liquid Biopsy ist einfach und klingt überzeugend: Jeder bösartige Tumor hinterlässt in den Körperflüssigkeiten und vor allem im Blut bestimmte charakteristische, winzige Spuren. Gelänge es, sie zu finden und korrekt zu interpretieren, ließe sich anhand einer Blutprobe tatsächlich auf das Vorhandensein eines Tumors schließen.

Das Prinzip wird in Gestalt sogenannter Tumormarker bereits heute genutzt, bislang allerdings ausschließlich bei metastasierten Brustkrebserkrankungen. Klassische Tumormarker sind Zucker-Eiweiß-Moleküle, die entweder von einem Tumor selbst oder von anderen Zellen – dann aber durch den Tumor veranlasst – produziert werden. Solche Tumormarker sind für die onkologische Diagnostik umso wertvoller, je eindeutiger sie mit dem Auftreten des jeweiligen Tumors verknüpft sind.

Und damit ist das wesentliche Problem beschrieben: Diese Eindeutigkeit fehlt bislang bei den meisten Tumormarkern. Die Bestimmung von mehr oder weniger tumorspezifischen Zucker-Eiweiß-Molekülen ist zwar ergänzend sinnvoll, ersetzt aber nicht die klassische Entnahme und Untersuchung einer Gewebeprobe.

Zirkulierende Tumorzellen oder Tumor-Erbgutschnipsel

Die Liquid Biopsy, also die flüssige Gewebeprobe, geht einen Schritt weiter: Sie will langfristig die Entnahme einer Gewebeprobe überflüssig machen. Anders als bei klassischen Tumormarkern liefert die Liquid Biopsy Informationen zu einer Krebserkrankung nicht auf dem Umweg über Zucker-Eiweiß-Moleküle. Sie sucht nach sehr viel direkteren Nachweisen für einen Krebs, beispielsweise nach frei im Blut zirkulierenden Tumorzellen – kurz CTCs genannt – oder nach kleinsten Erbgutschnipseln bösartiger Zellen, also nach Tumor-DNA (siehe Abbildung).

LIQUID BIOPSY

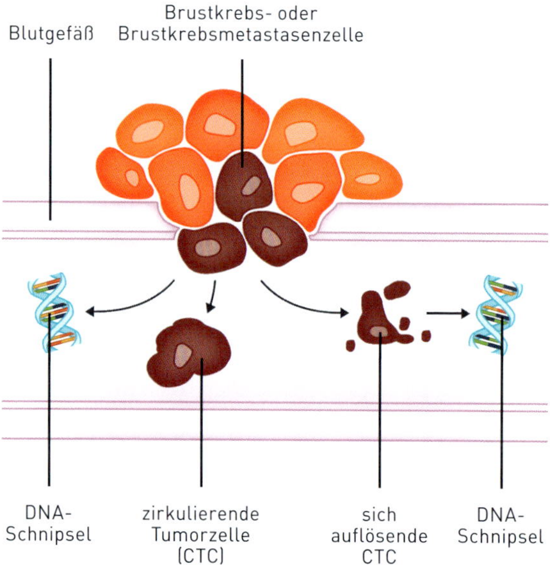

Krebsgeschwulste, also auch Brustkrebs und seine Metastasen, können Erbgutschnipsel (circulating tumor DNA, ctDNA) direkt ins Blut abgeben. Auch ganze Tumorzellen gelangen in den Blutkreislauf und werden dann zirkulierende Tumorzellen (circulating tumor cells, CTCs) genannt. CTCs können noch intakt sein oder sich in Auflösung befinden. Sich auflösende CTCs können auch im Blut noch DNA-Schnipsel freisetzen.

Wissenschaftler hoffen, aus der Anzahl zirkulierender Tumorzellen Rückschlüsse auf das individuelle Metastasierungsrisiko ziehen zu können. Wenn bei noch nicht erkennbar erkrankten Menschen Fragmente von Tumor-DNA nachweisbar wären, würde das für die Krebsfrüherkennung eine Sensation bedeuten, weil sich Krebs dann zu einem Zeitpunkt erkennen ließe, an dem Heilung fast immer möglich wäre.

Krebsfrüherkennung und Therapie-Verlaufskontrolle

In der allgemeinen medialen Berichterstattung zur Liquid Biopsy steht diese Krebsfrüherkennung im Mittelpunkt des Interesses. Denn wenn sich Krebs im frühesten Stadium erkennen ließe, würde die Krankheit viel von ihrem Schrecken verlieren. Forscher dämpfen solche Erwartungen allerdings mit dem Argument, dass kaum eine Tumorzelle der anderen gleicht – nicht einmal innerhalb derselben Krebserkrankung. Darüber hinaus lassen sich derzeit vor allem im Frühstadium einer Brustkrebserkrankung noch nicht genügend aussagekräftige Marker im Blut identifizieren. Schon in absehbarer Zukunft wird die flüssige Gewebeprobe aber wohl bei bestehender sowie bei fortgeschrittener Krebserkrankung eine wichtige Rolle spielen und zur Beantwortung wesentlicher Fragen beitragen: Wie gut spricht die Patientin auf eine bestimmte Therapie an? Wie viel Tumorrest befindet sich nach der Behandlung noch im Körper? Ist zu befürchten, dass der Tumor im Lauf der Behandlung gegen das eingesetzte Medikament eine Resistenz entwickelt?

Keine falschen Hoffnungen wecken

Fazit: Die heute unter dem Schlagwort Liquid Biopsy diskutierten Verfahren werden in der Verlaufskontrolle der Krebsbehandlung schon in absehbarer Zeit und in der Krebsfrüherkennung in fernerer Zukunft an Bedeutung gewinnen. Auf absehbare Zeit wird die Liquid Biopsy allerdings die klassische Entnahme einer Gewebeprobe nicht ersetzen können.

Wie Gewebeproben untersucht werden

Untersuchungen unter dem Mikroskop

Auch in Zeiten von Genexpressionstests (siehe unten) und anderen molekularbiologischen Untersuchungen hat die Betrachtung von Tumorgewebe unter dem Mikroskop immer noch einen hohen Stellenwert. Dazu muss die Gewebeprobe allerdings erst aufbereitet werden. Das Ziel ist es zum einen, das Gewebe so zu konservieren, dass es sich nicht mehr verändert, und zum anderen hauchdünne Schnitte anzufertigen, in denen sich unter dem Mikroskop tatsächlich etwas erkennen lässt.

Paraffinblöckchen und Gefrierpräparate

Bewährt hat sich die Konservierung in flüssigem Paraffinwachs, mit dem die Gewebeprobe nach aufwendiger Entwässerung getränkt wird. Nachdem das Wachs abgekühlt ist, lässt sich die Probe in kleine Blöckchen zerschneiden, von denen wiederum nur wenige Tausendstel Millimeter dicke Scheibchen abgehobelt und auf einem Objektträger fixiert werden können. Pathologen untersuchen diese Präparate nun unter dem Mikroskop.

Gewebeproben lassen sich aber nicht nur in Paraffinblöckchen, sondern auch als Gefrierpräparate untersuchen. Das bei einer Biopsie oder während einer Operation entnommene Gewebe wird schockgefroren, in nur wenige Tausendstel Millimeter dicke Scheibchen geschnitten und vom Pathologen möglichst unverzüglich untersucht. Diese Methode ist vor allem für die Schnellschnittbegutachtung während einer Operation wichtig: Der Pathologe kann am Präparat feststellen, ob eine auffällige Veränderung gut- oder bösartig ist. Auch die Frage, ob der Tumor genügend weit »im Gesunden« entfernt worden ist, ob also der Saum des OP-Präparates tumorfrei ist, lässt sich anhand von Schnellschnitten beantworten.

Die Schnellschnitt-Begutachtung an gefrorenem Tumorgewebe hat allerdings auch ihre Grenzen: Das Gewebe leidet durch das Einfrieren und verändert sich unter Umständen. Auch sollte die Narkosezeit nicht unnötig für pathologische Untersuchungen verlängert werden. Für genauere Untersuchungen wird daher nach wie vor die Aufbereitung in Paraffinblöckchen bevorzugt.

Anfärbung und Markierung mit diagnostischen Antikörpern

Zwei Voraussetzungen müssen erfüllt sein, damit Gewebe unter dem Mikroskop sichtbar wird: Das Präparat darf a) nur wenige Mikrometer dick sein und die gesuchten Gewebestrukturen sollten b) charakteristisch angefärbt sein.

Gewebe werden für die mikroskopische Untersuchung deshalb nicht nur in feinste Scheibchen geschnitten, sondern auch mit Farbstoffen versetzt, die genau definierte chemische Verbindungen und damit die gewünschten Strukturen färben. Solche Gewebe färbenden (»histochemischen«[6]) Farbstoffe heften sich beispielsweise vorzugsweise an saure oder basische Gewebebestandteile, an Erbgutschnipsel oder auch an bestimmte Stoffwechselprodukte.

Anstelle von Farbstoffen können für die Markierung der gesuchten Gewebestrukturen auch diagnostische Antikörper zum Einsatz kommen. Antikörper werden bei jeder Infektion von unserem Immunsystem produziert. Sie heften sich an die Erreger und markieren sie damit als zu vernichtende Zellen. Sie besitzen also offensichtlich die Fähigkeit, ganz bestimmte chemische Strukturen zu »erkennen«.

Diagnostische Antikörper werden im Labor hergestellt. Ein einzelnes Antikörpermolekül sieht ähnlich aus wie ein Ypsilon. Mit den Bindestellen am jeweiligen Ende der beiden kurzen Ärmchen »erkennt« der Antikörper eine genau definierte chemische Struktur, beispielsweise ein Protein auf der äußeren Hülle einer Zelle. An die Basis des Ypsilons kann man im Labor einen fluoreszierenden Farbstoff koppeln, der im Mikroskop gut erkennbar ist. Um zu untersuchen, ob die Zellen einer Gewebeprobe an ihrer Oberfläche mehr oder minder große Mengen eines bestimmten Proteins aufweisen, versetzt man die Gewebeprobe mit den entsprechenden Antikörpern. Ist die Probe positiv – kommt also das gesuchte Protein auf den Zellen vor –, dann docken die Antikörper an das Protein an, und der an sie gekoppelte Fluoreszenzfarbstoff wird im Mikroskop sichtbar.

Solche immunhistochemischen[7] Methoden nutzen Pathologen beispielsweise, um zu prüfen, welche Rezeptorproteine in und auf Brustkrebszellen vorkommen. Drei typische Rezeptorausstattungen sind für die medikamentöse Brustkrebstherapie von Bedeutung:

- Rezeptoren für die **Sexualhormone Östrogen und Progesteron**, häufig zusammen als Hormonrezeptoren bezeichnet. Das Wachstum, also die Zellteilung in Hormonrezeptor-positiven Karzinomen wird durch Hormone beschleunigt. Eine zielgerichtete Behandlung mit sogenannten Antihormonen ist möglich.
- Rezeptoren für den **Wachstumsfaktor HER2** auf der Außenseite der Krebszelle. Die Zellen HER2-positiver Karzinome teilen sich in Anwesenheit von HER2 besonders schnell, der Brustkrebs ist deshalb besonders aggressiv. Gleichzeitig ist eine sehr wirkungsvolle Behandlung mit gegen HER2 gerichteten Medikamenten möglich.
- **Keine Rezeptoren** für Östrogen, Progesteron oder HER2. Eckpfeiler für die Behandlung solch dreifach negativer (tripelnegativer) Brustkrebserkrankungen ist nach wie vor die Chemotherapie. Eine zunehmend wichtige Rolle spielt darüber hinaus die Immuntherapie.

Die Rezeptorausstattung und die sich daraus ergebende Einteilung in Brustkrebsarten beschreiben wir genauer im Abschnitt BIII.5, Seite 67.

Molekularbiologische Biomarker-Untersuchungen

Die spektakulärsten Fortschritte in der Brustkrebsdiagnostik gab es in den letzten Jahren in einem Bereich, der sich der Betrachtung durch das klassische Lichtmikroskop entzieht, in der (molekularbiologischen) Untersuchung von Biomarkern. Die grundsätzliche Idee besteht darin, dass Tumorzellen dort, wo sie auftreten, Spuren hinterlassen. Je eindeutiger diese Spuren identifizierbar sind und je eindeutiger sie mit dem Auftreten eines konkreten Tumors verknüpft sind, desto wertvoller ist dieser Biomarker.

Liquid Biopsy

Die bereits erwähnte Liquid Biopsy (siehe Kasten Seite 55) arbeitet nach diesem Prinzip: Wie der Name schon andeutet, sucht man mit diesem Verfahren in Körperflüssigkeiten, bevorzugt im Blut, nach Biomarkern, genauer gesagt nach zirkulierenden Tumorzellen, Tumorzellresten oder Erbgutschnipseln aus

Tumorzellen. Als Früherkennungsuntersuchung ist diese Methode allerdings nach wie vor und wohl auch in näherer Zukunft nicht geeignet.

Bei bestehendem Brustkrebs kann die Liquid Biopsy der Überwachung des Therapiefortschritts dienen: Mit einer Blutprobe lässt sich dann feststellen, ob der Tumor bereits Zellen, Zellbestandteile oder Erbgutschnipsel ins Blut abgegeben hat. Auch die Bestimmung der Tumormarker CEA oder CA15-3 in einer Blutprobe kann bei der Beurteilung des Therapieerfolgs helfen.

Genetische Marker

Eine Untergruppe der Biomarker sind sogenannte **genetische Marker**. Jede Tumorzelle ist im Vergleich zur gesunden Zelle genetisch verändert. Die Erbsubstanz DNA im Zellkern der Tumorzelle unterscheidet sich an einer oder mehreren Stellen von der DNA gesunder Zellen. Manche dieser Veränderungen (= Mutationen) sind eindeutig beschrieben, etwa die Mutationen in den BRCA-Genen oder die Mutation im sogenannten PI3K-Gen. Und ihr Nachweis hat unmittelbare Konsequenzen für die Therapie, weil es Medikamente gibt, die auf derart veränderte Tumorzellen besonders gut wirken. Diese werden heute vor allem bei der fortgeschrittenen Brustkrebserkrankung eingesetzt. Olaparib beispielsweise, ein sogenannter PARP-Inhibitor, wirkt bei bestimmten (frühen und) fortgeschrittenen Brustkrebsarten, wenn die BRCA-Gene im Tumor verändert sind. Dasselbe gilt für Alpelisib, wenn das PIK3CA-Gen im Tumor charakteristisch verändert ist. Mehr dazu im Abschnitt BV (Wie wirken Medikamente gegen Brustkrebs?).

Die Mutationen in der Erbsubstanz eines Tumors spielen auch die ausschlaggebende Rolle bei der Beurteilung der Behandlungsaussichten im sogenannten Molekularen Tumorboard. Die dort versammelten Molekularbiologen, Bioinformatiker, Ärzte und Pathologen prüfen, welche der identifizierten Mutationen in den Tumorzellen der Patientin einen Behandlungsansatz liefern könnte. Möglich ist diese Herangehensweise erst, seitdem sich die Erbsubstanz einer Tumorzelle mit vertretbarem Aufwand komplett entschlüsseln lässt. Mehr zum Molekularen Tumorboard lesen Sie im Abschnitt CIV (Seite 266).

Genexpressionstests

Nicht nur Mutationen, also definierte Veränderungen in der Erbsubstanz, sondern auch die Ablesehäufigkeit bestimmter Gene wird als Biomarker eingesetzt. Je häufiger im Bauplan der Zelle ein Gen abgelesen wird, desto mehr des entsprechenden Genprodukts synthetisiert die Zelle. Diese Umsetzung der Informationen eines Gens in das entsprechende Genprodukt bezeichnen Wissenschaftler als Genexpression. **Genexpressionstests,** die in der Brustkrebsdiagnostik eingesetzt werden, messen die Ablesehäufigkeit von Genen, deren Aktivität bei Brustkrebs besonders ausgeprägt ist. Genexpressionstests erlauben deshalb bei der Ersterkrankung mit bestimmten Brustkrebsarten eine Vorhersage des Krebs-Rückfallrisikos.

Ein Beispiel: Eine Patientin mit einem luminalen Karzinom – einem Hormonrezeptor-positiven, HER2-negativen Karzinom – benötigt nach der Operation zwar eine sogenannte Antihormontherapie. Ob sie aber von einer zusätzlichen Chemotherapie profitieren würde, hängt vom individuellen Krebs-Rückfallrisiko ab. Ist dieses Risiko hoch, so benötigt sie die zusätzliche Chemotherapie, auch wenn diese für die Patientin unangenehme Nebenwirkungen hat. Ist das Risiko für einen Rückfall niedrig, benötigt sie definitiv keine Chemotherapie, sondern nur die Antihormontherapie.

Nicht immer aber ist das Rückfallrisiko nach der Operation anhand klassischer Marker (Grading, Ki-67 – siehe Seite 64) eindeutig zu bestimmen. In solchen Fällen können Genexpressionstests wichtige Zusatzinformationen liefern. Wenn der Test ein sehr niedriges Rückfallrisiko ergibt, kann der Patientin eine unter Umständen nutzlose und nebenwirkungsträchtige Chemotherapie erspart werden. Zeigt der Test ein eher hohes Risiko, kann man in der Zusammenschau mit den klassischen Markern sicher sein, dass die Patientin durch eine Chemotherapie ihr individuelles Rückfallrisiko absenkt. In Deutschland zugelassene Genexpressionstests sind Oncotype DX®, Mammaprint®, Endopredict® und Prosigna®.

Prognostische und prädiktive Biomarker

Auch die ab Seite 67 näher besprochenen Rezeptorkombinationen verschiedener Brustkrebstypen sind letztlich Biomarker. HER2-positive Tumorzellen beispielsweise wachsen einerseits besonders aggressiv, sind aber andererseits seit dem Jahr 2000 besonders gut behandelbar. Denn in diesem Jahr kam mit Trastuzumab das erste spezifisch gegen HER2-positiven Brustkrebs wirksame Medikament auf den Markt.

HER2 ist damit sowohl ein **prognostischer** als auch ein **prädiktiver** Biomarker. Prognostisch deshalb, weil angesichts der besonderen Aggressivität der HER2-positiven Erkrankung eindeutig ist, dass der zu erwartende Krankheitsverlauf ohne eine zielgerichtete Therapie eher ungünstig ist, sprich die Lebenszeit von Patientinnen mit dieser Erkrankung erheblich verkürzt ist. Eine solche Prognose beruht immer auf Beobachtungen an großen Patientengruppen und beschreibt den statistisch wahrscheinlichen Verlauf der Erkrankung.

Prädiktive Biomarker dagegen haben immer etwas mit der Vorhersage des Behandlungserfolgs bei Patientinnen mit bestimmten Tumorcharakteristika zu tun. HER2 ist deshalb auch ein prädiktiver Biomarker, weil klar ist, dass eine Patientin mit einem HER2-positiven Tumor auf jeden Fall von der Behandlung mit einem passgenau gegen HER2 gerichteten Medikament profitieren wird. Und auch die Hormonrezeptoren, also Östrogen- und Progesteronrezeptoren, sind prädiktive Biomarker, weil entsprechend ausgestattete Brustkrebszellen auf eine Antihormontherapie ansprechen werden und sich damit wirkungsvoll bekämpfen lassen.

Zirkulierende Tumorzellen dagegen sind ein rein prognostischer Marker, weil ihr Nachweis mit einer Verschlechterung des Krankheitsverlaufs verknüpft ist, sie aber leider keinen Ansatz für eine zielgerichtete Therapie bieten.

Anders dagegen die genetischen Marker BRCA-1/2 und PI3K: Sie sind prädiktive Biomarker; denn der Nachweis einer Mutation in diesen Genen von Brustkrebszellen bedeutet, dass betroffene Patientinnen von der Therapie mit Olaparib (BRCA-1/2-Mutation) beziehungsweise Alpelisib (PI3K-Mutation) profitieren.

4. Klassifizierung und Zuordnung zu einem Krankheitsstadium

Wie bereits mehrfach gesagt: Die Heilungsaussichten bei Brustkrebs sind umso größer, je früher der Tumor entdeckt und je eindeutiger seine Eigenschaften beschrieben werden. Für die Suche nach dem Tumor werden bildgebende Verfahren wie Ultraschall, Mammographie und MRT genutzt. Für die eindeutige Beschreibung der Eigenschaften des Tumors ist die Untersuchung einer Gewebeprobe unverzichtbar.

Zur möglichst eindeutigen Beschreibung der Tumoreigenschaften nutzen Ärzte und Wissenschaftler das sogenannte TNM-System. Auf Grundlage dieser Klassifizierung erfolgt anschließend die Einteilung in Stadien: Im Stadium 0 hat der Tumor sich noch so gut wie gar nicht ausgebreitet. Er ist noch begrenzt auf das Gewebe, in dem er entstanden ist. Bei Brustkrebs spricht man in solchen Fällen von In-situ-Karzinomen. Ins Stadium IV werden alle Tumore eingeordnet, die bereits gestreut haben, also in anderen Geweben und Organen Metastasen gebildet haben.

> Das über die TNM-Klassifikation ermittelte Krankheitsstadium bildet zusammen mit der Biologie des Tumors (siehe Abschnitt BIII.5) die Grundlage für den Behandlungsplan.

Klassifizierung: Eindeutige Beschreibung von Tumoreigenschaften

Ärzte beschreiben Tumore mit einer Reihe von Kürzeln:

pT1 pN2 M0 G2 R0

Was aussieht wie das Passwort für den Zugang zu einer geschützten Internetseite, ist tatsächlich so etwas wie die Kurzschrift der Krebsspezialisten. Vor mehr als 30 Jahren von der Internationalen Gesellschaft gegen den Krebs (*Union internationale contre le cancer*, UICC) entwickelt, wird die TNM-Klassifikation seither ständig fortgeschrieben.

T = Tumor – Die Ziffer hinter T steht für die Ausdehnung des Primärtumors. In unserem Beispiel folgt auf T eine 1, das heißt der Tumor ist kleiner als zwei Zentimeter und auf das befallene Organ beschränkt. T2 beziehungsweise T3 stehen für zwei bis fünf Zentimeter, beziehungsweise für mehr als fünf Zentimeter große Tumore. T4 steht für Tumore, die sich über Organgrenzen hinweg ausgedehnt haben.

N = Lymphknoten – Folgt auf N eine Zahl größer null, so sind Lymphknoten befallen. N0 bedeutet, dass keine Lymphknoten befallen sind, Nx, dass sich die Lymphknoten nicht beurteilen lassen.

N1: Krebszellen sind in den unteren oder mittleren Lymphknoten der Achselhöhle der betroffenen Seite nachweisbar.

N2: In den unteren und mittleren Lymphknoten der Achselhöhle der betroffenen Seite finden sich Krebszellen. Entweder sind die Lymphknoten miteinander verklebt oder mit benachbartem Gewebe verbunden, oder es gibt Absiedlungen in Lymphknoten entlang der gleichseitigen inneren Brustarterie.

N3: In den oberen Lymphknoten der Achselhöhle der betroffenen Seite finden sich Krebszellen, gleichzeitig können auch die unteren und mittleren Achsellymphknoten befallen sein oder es gibt Absiedlungen in Lymphknoten entlang der gleichseitigen inneren Brustarterie bei gleichzeitigem Befall der unteren und mittleren Lymphknoten der Achselhöhle. Oder die Lymphknoten oberhalb des Schlüsselbeins sind befallen.

M = Metastasen – Metastasen sind Tochtergeschwulste des Primärtumors. M0 bedeutet, dass keine Metastasen in anderen Organen nachweisbar sind, Mx, dass nicht beurteilbar ist, ob andere Organe von Metastasen befallen sind, M1, dass Metastasen in anderen Organen vorhanden sind.

c, p oder y – T, N oder M können mit zusätzlichen Kleinbuchstaben versehen sein. Ein kleines p bedeutet, dass der Tumor nach einer Operation durch einen Experten für Gewebeuntersuchung, einen Pathologen, eingestuft wurde. Steht anstelle des p ein c, so hat der Onkologe die Tumorgröße oder den Lymphknotenbefall lediglich klinisch, also beispielsweise durch Abtasten, bestimmt. Der T- oder N-Angabe wird ein y vorangestellt, wenn vor der Beurteilung schon eine Behandlung, etwa eine Chemo- oder Strahlentherapie, durchgeführt wurde. So kann ein Befund pN1 (Befall weniger Lymphknoten) sich durch eine Chemotherapie auf ypN0 (kein Lymphknotenbefall nach Therapie) ändern.

G = Grad der Differenzierung (*Grading*) – G1 bis G3 drücken aus, inwieweit das Tumorgewebe noch gesundem Gewebe ähnelt. Gesundes Gewebe ist ausgereift, Ärzte sprechen hier von kompletter Differenzierung. G1-Tumorgewebe ist gesundem Gewebe noch recht ähnlich, die Zellen von G3-Tumorgewebe dagegen sind völlig unreif und wachsen schnell und unkontrolliert.

Ki-67-Wert = Prozentualer Anteil der teilungsaktiven Zellen im Tumor – Ki-67 ist ein Protein, das nur bei Zellen in Teilung nachweisbar ist. Ein Ki-67-Wert von 10 Prozent besagt, dass zehn Prozent der Zellen im untersuchten Gewebe sich gerade teilen. Je höher der Wert, desto aggressiver das Wachstum.

R = Resektionsrand – R0 beschreibt, dass der Tumor »im Gesunden« herausgeschnitten werden konnte; R1 dagegen, dass das Tumorgewebe bis an den Schnittrand reichte und wahrscheinlich Tumorzellen im Körper verblieben sind.

Staging: Zuordnung zu einem definierten Krankheitsstadium

Nach der Klassifikation des Tumors ist die Zuordnung zu einem definierten Krankheitsstadium wichtig. Diese Stadieneinteilung, englisch *Staging*, ist nicht zu verwechseln mit dem *Grading* im Rahmen der TNM-Klassifikation. Das *Staging* ist wesentlich bestimmt durch die Frage, wie weit sich der Tumor im Körper bereits ausgebreitet hat. Die Einteilung der Stadien beruht auf dem System der Internationalen Vereinigung gegen Krebs (UICC):

Stadium 0 **Tis** – Es handelt sich um ein In-situ-Karzinom, definitionsgemäß ohne befallene Lymphknoten und ohne Metastasen.

Stadium IA **T1 N0 M0** – Der Tumor ist maximal zwei Zentimeter groß, kein Lymphknotenbefall, keine Fernmetastasen.

Stadium IB **T0/T1 N1mi M0** – Der Tumor ist nicht nachweisbar oder maximal zwei Zentimeter groß mit Mikrometastasen in den Lymphknoten, keine Fernmetastasen.

Stadium IIA **T0/T1 N1 M0** – Der Tumor ist nicht nachweisbar oder maximal zwei Zentimeter groß, wenige befallene Lymphknoten und keine Fernmetastasen.

oder:

T2 N0 M0 – Der Tumor ist mehr als zwei bis maximal fünf Zentimeter groß, kein Lymphknotenbefall, keine Fernmetastasen.

Stadium IIB **T2 N1 M0** – Ein mehr als zwei bis maximal fünf Zentimeter großer Tumor, wenige befallene Lymphknoten, keine Fernmetastasen.

oder:

T3 N0 M0 – Ein mehr als fünf Zentimeter großer Tumor, aber kein Lymphknotenbefall und keine Fernmetastasen.

Stadium IIIA **T0-T2 N2 M0** – Kein oder ein maximal fünf Zentimeter großer Tumor, mittlerer Lymphknotenbefall, keine Fernmetastasen.

oder:

T3 N1/N2 M0 – Ein mehr als fünf Zentimeter großer Tumor, schwacher oder mittlerer Lymphknotenbefall, keine Fernmetastasen.

Stadium IIIB **T4 N0/N1/N2 M0** – Ein Tumor (gleich welcher Größe) auf die Brustwand oder Haut ausgedehnt, mit oder ohne Lymphknotenbefall, keine Fernmetastasen.

Stadium IIIC **jedes T N3 M0** – Ein Tumor (gleich welcher Größe), ausgedehnter Lymphknotenbefall, keine Fernmetastasen.

Stadium IV **jedes T, jedes N, M1** – Ein Tumor (gleich welcher Größe), mit oder ohne Lymphknotenbefall, Fernmetastasen vorhanden.

Je niedriger das Stadium bei der Erstdiagnose, desto größer ist die Chance auf Heilung oder dauerhaften Therapieerfolg. Stadium IV bezeichnet die metastasierte Erkrankung, die wir in Kapitel C (Fortgeschrittenes Mammakarzinom) genauer beschreiben.

5. Biologie der Brustkrebserkrankung: Intrinsische Subtypen

Die Einteilung von Tumoren nach dem TNM-System, also nach Tumorgröße, Metastasierungsmuster und Differenzierung, erfasst allerdings nicht alle für eine optimale Therapie erforderlichen Kriterien. Wichtig ist beispielsweise auch die Frage, wo genau das Karzinom entstanden ist: Stammt es aus den Milchgängen der Brust, ist es also duktalen Ursprungs? Oder ist es lobulären Ursprungs, also in den Drüsenläppchen entstanden? Befindet es sich noch innerhalb des Entstehungsgewebes (also in situ?) oder hat es als invasives Mammakarzinom (siehe Abschnitt AII.) die Gewebegrenze bereits durchbrochen?

Seit etwa zehn Jahren werden Mammakarzinome darüber hinaus nach ihren biologischen Eigenschaften klassifiziert. Experten sprechen von intrinsischen Subtypen. Intrinsisch bedeutet sinngemäß, dass diese Eigenschaften nicht auf Grundlage des äußeren Erscheinungsbildes einer Zelle beschrieben werden, auch nicht nach ihrem Entstehungsort oder ihrem Ausbreitungsmuster. Die Beschreibungskategorien stammen vielmehr aus dem Innersten der Zelle selbst, aus ihrer Erbsubstanz. Sie besteht aus langkettigen DNA-Molekülen, die im Zellkern in Form von Chromosomen verstaut sind (siehe Abbildung).

DIE DNA – DER BAUPLAN DER ZELLE

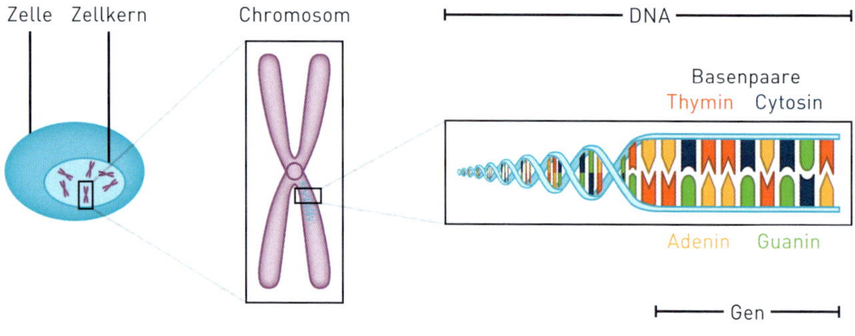

Intrinsische Brustkrebs-Subtypen werden anhand der von ihnen aktivierten Gene charakterisiert. Anhand von 50 sogenannten Schlüsselgenen sind sie unterscheidbar. Das heißt, wenn man diese Gene analysiert, ist eine Zuordnung zu einem der Subtypen möglich. Ein Gen ist nichts anderes als ein Abschnitt auf der DNA, der einen Bauplan für ein Eiweiß enthält. Wenn die DNA gerade nicht abgelesen wird, ist sie auf kleinstem Raum in Form von Chromosomen »verpackt«. Jede menschliche Körperzelle enthält in ihrem Zellkern 46 solcher Chromosomen. Für die tägliche Laborroutine ist eine genetische Analyse nicht notwendig. Stattdessen werden Untersuchungen zur Rezeptorausstattung der Zelle und zu ihrem Wachstumsverhalten untersucht. Die Ergebnisse erlauben dann ebenfalls eine Zuordnung des Tumors zu einem der Subtypen.

Die DNA ist der Bauplan der Zelle. Auf unvorstellbar kleinem Raum sind hier Vorschriften für die Synthese aller möglichen chemischen Substanzen in einem bestimmten Code abgespeichert. Das schier Unglaubliche daran: Jede Zelle unseres Körpers enthält sämtliche Bauvorschriften in Form der DNA, obwohl längst nicht alle Pläne in jeder Zelle gebraucht werden. Jede Zelle des Körpers aktiviert in ihrem Zellkern nur die Pläne, die sie für ihre Aufgaben benötigt.

Eine spezialisierte Zelle in der Magenschleimhaut muss beispielsweise in der Lage sein, viel Säure für die Verdauung zu produzieren. Sie aktiviert deshalb andere Synthesevorschriften als etwa eine Hautzelle, aus der ein Haar wächst. Von ihrer Bauplanausstattung her könnte theoretisch die eine Zelle aber die Funktion der anderen übernehmen. Entscheidend ist letztlich, welche Pläne – oder biologisch ausgedrückt: welche Gene – in der Zelle aktiviert werden.

Damit sind wir wieder beim Brustkrebs. Tatsächlich wurde herausgefunden, dass sich anhand der Genaktivierung unterschiedliche Brustkrebstypen identifizieren lassen. Der für diese Zuordnung zu betreibende Aufwand hat fast Sisyphos-Dimensionen, denn immerhin enthält jede menschliche Zelle etwa 20 000 bis 22 000 unterschiedliche Gene.

Allerdings ist es für die Einteilung in die intrinsischen Subtypen im klinischen Alltag nicht (mehr) notwendig, die gesamte Genausstattung einer Zelle zu untersuchen. Es reicht, an den Stellen genauer hinzuschauen, wo mit Unterschieden zu rechnen ist. Mittlerweile sind 50 Schlüsselgene identifiziert, anhand derer die Einteilung möglich ist.

Auf indirektem Weg lassen sich die Krebszellen der unterschiedlichen Brustkrebstypen auf Grundlage ihrer Rezeptorausstattung (Hormonrezeptoren, HER2-Rezeptoren, keine Rezeptoren), anhand ihrer Teilungsgeschwindigkeit (Ki-67-Wert) und am Grad ihrer Ähnlichkeit mit gesunden Zellen (G, Grading) unterscheiden. Im klinischen Alltag werden drei Gruppen unterschieden, hinter denen sich fünf Subtypen verbergen:

- Luminaler Brustkrebs: Luminal A, Luminal B (HER2-negativ)
- HER2-positiver Brustkrebs: mit luminalem beziehungsweise non-luminalem Ursprung
- Tripelnegativer Brustkrebs, basal-ähnlich

Luminale Krebszellen heißen so, weil sie aus den Zellen in der innersten (luminalen) Zellschicht der Milchgänge entstehen. Luminale Mammakarzinome sind mit etwa 75 Prozent die am häufigsten vorkommenden Brustkrebserkrankungen. HER2-positive Mammakarzinome machen etwa 15 Prozent aller Brustkrebserkrankungen, tripelnegative Mammakarzinome etwa 10 Prozent aus.

Luminal-A-Mammakarzinome

Sie bestehen aus Brustkrebszellen, die

- sehr viele Hormonrezeptoren (Östrogen- und Progesteronrezeptoren) tragen,
- sich mit niedriger bis mäßiger Geschwindigkeit teilen (Ki-67 <10 %),
- gesunden Milchgangzellen noch recht ähnlich sind.

Luminal-A-Mammakarzinome wachsen vergleichsweise langsam, sind damit wenig aggressiv und sprechen gut auf eine Antihormontherapie an. Luminal-A-Mammakarzinome machen etwa 22 Prozent aller jährlich neu diagnostizierten Brustkrebserkrankungen aus.

Luminal-B-Mammakarzinome (HER2-negativ)

Sie bestehen aus Brustkrebszellen, die

- Hormonrezeptoren (Östrogen- und Progesteronrezeptoren) tragen,
- sich mit höherer Geschwindigkeit teilen (Ki-67 ≥10 %),
- gesunden Milchgangzellen kaum noch ähneln.

Luminal-B-Mammakarzinome (HER2-negativ) wachsen mäßig bis sehr schnell und können deshalb sehr aggressiv sein. Patientinnen mit diesem Mammakarzinom-Typ benötigen neben einer Antihormontherapie häufig noch eine

Chemotherapie. Um entscheiden zu können, ob die Patientin eine Chemotherapie braucht oder nicht, müssen gegebenenfalls zusätzliche Tests durchgeführt werden, etwa Genexpressionstests (Seite 62). Luminal-B-Karzinome (HER2-negativ) machen etwa 55 Prozent aller jährlich neu diagnostizierten Mammakarzinome aus.

HER2-positive Mammakarzinome (luminalen Ursprungs)

Sie bestehen aus Brustkrebszellen, die

- an ihrer Außenseite HER2-Rezeptoren tragen und zusätzlich auch mit Hormonrezeptoren ausgestattet sind,
- sich mit höherer Geschwindigkeit teilen (Ki-67 ≥10 %),
- gesunden Milchgangzellen kaum noch ähneln.

HER2-positive Mammakarzinome (luminalen Ursprungs) wachsen wegen der HER2-Rezeptor-Ausstattung ihrer Zellen sehr schnell. Patientinnen mit diesem Mammakarzinom-Typ benötigen eine Chemotherapie sowie Medikamente, die HER2-Rezeptoren auf der Zellaußenseite gezielt blockieren. Ob eine Antihormontherapie notwendig ist, muss im Einzelfall entschieden werden. HER2-positive Mammakarzinome luminalen Ursprungs machen etwa 9 Prozent aller jährlich neu diagnostizierten Mammakarzinome aus.

HER2-positive Mammakarzinome (non-luminalen Ursprungs)

Sie bestehen aus Brustkrebszellen, die

- an ihrer Außenseite HER2-Rezeptoren tragen,
- keine Hormonrezeptoren tragen,
- sich mit höherer Geschwindigkeit teilen (Ki-67 ≥10 %),
- gesunden Milchgangzellen kaum noch ähneln.

HER2-positive Mammakarzinome (non-luminalen Ursprungs) wachsen wegen der HER2-Rezeptor-Ausstattung ihrer Zellen sehr schnell. Patientinnen mit diesem Mammakarzinom-Typ benötigen eine Chemotherapie sowie Medikamente, die HER2-Rezeptoren auf der Zellaußenseite gezielt blockieren. HER2-

positive (non-luminale) Karzinome machen etwa 4,4 Prozent aller jährlich neu diagnostizierten Mammakarzinome aus.

Basal-ähnliche (tripelnegative) Mammakarzinome

Sie bestehen aus Brustkrebszellen, die

- in Aussehen und Aufbau bestimmten Zellen aus den tiefen Schichten der Oberhaut ähneln,
- keine Östrogen-, keine Progesteron- und keine HER2-Rezeptoren tragen, also dreifach negativ sind,
- sich mit höherer Geschwindigkeit teilen (Ki-67 ≥10 %),
- gesunden Milchgangzellen kaum noch ähneln.

Basal-ähnliche (tripelnegative) Mammakarzinome gehören zu den am schwierigsten zu therapierenden Brustkrebsarten. Zum Einsatz kommen unterschiedliche Chemotherapeutika, zum Teil auch mit der Immuntherapie kombiniert. Basal-ähnliche (tripelnegative) Mammakarzinome machen etwa 9,5 Prozent aller jährlich neu diagnostizierten Mammakarzinome aus.

IV.
Wie wird Brustkrebs behandelt?

Alle notwendigen Untersuchungen sind abgeschlossen, und die Diagnose ist gestellt, das bedeutet: Es ist nun bekannt, wie der Brustkrebs genau charakterisiert ist. Jetzt geht es darum, aus dem Katalog der verfügbaren Therapieoptionen einen individuellen Behandlungsplan zu erstellen. Zunächst legen Patientin und Arzt oder Ärztin die Behandlungsziele fest, um anschließend die Schritte zur Erreichung dieser Ziele zu besprechen.

Ganz ähnlich gehen wir in diesem Kapitel vor: Wir erläutern die möglichen Behandlungsziele und die grundsätzlich verfügbaren Instrumente. Konkrete Patientinnen-Beispiele mit Therapieoptionen im Detail vervollständigen dieses Kapitel. Der Wirkungsweise unterschiedlicher Medikamente gegen Brustkrebs ist zusätzlich ein eigenes Kapitel gewidmet (Abschnitt BV).

1. Behandlungsziele: Heilung oder symptomatische Therapie?

Auf den ersten Blick mag es Ihnen merkwürdig vorkommen, dass Arzt und Patientin zunächst über die Ziele der Behandlung sprechen sollten. Geht es denn nicht immer um Heilung, um die Befreiung von diesem schrecklichen Tumor? Prinzipiell lautet die Antwort: ja. Eine Heilung ist allerdings nicht in allen Stadien der Brustkrebserkrankung möglich. Solange der Krebs noch nicht gestreut hat, solange also in anderen Organen noch keine Metastasen nachweisbar sind, gehen wir von der Möglichkeit der Heilung aus. Die Wahrscheinlichkeit dafür ist sehr hoch: 80 von 100 Frauen mit noch nicht metastasiertem Brustkrebs können heute von ihrer Erkrankung geheilt werden. Genauer: Sie werden nicht an ihrer durchgemachten Brustkrebserkrankung sterben; sie haben nach der Behandlung also keine Einschränkung ihrer Lebenserwartung zu befürchten. Aber: Sie müssen für den Rest ihres Lebens wachsam sein und dürfen den Respekt vor der Erkrankung nicht verlieren. Insgesamt gilt also: Das Behandlungsziel für diese Frauen lautet eindeutig Heilung. Ärzte sprechen hier von kurativer Therapie.

Bei Frauen mit metastasierter Erkrankung ist das anders. Heilung im Sinne von völliger Vernichtung aller Tumorzellen ist bei ihnen nach heutigem Stand der Wissenschaft nicht mehr erreichbar. Vielmehr geht es bei diesen Patientinnen in erster Linie um eine möglichst lange Lebenszeit bei gleichzeitigem Erhalt einer guten Lebensqualität und um die Linderung von Symptomen. Frauen mit metastasiertem Brustkrebs werden wie alle Patientinnen nach allen Regeln der ärztlichen Kunst behandelt. Sie haben aber die Option, auf die eine oder andere sehr anstrengende und nebenwirkungsreiche Therapie zu verzichten. In solch fortgeschrittenen Erkrankungsstadien gewinnt deshalb der regelmäßige Austausch zwischen Arzt und Patientin sehr an Bedeutung. Denn es gilt bei jeder Therapie, Risiko und Nutzen sorgfältig gegeneinander abzuwägen. Die Frage lautet in unterschiedlichen Schattierungen immer ähnlich: Wie viel Nebenwirkung ist gerechtfertigt, um die gewünschten Wirkungen im Sinne einer möglichen Lebensverlängerung, der Krankheitskontrolle oder einer Symptomlinderung zu erreichen? Ärzte sprechen in diesem Zusammenhang von einer palliativen Therapie. Um das nicht mit Palliativmedizin im engeren Sinn (siehe Abschnitt CV, Seite 271) zu verwechseln, wird auch oft einfach die Bezeichnung Therapie bei metastasiertem Brustkrebs verwendet.

Wie lange überlebt eine Frau mit metastasiertem Brustkrebs? Diese Frage lässt sich nicht pauschal beantworten. Und auch die Vorhersage bei der einzelnen Patientin ist schwierig. Das Spektrum reicht von wenigen Monaten bis hin zu zehn Jahren oder mehr. Entscheidend sind die Biologie des Tumors und seine Aggressivität sowie die Orte der Metastasierung. Patientinnen mit Knochen- und Hautmetastasen überleben meist länger als Patientinnen mit Metastasen in Lunge, Leber oder Gehirn.

Die Therapieoptionen für Patientinnen mit metastasierter Erkrankung besprechen wir ausführlich in Abschnitt CIII.

2. Der Therapieplan

Da Brustkrebs nicht eine uniforme Erkrankung ist, sondern derzeit in verschiedene Formen unterteilt wird, ist die Erstellung des Therapieplans eine komplexe Angelegenheit. Und nicht immer lässt sich ein einmal gefasster Plan zu hundert Prozent durchführen. Auf dem Weg zum Behandlungsziel müssen manchmal Umwege gegangen werden, manchmal ist es auch notwendig, das Behandlungsziel anzupassen. Die unterschiedlichen Phasen und Optionen einer Behandlung sind die folgenden:

- **Neoadjuvante Therapie:** Medikamentöse Therapie vor der Operation. Dabei kann es sich um eine Antihormontherapie oder um eine Chemotherapie handeln. Eine neoadjuvante Therapie ist bei vielen, aber nicht bei allen Brustkrebsarten sinnvoll. Zwei wichtige Erkenntnisse beziehungsweise Effekte liefert die neoadjuvante Therapie: Zum einen wird klar, ob der Tumor auf das verwendete Medikament anspricht oder nicht. Diese Information ist wichtig, wenn es um die Auswahl des Medikamentes geht, das nach der Operation (»adjuvant«) eingesetzt werden soll. Zum anderen lässt sich mit einer neoadjuvanten Therapie ein sehr großer Tumor bei Ansprechen so weit verkleinern, dass eine Operation überhaupt erst möglich wird oder eine brusterhaltende Operation angestrebt werden kann. Gleichzeitig wird so bei aggressiver Tumorbiologie sichergestellt, dass der Körper frühzeitig vor der weiteren Ausbreitung des Karzinoms geschützt wird. Denn die Tumorzellen, die auf dem Weg zur Heilung zerstört werden müssen, sind nicht nur die im Tumor selbst, sondern auch diejenigen, die sich schon über Blut- oder Lymphbahnen auf den Weg in den Körper gemacht haben.

- **Operation:** Ziel ist die komplette Entfernung des Tumors. Wenn die Größenverhältnisse es erlauben, das Karzinom also im Vergleich zur Brust noch nicht zu groß ist, gelingt das mit **einem brusterhaltenden Eingriff**. Bei ungefähr 30 Prozent der Brustkrebspatientinnen ist das allerdings nicht der Fall. Bei ihnen ist eine operative Entfernung der Brust notwendig, eine **Mastektomie**.
- **Strahlentherapie:** Sie kommt nach einer brusterhaltenden Operation zum Einsatz, nach einer operativen Entfernung der Brust nur, falls der Tumor sehr groß war. Wenn Lymphknoten befallen waren, wird auch das sogenannte Lymphabflussgebiet bestrahlt, also der Bereich von der Achselhöhle der betroffenen Seite bis zu den Lymphknoten oberhalb des Schlüsselbeins. Durch die Bestrahlung wird das Erbgut von Zellen so sehr geschädigt, dass sie zur Teilung nicht mehr in der Lage sind und absterben. Gesunde Zellen können solche Strahlenschäden bis zu einem gewissen Maß reparieren, Tumorzellen nicht. Darauf beruht die Wirkung der Strahlentherapie gegen Tumorgewebe. Bestrahlt wird immer der Ort, an dem der Tumor vor der chirurgischen Entfernung lokalisiert war; genauso wie die Operation wirkt die Strahlentherapie also vor Ort. Operation und Strahlentherapie werden deshalb auch als lokale Therapiemaßnahmen bezeichnet.
- **Adjuvante Therapie**: Ergänzende vorbeugende Therapie nach der Operation. Dazu gehören die Strahlentherapie und die medikamentöse Therapie nach der Operation. Je nach Brustkrebstyp können eine Antihormontherapie, eine Chemotherapie, eine Antikörpertherapie, eine Immuntherapie,

eine knochenschützende Therapie oder auch mehrere dieser Optionen zum Einsatz kommen. Wie die entsprechenden Medikamente wirken, können Sie im Abschnitt BV nachlesen.

- **Supportivtherapie:** In allen Phasen einer Erkrankung benötigen Patientinnen Unterstützung. Im Wesentlichen geht es darum, Betroffene zu stärken, damit sie die wirksamen, aber häufig anstrengenden und nebenwirkungsreichen Therapien gut überstehen. Das bedeutet mehr als beispielsweise die Einnahme von Medikamenten gegen Übelkeit und Erbrechen bei der Behandlung belastender Symptome. Heute ist auch klar, dass die Erfolgsaussichten einer Brustkrebstherapie dann besonders groß sind, wenn die Patientinnen Gelegenheit bekommen, sich an ihrer Behandlung aktiv zu beteiligen. Denn informierte und aktive Patientinnen stehen anstrengende Behandlungen besser durch, und sie entwickeln Eigeninitiative, um ihr Wohlbefinden zu verbessern. Wie das Zusammenspiel aus dem Umgang mit belastenden Symptomen und der Aktivierung von Patientinnen funktioniert, beschreiben wir im Abschnitt BVI. Welche Möglichkeiten der Unterstützung es gibt, wenn es weniger um belastende Symptome, sondern vor allem um die psychische und auch um die praktische Bewältigung der Erkrankung geht, erfahren Sie im Abschnitt E dieses Buches.
- **Therapie im metastasierten Stadium:** Wenn ein Brustkrebs gestreut hat, Tumorzellen also in andere Organe gewandert sind, kann der Krebs zwar nicht mehr ganz aus dem Körper entfernt werden, die betroffenen Frauen leben aber durchaus noch viele Jahre. Das Therapieziel verschiebt sich von der Heilung in Richtung eines Lebens mit der Erkrankung. Neben einer möglichst langen Lebenszeit hat die Erhaltung der Lebensqualität hier höchste Priorität. Die Behandlung von Frauen und Männern mit rezidiviertem oder metastasiertem Mammakarzinom beschreiben wir in Abschnitt C.

3. Neoadjuvante Therapie: Medikamentöse Therapie vor der Operation

Bis vor einigen Jahren galt in der Brustkrebstherapie ein einfacher Grundsatz: Den Tumor so schnell wie möglich chirurgisch entfernen und dann schauen, was zusätzlich sinnvoll ist, beispielsweise Strahlentherapie und/oder Chemotherapie. Diesem Vorgehen liegt das Konzept zugrunde, dass man den Tumor durch eine Operation sozusagen mit Stumpf und Stiel ausrotten könnte. Doch der Krebs ist kein »Fremdkörper«, der sich spurenlos entfernen ließe. Krebs, und ganz speziell Brustkrebs, ist eine Erkrankung des gesamten Organismus, eine systemische Erkrankung, wie Ärzte sagen. Einzelne Zellen lösen sich vom Tumor und können sich im Körper verbreiten. Sie zu bekämpfen gelingt nur mit spezifisch wirksamen Medikamenten, denn diese verteilen sich und wirken überall im Organismus. Die medikamentöse Krebsbekämpfung hat deshalb sehr an Bedeutung gewonnen. Findet sie als Chemotherapie vor der Operation – die natürlich nach wie vor notwendig ist – statt, sprechen Ärzte von neoadjuvanter (Chemo-)Therapie, manchmal auch als NACT abgekürzt.

Die neoadjuvante Chemotherapie kann bei allen Brustkrebsarten außer bei Luminal-A-Tumoren zum Einsatz kommen (Luminal-A-Tumore sind so wenig aggressiv, dass eine Chemotherapie vor der Operation mehr Schaden als Nutzen anrichten würde). Behandler erhoffen sich von der neoadjuvanten Chemotherapie dreierlei: Sie wollen bereits im Körper flottierende »schlafende Tumorzellen« gezielt abtöten. Sie wollen darüber hinaus prüfen, ob der Tumor auf die gewählten Medikamente tatsächlich anspricht (und damit einen Hinweis für die Auswahl geeigneter Medikamente für die Zeit nach der Operation erhalten). Und schließlich geht es darum, das Karzinom durch die Medikamentenwirkung so weit zu verkleinern, dass die Voraussetzungen für die nachfolgende Operation optimal sind.

Was aber ist mit Brustkrebsarten, bei denen gar nicht sicher ist, ob eine Chemotherapie notwendig ist? Bei luminalen Karzinomen kann eine Antihormontherapie (siehe Seite 125) schon vor der Operation unter Umständen sinnvoll sein. Patientinnen erhalten dann die Antihormontherapie etwa drei bis vier Wochen lang vor der Operation. Falls sich nach dieser Kurzzeittherapie herausstellt, dass die luminalen Karzinome auf die Antihormontherapie angesprochen haben und sich das Tumorwachstum messbar verlangsamt hat, dann ist die Chance sehr groß, dass diese Patientinnen auch nach der Operation keine ergänzende Chemotherapie benötigen und stattdessen nur Antihormonpräparate einnehmen müssen. Mit anderen Worten: Auf eine nebenwirkungsträchtige Chemotherapie nach der Operation kann in solchen Fällen – ohne Beeinträchtigung der Heilungsaussichten – verzichtet werden, falls nicht andere Befunde (beispielsweise ein ausgeprägter Lymphknotenbefall) eine Chemotherapie dringend erforderlich machen.

Eine App auf Rezept

Digitale Gesundheitsanwendungen (DiGA)

Eine sinnvolle Therapiebegleitung bei chronischen Erkrankungen sind sogenannte digitale Gesundheitsanwendungen (DiGA). Sie können seit einiger Zeit verschrieben werden, sofern sie über eine entsprechende Zulassung des Bundesinstituts für Arzneimittel und Medizinprodukte (BfArM) verfügen. Die Anwendungen sind in der Regel als App für Smartphone, Tablet oder Computer nutzbar. Sie bieten beispielsweise die Möglichkeit, ein digitales Therapietagebuch zu führen, aus dem sich personalisierte Verhaltenstipps ableiten lassen. Die entsprechenden Eintragungen sind auch eine wertvolle Informationsquelle für das Behandlungsteam, wenn es darum geht, den Behandlungsverlauf oder das Risiko von Therapiewechselwirkungen zu beurteilen.
Zusätzliche Informationen sowie eine Liste der zugelassenen DiGA stellt das BfArM unter https://diga.bfarm.de/de/diga-nutzer zur Verfügung. Im Anhang dieses Buches stellen wir speziell für Brustkrebspatientinnen geeignete DiGA kurz vor.

4. Operation

Das Ziel jeder Brustkrebsoperation ist die möglichst vollständige Entfernung des Karzinoms. Wenn die Größenverhältnisse es erlauben, wenn also das Karzinom im Vergleich zur Brust noch nicht zu groß ist, gelingt die Tumorentfernung mit einem brusterhaltenden Eingriff. Bei einem knappen Drittel aller Frauen mit Brustkrebs ist das allerdings nicht der Fall. Bei ihnen ist eine chirurgische Entfernung der gesamten Brust notwendig, eine Mastektomie. Jede Frau, die sich einer Mastektomie unterzieht, hat das Recht auf einen Wiederaufbau der Brust. Die gesetzlichen Krankenversicherungen in Deutschland übernehmen dafür die Kosten, selbst wenn der Wiederaufbau erst Jahre nach Ende der Krebsbehandlung erfolgt. Nicht alle Kassen übernehmen dagegen die Kosten für die Rekonstruktion der Brustwarze oder die gegebenenfalls sinnvolle Größenanpassung der gesunden Brust.

Für die meisten Frauen mit Brustkrebs sind in Sachen Operation darüber hinaus Antworten auf folgende Fragen von besonderem Interesse:

- Wer ist für die Brustkrebsoperation qualifiziert?
- Wie funktionieren brusterhaltende Operation und Mastektomie?
- Wann müssen Lymphknoten entfernt werden, wann nicht?
- Welche Möglichkeiten zur Brustrekonstruktion gibt es?
- Wie verläuft die Brustkrebsnachsorge nach der Brustrekonstruktion?
- Was ist, wenn ich mich gegen eine chirurgische Rekonstruktion entscheide?

Wer ist für die Brustkrebsoperation qualifiziert?

Brustkrebsdiagnose und Brustkrebsbehandlung sind in Deutschland Sache von spezialisierten und zertifizierten Brustzentren, an dem Fachärzte verschiedener Fachrichtungen zusammenarbeiten. Für die Operation empfiehlt es sich deshalb, ein solches zertifiziertes Brustzentrum aufzusuchen. Die Qualität der Operation in solchen Zentren ist umso besser, je mehr Brustkrebsfälle pro Jahr dort behandelt werden. Das hat das unabhängige Institut für Qualität und

Wirtschaftlichkeit im Gesundheitswesen (IQWIG) zuletzt 2020 festgestellt.[8] In diesen zertifizierten Brustkrebszentren – manchmal auch nur als Brustzentren bezeichnet – müssen jährlich mindestens 100 neue Brustkrebsfälle behandelt werden, und dort tätige Operateure müssen pro Jahr mindestens 50 Brustkrebsoperationen nachweisen. Auch bezüglich der apparativen Ausstattung und der Qualifikation weiterer Mitarbeiter müssen für die Zertifizierung Mindeststandards erfüllt werden. Mit anderen Worten: Wer sich in einem der rund 300 zertifizierten Brustzentren in Deutschland behandeln lässt, ist in aller Regel gut aufgehoben. Hilfreiche Informationen für die Suche nach einem geeigneten Zentrum finden Sie in Abschnitt BVII.

> Sollten Sie eine Klinik auswählen, die über kein zertifiziertes Brustzentrum verfügt, können Sie sich dort im Erstgespräch nach entsprechenden Fallzahlen, Qualifikationen der Mitarbeiter oder dem Studienangebot erkundigen. Wenn Sie das Gefühl haben, dass man Ihnen nur widerwillig oder unzureichend Auskunft erteilt, ist es wahrscheinlich ratsam, sich an ein anderes Zentrum zu wenden.

Brusterhaltende Operation

Die brusterhaltende Operation ist in der Mammakarzinom-Chirurgie heute Standard. Bei etwa zwei Drittel der Frauen mit Brustkrebs kommt sie zum Einsatz. Beim restlichen Drittel ist der Tumor im Verhältnis zur Brust für eine erhaltende Operation entweder zu groß, oder es gibt mehrere Tumorherde. Die brusterhaltende Operation erfordert immer auch eine Nachbestrahlung der Brust. Damit soll sichergestellt werden, dass gegebenenfalls vor Ort noch vorhandene, aber nicht auffindbare Tumorzellen ebenfalls zerstört werden.

Die chirurgische Entfernung der kompletten Brust ist daher auch zu empfehlen, wenn bei nicht befallenen Lymphknoten und einer Tumorgröße bis zu 5 cm eine Bestrahlung nach der Operation nicht möglich oder nicht gewünscht ist. Und schließlich ist auch die Diagnose »inflammatorischer«, also entzündlicher, Brustkrebs eine Indikation für die Entfernung der kompletten Brust.

Die brusterhaltende Operation wird also nur dann durchgeführt, wenn sichergestellt ist, dass der Tumor sich mit dieser Methode vollständig entfernen lässt. Noch während der Operation wird das entnommene Gewebe mittels Ultraschall oder Mammographie untersucht. Diese sogenannte Präparatesonographie oder -radiographie gibt dem Operateur Hinweise darauf, ob der Tumor tatsächlich »im Gesunden«, also mit tumorfreien Schnitträndern entfernt wurde. Ist das nicht der Fall, kann noch während desselben Eingriffs weitergeschnitten werden. Eher selten wird eine sogenannte Schnellschnittuntersuchung durchgeführt, bei der Pathologen (Experten für Gewebeuntersuchungen) prüfen, ob die Schnittränder tumorfrei sind. Ob mit oder ohne Schnellschnittuntersuchung: Das entnommene Gewebe wird nach der Operation von Pathologen noch einmal gründlich untersucht. Sollten sich bei dieser Gelegenheit im Randbereich des entnommenen Gewebes noch Tumorzellen nachweisen lassen, muss noch einmal nachoperiert werden.

Die Vorteile der brusterhaltenen Operation sind offensichtlich: Der Eingriff ist vergleichsweise klein, das Drüsengewebe der Brust bleibt zum großen Teil erhalten, und die Erkrankung hinterlässt so kaum sichtbare Spuren. In manchen Fällen muss allerdings so viel Gewebe entfernt werden, dass die operierte Brust sichtbar kleiner ist als die gesunde. Eine operative Angleichung ist dann prinzipiell in derselben Operationssitzung möglich. Empfohlen wird sie aber in einem zweiten Eingriff, und zwar nach Abschluss der Strahlentherapie. Denn die Bestrahlung kann die Brust noch verändern.

Mastektomie

Wenn nicht brusterhaltend operiert werden kann oder eine Nachbestrahlung nicht erwünscht ist, wird die Brust chirurgisch vollständig entfernt. Ärzte sprechen von Mastektomie.

Entfernt werden dabei das gesamte Drüsengewebe sowie die darüberliegende Haut, einschließlich der Brustwarze. Der den Rippen aufsitzende Brustmuskel bleibt erhalten. Falls sich die betroffene Frau bereits im Vorfeld für einen Brustaufbau entschieden hat, können bei der Operation die Haut und/oder die Brustwarze erhalten bleiben. Chirurgen bezeichnen diese Vorgehensweise als hauterhaltend (*skin-sparing*) und brustwarzenerhaltend (*nipple-sparing*). Diese Option besteht allerdings nur, wenn Haut und Brustwarze nachweislich tumorfrei sind. Dies ist häufig der Fall.

Nach einer Mastektomie ist – anders als bei der brusterhaltenden Operation – eine Strahlentherapie meist nicht notwendig. Nur bei sehr großen Tumoren über fünf cm oder bei befallenen Lymphknoten (möglich bei einem bis drei, nötig bei mehr als drei befallenen Lymphknoten) ist eine Nachbestrahlung empfehlenswert.

Zweifellos ist die Mastektomie ein größerer Eingriff als die brusterhaltende Operation, und die Krankheit hinterlässt im wahrsten Sinne des Wortes sichtbare Spuren, nicht zuletzt in Form einer größeren Narbe. Auch das veränderte Körperbild der Patientin hat Konsequenzen: Folgen des Gewichtsunterschiedes zwischen den beiden Körperseiten können Fehlbelastungen und daraus resultierende Schmerzen sein. Gravierend sind unter Umständen auch die psychischen Belastungen: Die Patientin fühlt sich »nicht mehr vollständig«, und hat Sorge, wie der Partner oder die Partnerin auf die Veränderung reagieren.

Jede Patientin hat deshalb das Recht auf die chirurgische Rekonstruktion der operativ entfernten Brust, sei es mit Implantaten oder mit Eigengewebe. Auch der rein optische Ausgleich mit speziellen Büstenhaltern, Badeanzügen oder Bikinis steht jeder betroffenen Frau zu. Häufig kommen die letztgenannten Hilfsmittel auch vorübergehend – bis zur endgültigen Rekonstruktion – zum Einsatz. Die Krankenversicherungen bezuschussen diese Hilfsmittel, wenn sie ärztlicherseits verordnet worden sind. Die Höhe der Zuschüsse variiert allerdings von Versicherung zu Versicherung.

Wann müssen Lymphknoten entfernt werden?

Gleichgültig, ob ein Brustkrebs brusterhaltend oder mit einer Mastektomie entfernt wird: In beiden Fällen muss sorgfältig kontrolliert werden, ob Tumorzellen bereits über die Lymphbahnen in benachbarte Lymphknoten vorgedrungen sind und damit ein erhöhtes Streuungsrisiko besteht.

Das Lymphsystem transportiert Gewebeflüssigkeit aus dem ganzen Körper zu den großen Blutgefäßen. Zwischengeschaltet sind Lymphknoten, die als Filterstationen dienen und in denen sich bei Infektionen bestimmte weiße Blutkörperchen anreichern, um körperfremde Eindringlinge zu bekämpfen. Tumorzellen nutzen das Lymphsystem, um sich im Organismus auszubreiten. Ob das bereits geschehen ist, lässt sich über die Untersuchung von Lymphknoten des jeweiligen Lymphabflussgebietes feststellen. Die von der Brust kommende Lymphe sammelt sich in Lymphknoten in der Achselhöhle. Um eine Verbreitung von Tumorzellen über die Lymphe auszuschließen, wurden früher deshalb nicht selten zehn oder mehr Lymphknoten in der Achselhöhle entfernt – und das mit sehr unangenehmen Folgen für die Patientin. Denn Lymphe, die nicht mehr abfließen kann, sammelt sich im Gewebe und verursacht schmerzhafte Schwellungen, das sogenannte Lymphödem. Von solchen Eingriffen – Ärzte bezeichnen sie als Axilladissektionen oder axilläre Lymphonodektomien (ALN) – profitieren im Sinne der Krebsbekämpfung aber nur Patientinnen, bei denen Tumorzellen tatsächlich bereits in die Lymphknoten abgewandert sind. Das ist allerdings längst nicht immer der Fall. Die Information über den Lymphknotenbefall hilft jedoch immer bei der weiteren Therapieplanung.

Heutzutage werden die Lymphknoten der betroffenen Seite schon im Rahmen der Brustkrebsdiagnostik abgetastet und per Ultraschall untersucht. Sollte sich ein verdächtiger Befund ergeben, wird eine winzige Gewebeprobe entnommen und unter dem Mikroskop untersucht. Stellt sich dabei ein Tumorbefall heraus, ist die Entfernung der Lymphknoten notwendig.

Sollte der präoperative Befund keinen Lymphknotenbefall gezeigt haben, findet dennoch eine Operation der Achselhöhle statt. Es ist aber nicht mehr notwendig, alle Lymphknoten aus der Achselhöhle zu entfernen und unter dem Mikroskop zu untersuchen. Es reicht, sogenannte Wächter-Lymphknoten zu identifizieren, herauszunehmen und zu untersuchen. Sind sie tumorfrei, ist davon auszugehen, dass der Brustkrebs noch nicht in die Achselhöhle gestreut hat. Sind sie alle tumorbefallen, dann ist eine Axilladissektion, also die Entfernung aller Lymphknoten aus der Achselhöhle, notwendig. Sind aber nach brusterhaltender Operation nicht mehr als zwei der entfernten Wächterlymphknoten tumorbefallen, kann bei weiterer Standardtherapie (Bestrahlung, Medikamente) auf die Entfernung weiterer Achsellymphknoten verzichtet werden. In einigen Fällen kann auch die Bestrahlung einen Verzicht auf eine Axillaoperation möglich machen. Die Argumente für oder gegen eine Axilladissektion müssen in jedem Einzelfall sehr genau abgewogen werden.

Bei Wächterlymphknoten handelt es sich um den oder die ersten Lymphknoten im Abflussgebiet des Tumors. Lymphknoten sind sozusagen in Reihe geschaltet. Das bedeutet, dass es für Tumorzellen nicht mehrere Wege gleichzeitig in unterschiedliche Lymphknoten gibt. Stattdessen führt sie ihr Weg in einen oder zumindest sehr wenige identifizierbare Lymphknoten. Weil jede Tumorzelle zunächst an ihnen vorbeimuss, um sich im Körper ausbreiten zu können, werden sie als Wächterlymphknoten, fachsprachlich als Sentinel-Lymphknoten, bezeichnet.

Im Operationsfeld sehen Wächterlymphknoten genauso aus wie alle anderen Lymphknoten. Um sie zu identifizieren, injizieren Operateure vor der eigentlichen Operation eine radioaktiv markierte Substanz (Technetium), manchmal auch einen blauen Farbstoff in die Nähe des Tumors. Diese Substanzen gelangen über die Lymphbahnen in den Wächterlymphknoten, der damit markiert und identifizierbar ist.

Ergibt die Untersuchung der Wächterlymphknoten keinen Tumorbefall, entnehmen die Operateure nur diese markierten Lymphknoten. Sind in den Lymphknoten dagegen Tumorzellen oder Metastasen nachweisbar, muss das weitere Vorgehen zunächst im Tumorboard besprochen werden. Es wird nicht standardmäßig weiteroperiert. Der Tumor gilt dann als nodalpositiv, es ändert sich also die TNM-Klassifikation.

Auch wenn die Patientin zunächst eine neoadjuvante Chemotherapie absolviert hat, kann eine Wächterlymphknotenentfernung erfolgen, falls unmittelbar vor der Operation keine auffälligen Lymphknoten mehr nachweisbar sind. Waren nur wenige Lymphknoten vor der Chemotherapie tumorbefallen und wurden diese durch einen Clip markiert, so werden sie bei der Wächterlymphknotenentfernung mit herausgenommen. Diesen Eingriff nennt man zielgerichtete Axilladissektion, kurz TAD (für engl. Targeted Axillary Dissection). Besteht nach der neoadjuvanten Chemotherapie noch der Verdacht auf tumorbefallene Lymphknoten, ist eine komplette Axilladissektion sinnvoll.

Mögliche Folgen der Axilladissektion: Lymphödeme

Werden Lymphknoten entfernt, ist durch die damit einhergehende Durchtrennung der Leitungsbahnen auch der Abfluss der Gewebeflüssigkeit behindert. Es entwickeln sich flüssigkeitsgefüllte Schwellungen, die sehr schmerzhaft sein können. Wurden nur Wächterlymphknoten entfernt, ist der Schaden begrenzt, denn die Lymphflüssigkeit kann über die verbleibenden Bahnen abfließen. Dennoch kann es nach der Operation zu Schwellungen kommen, die sich aber gut behandeln lassen.

Nach einer Axilladissektion, also der Entfernung mehrerer Lymphknoten, ist der Lymphabfluss massiv behindert. Dies wird durch die anschließende Strahlentherapie noch verstärkt. Es kann sich ein sogenanntes Lymphödem bilden. Eine Schwellung des Arms bis in die Hand hinein kann die Folge sein. Physiotherapie, Lymphdrainage und Kompressionsbehandlung sind dann notwendig, um den Lymphfluss zu verbessern. Details dazu besprechen wir in Abschnitt BVI.

Rekonstruktion der Brust – chirurgischer Brustaufbau

Die Rekonstruktion der Brust mit Silikonimplantaten oder mit Eigengewebe der Patientin ist ein medizinisch gerechtfertigter Eingriff und keine Schönheitsoperation. Sie als Patientin können frei entscheiden, ob Sie einen Brustaufbau wünschen oder nicht. Die Kosten dafür werden von den Krankenversicherungen übernommen, und zwar auch dann, wenn die Rekonstruktion erst lange Zeit nach der Krebsbehandlung durchgeführt wird.

Weniger einheitlich ist die Kostenübernahme für die Konstruktion einer neuen Brustwarze geregelt, etwa durch Tätowierung oder Gewebeaufbau. Auch eine ästhetisch unter Umständen sinnvolle Anpassung der gesunden Brust übernehmen nicht alle Krankenversicherungen. Die Kostenübernahmen für solche – über die eigentliche Wiederherstellung hinausgehenden – Eingriffe sind im Vorfeld unbedingt mit der Krankenkasse abzuklären. Falls keine Kostenübernahme vorliegt, gehen die Kosten nicht nur für den Eingriff selbst, sondern auch für alle Folgebehandlungen (zum Beispiel bei Komplikationen) zu Ihren Lasten.

Erwartungen an die Rekonstruktion

Für viele Frauen ist der Wiederaufbau der Brust wichtig, um das Gefühl der körperlichen Vollständigkeit wiederzuerlangen. Auch kann dieser letzte Schritt in der Brustkrebstherapie das Ende der Krankheit signalisieren und so zur besseren Bewältigung beitragen. Andere Frauen entscheiden sich bewusst gegen einen Brustaufbau. Sie wollen keine zusätzlichen Operationen, keine Verletzungen, keine Narben mehr. Sie wollen ein neues Körperbewusstsein und verstehen die sichtbare Narbe auch als ein Zeichen dafür, dass sie einen neuen Lebensabschnitt beginnen. Manche von ihnen verzichten sogar auf die Nutzung von äußeren Hilfsmitteln wie Prothesen oder Einlagen.

> Was hier in wenigen Sätzen formuliert ist, kann für die Patientin ein schwieriger Entscheidungsprozess sein. Aufbau, ja oder nein? Implantat oder Eigengewebe? Aufbau bereits während der Tumoroperation oder besser in einem zweiten Eingriff? – Die Antworten auf diese Fragen sind immer abhängig von den Wünschen und von der Situation der einzelnen Patientin. Ein Brustaufbau ist also nie pauschal »richtig« oder »falsch«. Vielmehr ist die Entscheidung dafür oder dagegen immer eine sehr persönliche und für die betroffene Frau damit auch immer die richtige Entscheidung.

Womit ist zu rechnen, wenn Sie sich für einen Aufbau entscheiden?

- Rein optisch ist ein Ergebnis möglich, das auch im Badeanzug oder Bikini niemanden ahnen lässt, dass die betroffene Frau eine Brustkrebsoperation mit Rekonstruktion der Brust hinter sich hat.
- Die nachgebildete Brust kann allerdings nie ganz der natürlichen Brust entsprechen. Sie ist weniger flexibel und weniger empfindsam. Eine rekonstruierte Brustwarze reagiert nicht auf Temperaturveränderung, Berührung oder sexuelle Erregung.
- Implantate reagieren nicht auf Veränderungen des Körpergewichts. Das heißt, die nachgebildete Brust bleibt immer gleich groß, was bei massiven Gewichtszunahmen oder Gewichtsabnahmen zu unerwünschten Veränderungen der Proportionen führen kann.

- Bei einem Wiederaufbau zum Zeitpunkt der Tumoroperation kann, je nach endgültigem pathologischem Befund, noch mal nachoperiert werden müssen. Ebenso kann sich das kosmetische Ergebnis nach einer anschließenden Strahlentherapie noch mal verändern.
- Bis zum vollständigen Aufbau der Brust und der Rekonstruktion der Brustwarze können mehrere Monate vergehen, weil möglicherweise mehrere Operationen stattfinden müssen beziehungsweise die Rekonstruktion in mehreren Schritten erfolgt.

Womit ist zu rechnen, wenn Sie sich (zunächst) gegen einen Aufbau entscheiden?

- Rein äußerlich lässt sich die fehlende Brust mit Einlagen und Spezial-BHs ausgleichen. Für Außenstehende ist das Fehlen der einen Brust so nicht erkennbar.
- Betroffene Frauen spüren aber, dass sie »unvollständig« sind. Es dauert möglicherweise länger, wieder ein positives Körpergefühl zu entwickeln.
- Die asymmetrische Gewichtsbelastung kann sich auf Dauer negativ auf den Bewegungsapparat auswirken.
- Die Entscheidung gegen einen Brustaufbau kann jederzeit revidiert werden. Auch Jahre nach der Tumoroperation hat die Patientin Anspruch auf die chirurgische Rekonstruktion der entfernten Brust.

Der in diesem Buch schon häufiger gegebene Tipp »no panic« gilt auch bei der Entscheidung für oder gegen den Brustaufbau: Nehmen Sie sich die Zeit, genau darüber nachzudenken. Lassen Sie sich nicht durch Bemerkungen wie »Dann merken Sie nach der Operation gar nicht, dass etwas fehlt«, dazu verleiten, ganz schnell einem Aufbau noch während der Tumoroperation zuzustimmen. Lassen Sie sich ausführlich beraten und fällen Sie dann Ihre eigene Entscheidung. Wenn Brusthaut und Brustwarze nachgewiesenermaßen tumorfrei sind, spricht vieles dafür, in einem einzigen Eingriff beides zu tun: das Brustgewebe zu entfernen und ein Implantat einzufügen. Und wenn Sie sich unsicher sind, verschieben Sie die Entscheidung auf die Zeit nach der Tumoroperation. Ein Brustaufbau ist, wie gesagt, auch Jahre nach der Brustentfernung noch möglich.

Die allerbesten Ratgeberinnen in der Frage: Brustaufbau ja oder nein, und wenn ja, wann?, sind Frauen, die sich damit bereits auseinandergesetzt haben. Versuchen Sie, Patientinnen kennenzulernen, die bereits einen Brustaufbau hinter sich haben, oder andere, die sich (zunächst) dagegen entschieden haben. Möglicherweise kann Ihnen Ihre Breast Care Nurse entsprechende Kontakte vermitteln oder Ihnen Adressen von Selbsthilfegruppen oder -foren geben, in denen solche Themen besprochen werden. Informationen dazu haben wir in Abschnitt F für Sie zusammengestellt.

Verfahren zum chirurgischen Aufbau der Brust

Bereits seit den 1960er-Jahren werden Silikonimplantate zum Aufbau der weiblichen Brust eingesetzt. Seit den 2000er-Jahren ist die Implantatchirurgie geradezu revolutioniert worden. Mithilfe von Netzen lässt sich beispielsweise die Position von Implantaten stabilisieren. Aber auch bei der Nutzung von Eigengewebe aus Bauch, Rücken, Oberschenkel oder Gesäß hat sich einiges getan. Welches Verfahren genau zum Einsatz kommt, hängt von unterschiedlichen Faktoren ab:

- Eine bevorstehende Strahlentherapie galt bis vor einigen Jahren als Kontraindikation für die Rekonstruktion. Das ist heute nicht mehr so. Das Implantat wird in der Mehrzahl der Fälle vor dem Brustmuskel eingelegt. Allerdings besteht das Risiko einer sogenannten Kapselfibrose, die gegebenenfalls nachoperiert werden muss. Ein zweiter Eingriff kann dann notwendig werden.
- Ist die Patientin sehr schlank und die Gewinnung von Eigengewebe deshalb schwierig? Das kann für den Einsatz eines Implantats sprechen. Aber auch die Rekonstruktion mit Eigengewebe, beispielsweise aus der Oberschenkelinnenseite (TMG-Lappen), ist prinzipiell möglich.
- Ist die Patientin noch mit anderen Krankheiten belastet? Ist ihr Allgemeinzustand weniger stabil? Dann ist ein Implantat wegen der weniger belastenden Operation sinnvoll.

- Ist die Patientin noch vergleichsweise jung? Dann kann die Nutzung von Eigengewebe vorteilhaft sein, denn Eigengewebe passt sich – anders als Implantate – den altersbedingten Veränderungen der Körperformen an. Andererseits wollen junge Frauen schnell wieder fit sein und scheuen die langwierigen Belastungen einer Versorgung mit Eigengewebe. Ein möglicher Ausweg: Eine Implantat-Rekonstruktion kann auch noch nach einigen Jahren im Rahmen einer Anpassungsoperation gegen eine Versorgung mit Eigengewebe ausgetauscht werden.

> Ganz allgemein gilt: Maßgeblich ist der Wunsch der betroffenen Frau. Entscheidend für den Erfolg sind neben dem Gesundheitszustand der Patientin die Erfahrung und die Qualifikation des Operateurs.

Brustaufbau mit Implantaten

Das Prinzip des Brustaufbaus mit Implantaten ist einfach: In den Hautmantel wird ein silikonhaltiges Kissen eingelegt, das dafür sorgt, dass die aufgebaute Brust in Form und Volumen der gesunden Brust ähnlich ist.

Ein großer Vorteil des Brustaufbaus mit Implantaten ist die im Vergleich zur Rekonstruktion mit Eigengewebe weniger belastende Operation. Das Implantat wird durch einen kleinen Hautschnitt eingelegt; die entstehende Narbe ist kaum sichtbar. Das Implantat kann hinter oder vor den großen Brustmuskel platziert werden. Der Muskel bedeckt in der Regel immer nur einen Teil des Implantats. Die Ärzte sprechen von sub- oder retropektoraler und präpektoraler Implantateinlage. Beide Verfahren haben ihrerseits Vor- und Nachteile, deren Stellenwert für die einzelne Patientin im persönlichen Beratungsgespräch abgewogen werden sollten. Die Einlage vor den Brustmuskel lässt sich in kürzeren Operationszeiten realisieren. Die Patientinnen haben weniger Schmerzen und erholen sich meist schneller als bei der Einlage hinter den Brustmuskel. Mit geeigneten Netzen lässt sich die Position des Implantats stabilisieren. Ein Nachteil des präpektoralen Implantats besteht darin, dass über dem Implantat nur wenig Eigengewebe liegt, was zur Bildung einer tastbaren Welle oder Falte führen kann. Ärzte sprechen von Wrinkling oder Rippling. Bei subpektoraler

Einlage (hinter dem Brustmuskel) ist das Implantat im oberen Bereich gut mit Eigengewebe bedeckt. Im unteren Teil ist meist ein Netz oder eine Auffüllung mit einer sogenannten azellulären dermalen Matrix notwendig, um das Implantat zu stabilisieren. Da der große Brustmuskel mit dem Implantat in Verbindung steht, kann es sich bei Anspannen der Brustmuskulatur mitbewegen, das Syndrom der »hüpfenden Brust« kann die Folge sein.

Die beiden wichtigsten Nachteile des Brustaufbaus mit Implantaten sind das Risiko einer Kapselfibrose und die im Laufe des Lebens möglicherweise notwendigen Anpassungsoperationen.

- **Kapselfibrose:** Ein Implantat wird vom Organismus immer als »fremd« erkannt. Im Laufe der Zeit wird das Silikonkissen deshalb mit einer Kapsel aus Bindegewebe umschlossen. Das allein ist nicht problematisch. Allerdings kann diese Kapsel im Lauf der Zeit verhärten und damit das Implantat einengen und/oder verformen. Eine solche schmerzhafte Kapselfibrose entwickelt sich bei etwa jeder fünften Patientin. Das Risiko steigt im Lauf der Jahre an, so dass ein Wechsel des Implantats notwendig werden kann.
- **Anpassungsoperationen:** Körperfremde Implantate können nicht auf Gewichtsveränderungen reagieren. Bei massiven Zu- oder Abnahmen oder auch bei altersgemäßen Veränderungen kann es daher zu unerwünschten Veränderungen der Proportionen kommen, die unter Umständen eine Anpassungsoperation erforderlich machen. Wie bei jeder Operation kann es darüber hinaus zu Wundheilungsstörungen kommen, und die OP-Wunde kann sich auch infizieren. Experten schätzen, dass diese Komplikationen bei etwa 10 Prozent der betroffenen Frauen vorkommen.

Eine weitere, aber sehr seltene Nebenwirkung ist das Auftreten einer speziellen Lymphdrüsenkrebserkrankung in der Umgebung des Implantats. Diese von Ärzten als Brustimplantat-assoziiertes anaplastisches Lymphom (BIA-ALCL) bezeichnete Krankheit muss beim Bundesamt für Arzneimittel (BfArm) gemeldet werden. Im April 2021 waren deutschlandweit 35 BIA-ALCL-Fälle gemeldet, und das bei etwa 500 000 implantierten Silikonkissen. Weltweit geht man von bisher 800 Fällen aus, und das bei einer Zahl von etwa 35 Millionen Brustimplantaten. Die zwei wichtigsten Symptome der Erkrankung sind

- eine Flüssigkeitsansammlung in der Umgebung des Implantats, die frühestens ein Jahr nach dem Brustaufbau auftritt, und
- eine Knotenbildung an der Gewebekapsel, die das Implantat umgibt.

Beide Symptome sind für Betroffene und behandelnde Ärzte in der Regel gut erkennbar. Wird ein BIA-ALCL diagnostiziert, werden das Implantat und die umgebende Kapsel chirurgisch entfernt. Eine weitergehende Behandlung ist in den meisten Fällen nicht notwendig.[9] Das Auftreten eines BIA-ALCL wird manchmal mit der Verwendung sogenannter texturierter Brustimplantate in Verbindung gebracht. Ihre raue Oberfläche erleichtert einerseits das Einwachsen ins Gewebe, kann andererseits aber das Immunsystem dauerhaft aktivieren und damit möglicherweise zur Entstehung der BIA-ALCL beitragen. Eine genaue Ursache-Wirkungsbeziehung ist bislang aber nicht nachgewiesen.

Und das Material als solches? Bei den silikongelgefüllten Kissen handelt es sich um Medizinprodukte, die regelmäßig auf ihre Qualität geprüft werden. Trotz dieser Qualitätssicherungsmaßnahme machte 2010 der Skandal der französischen Herstellerfirma Poly Implant Prothèse (PIP) Schlagzeilen. Die Firma hatte von 2001 bis 2010 für ihre Implantate billiges Industrie-Silikongel verwendet. Betroffen waren auch Implantate der niederländischen Firma Rofil Medical Nederland. In den Folgejahren nahmen Berichte über geplatzte und undichte Silikonkissen zu. Die Firma PIP wurde 2010 aufgelöst, der Geschäftsführer verurteilt.[10] Qualität und Haltbarkeit der heute zugelassenen Silikonimplantate gelten als einwandfrei und unproblematisch, wenn sie zertifiziert sind und das CE-Kennzeichen tragen.

Brustaufbau mit Eigengewebe

Der Aufbau der Brust mit Eigengewebe ist operationstechnisch sehr viel aufwendiger als eine Rekonstruktion mit körperfremden Implantaten. Zwangsläufig entsteht dort, wo das Eigengewebe entnommen wird, also an Rücken, Bauch, Oberschenkel oder Gesäß, eine zusätzliche Narbe. Der Eingriff dauert in der Regel mehrere Stunden. In den ersten Wochen nach der Operation kann das Transplantat teilweise oder ganz absterben. Experten beziffern dieses Risiko auf 2 bis 10 Prozent.

Mit einem einzigen Eingriff ist es bei der Nutzung von Eigengewebe außerdem nicht getan. In der Regel sind mehrere Korrekturoperationen notwendig, um ein ästhetisch optimales Resultat zu erzielen, das dann allerdings ein Leben lang halten sollte. Unter Umständen ist auch eine Anpassung der gesunden Brust sinnvoll, damit die Brustsymmetrie wiederhergestellt ist.

Eigengewebe, das zur Brustmodellierung genutzt wird, muss durchblutet werden, um nicht abzusterben. Zur Sicherung der Blutversorgung im Transplantat gibt es zwei grundsätzliche Möglichkeiten:

- Das Gewebe wird an geeigneter Stelle, beispielsweise am Rücken oder am Bauch, unter der Haut freipräpariert und an die gewünschte Stelle an der Brust verschoben. Die zu- und abführenden Blutgefäße bleiben dabei erhalten. Der Gewebelappen bleibt also wie an einem Stiel mit dem Ort verbunden, von dem er ursprünglich stammte. Ärzte bezeichnen solcherart präparierte Transplantate deshalb als »gestielte Lappen«.
- Dem gegenüber stehen sogenannte freie Lappen. Dem für die Modellierung genutzten Gewebe fehlt der Gefäß-»Stiel«, sprich: Es wird von der Blutversorgung an seinem Ursprungsort komplett abgetrennt. Im Brustbereich erfolgt dann mikrochirurgisch der Wiederanschluss an die zu- und abführenden Blutgefäße.

Neben gestielten und freien Lappen werden auch Fettzellen als Eigengewebe für den (ergänzenden) Brustaufbau verwendet. Fettzellen werden dazu an einer Stelle abgesaugt, gereinigt und anschließend in die Brust injiziert. Das als Lipofilling, Lipotransfer oder als Fetttransplantation bezeichnete Verfahren ist sehr schonend, gehört aber beim Brustaufbau nicht zu den Standardverfahren. Die Technik ist eher für kleine Brustvolumen geeignet, und es werden meist drei bis vier Sitzungen benötigt. Lipofilling lässt sich auch ergänzend nutzen, beispielsweise wenn es darum geht, Asymmetrien auszugleichen.

Vier Methoden zum Brustaufbau mit Eigengewebe beschreiben wir im Folgenden genauer. Genutzt werden dazu der große Rückenmuskel (LADO/LDF), der Bauchmuskel (TRAM), das Unterbauchfettgewebe (DIEP) oder die Innenseite des Oberschenkels (TMG).

Gestielter Latissimus-dorsi-Muskellappen (LADO/LDF)

Benannt ist diese Methode nach dem großen Rückenmuskel, dem **La**tissimus **do**rsi. Auch die Bezeichnungen LADO-Lappen oder LDF (latissimus dorsi flap) sind üblich. Unter Aufrechterhaltung der Blutversorgung am Ursprungsort werden Teile des Muskels und des Fettgewebes durch die Achselhöhle nach vorne durchgetunnelt und an die Brustwand verlagert. Bei dieser Verlagerung durchtrennt der Operateur den Nerv, der die Muskelbewegungen normalerweise kontrolliert. Die fehlende Muskelaktivität spürt die Patientin durchaus, es kommt zu Spannungsgefühlen in Arm und Schulter. Nach einem mehrtägigen Krankenhausaufenthalt dauert es noch mehrere Wochen bis Monate, bevor die Bewegungseinschränkungen überwunden sind. Es bleibt eine sichtbare Narbe am Rücken.

GESTIELTER LATISSIMUS-DORSI-MUSKEL-LAPPEN (LADO/LDF)

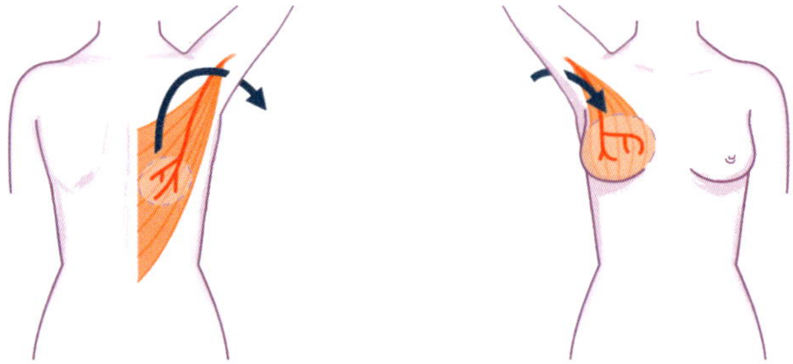

Durch die Achselhöhle werden Teile des großen Rückenmuskels (links) und des Fettgewebes durch die Achselhöhle nach vorne getunnelt (rechts).

Die ästhetischen Ergebnisse mit dem LADO-Lappen sind meist gut. Allerdings reicht das so gewonnene Eigengewebe bei normalgewichtigen Patientinnen nur zur Modellierung eines kleineren Brustvolumens. Die Kombination mit einem Implantat oder mit Lipofilling kann dann sinnvoll sein. Bei Patientinnen mit höherem Körpergewicht und kleinen Brüsten ist das mit dem LADO-Lappen erreichbare Gewebevolumen für die Modellierung einer neuen Brust meist ausreichend. Nicht anwendbar ist diese Methode, falls sich das Tumorwachstum bis in die Achselhöhle ausgedehnt hat oder wenn ein Lymphödem im Arm vorliegt. Auch wenn die Achselhöhle vor dem Eingriff bereits bestrahlt worden ist, muss die Anwendung der LADO-Technik zumindest kritisch hinterfragt werden.

Gestielter TRAM-Lappen

Auch Haut-, Fett- und Muskelgewebe aus dem Bauch kann für den Brustaufbau genutzt werden. Der sogenannte TRAM-Lappen besteht aus einer Hälfte des paarig angelegten geraden Brustmuskels sowie Unterbauchfettgewebe. Soll die linke Brust rekonstruiert werden, kommt der schräg gegenüber, also transversal, liegende rechte Teil des geraden Brustmuskels zum Einsatz. Soll die rechte Brust rekonstruiert werden, nutzen die Chirurgen den linken Teil des geraden Brustmuskels. Mit anderen Worten: Es wird jeweils ein **T**ransversaler **R**ectus-**A**bdominis-**M**uskelhautlappen (TRAM-Lappen) präpariert. Der gestielte TRAM-Lappen behält seine Blutversorgung und wird unter der Haut in die Brustregion verlagert.

GESTIELTER TRAM-LAPPEN

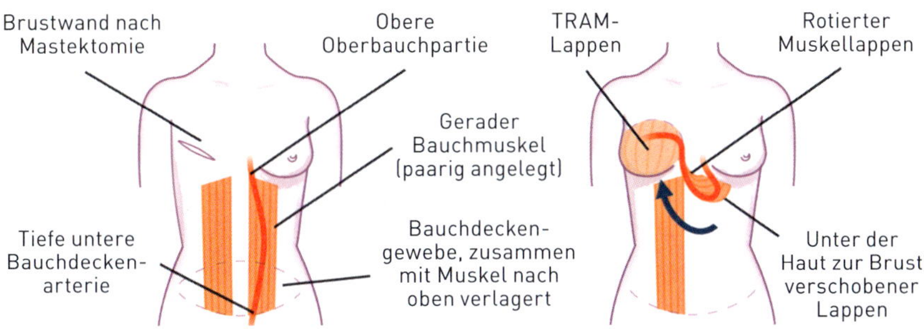

Eine Hälfte des paarig angelegten Bauchmuskels (links) wird zur Rekonstruktion genutzt (rechts).

Der Verlust einer Hälfte des geraden Bauchmuskels bedeutet eine unter Umständen riskante Schwächung der Bauchdecke. Bei zu großer Belastung kann es zu einem Leisten- oder Nabelbruch kommen. Bei seiner Einführung Ende der 1990er-Jahre war der gestielte TRAM-Lappen die erste Methode zur Brustrekonstruktion bei der Unterbauchfettgewebe genutzt werden konnte. Die Methode ist mittlerweile weiterentwickelt worden zum freien muskelsparenden TRAM-Lappen beziehungsweise zum freien DIEP-Lappen. Mit ihnen lässt sich das Risiko der Bauchdeckenschwächung minimieren. Mit stützenden Netzen lässt sich die Bauchwandschwäche weiter ausgleichen.

Freier (muskelsparender) TRAM-Lappen und DIEP-Lappen

Freie Muskellappen, bleiben nicht an ihre ursprüngliche Blutversorgung angeschlossen. Stattdessen entnimmt der Operateur das Transplantat als Gewebeinsel und setzt es dort ein, wo die Brust rekonstruiert werden soll. Um die Blutversorgung des Transplantats zu sichern, wird es im Bereich der Brust mikrochirurgisch an Arterien und Venen angeschlossen.

FREIER TRAM-LAPPEN UND DIEP-LAPPEN

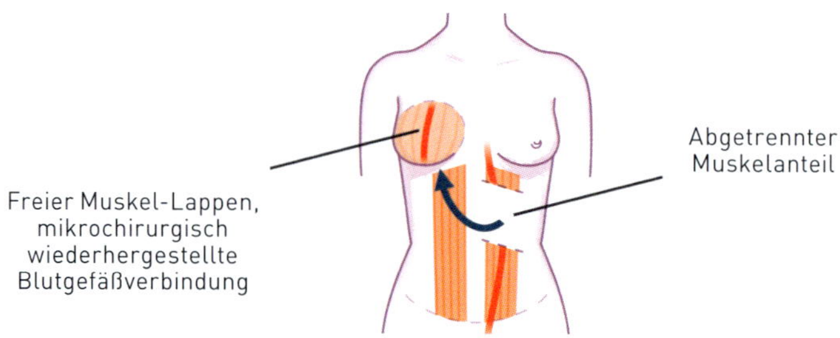

Ein Teil des geraden Bauchmuskels wird zusammen mit Unterhautfettgewebe als Gewebeinsel entnommen und zur Brust modelliert. Im Brustraum wird der Lappen mikrochirurgisch an die Blutversorgung angeschlossen.

Der wichtige Vorteil gegenüber dem gestielten TRAM-Lappen liegt in der weitgehenden Erhaltung des geraden Bauchmuskels. Häufig entscheidet der Operateur erst während des Eingriffs, wie viel Muskelgewebe zusammen mit Unterbauchfettgewebe transplantiert werden muss. Entscheidend ist jeweils die Durchblutungssituation des Gewebelappens: Je besser sie ist, desto weniger Gewebe des Bauchmuskels muss transplantiert werden.

Wenn so gut wie gar kein Bauchmuskel, sondern nur Unterbauchfettgewebe mit wenigen Blutgefäßen für die Modellierung einer neuen Brust ausreicht, sprechen Experten von einem DIEP-Lappen. Denn es ist das als **D**eep **I**nferior **E**pigastric **P**erforator bezeichnete Gefäßsystem, das den Unterbauchfettlappen mit Blut versorgt. Gemeinsam mit dem zu transplantierenden Unterbauchfettgewebe wird es deshalb als DIEP-Lappen bezeichnet.

Die Verwendung freier Gewebelappen hat viele Vorteile, ist allerdings (mikro-)chirurgisch auch sehr anspruchsvoll. Die Schonung des Bauchmuskels bedeutet eine nur geringe Schwächung der Bauchdecke, und das Risiko von Leisten- oder Nabelbruch ist gegenüber der Verwendung von gestielten Lappen verringert. Patientinnen berichten über weniger starke Schmerzen und Einschränkungen nach der Operation, und auch das ästhetische Ergebnis ist meist besser, weil sich ein freier Gewebelappen besser modellieren lässt als ein gestielter.

Freier TMG-Lappen

Vor allem für schlanke Patientinnen mit kleinen Brüsten ist die Entnahme von Gewebe aus der Innenseite des Oberschenkels geeignet. Der freie **T**ransversale **M**yokutane **G**racilis-Lappen (TMG) besteht nicht nur aus Haut- und Fettgewebe, sondern auch aus dem schmalen, an der Oberschenkelinnenseite verlaufenden Musculus gracilis, der dem Transplantat weiteres Volumen verleiht.

Die Funktion des Oberschenkels wird durch den Verlust des Muskels nicht eingeschränkt. Benachbarte Muskelgruppen kompensieren das Fehlen des Musculus gracilis. Voraussetzung für den Einsatz eines TMG-Lappens ist genügend Gewebe im Oberschenkel. Der Defekt im Oberschenkel fällt kaum auf, die Wunde wird durch eine kaum sichtbare horizontale Narbe verschlossen, die bis zur Leiste reicht und damit in einer natürlichen Körperfalte im Schritt liegt.

S-GAP-, I-GAP- und weitere Lappen

Auch Eigengewebe aus dem Gesäßmuskel eignet sich bei bestimmten Frauen zum Brustaufbau. Sie kommt häufig dann zum Einsatz, wenn für einen TRAM-Lappen zu wenig Unterbauchfettgewebe vorhanden ist. Je nachdem, ob das Gewebe aus dem oberen oder dem unteren Gesäßmuskel entnommen wird, sprechen Ärzte von Superior Gluteal Artery Perforator (S-GAP) oder Inferior Gluteal Artery Perforator (I-GAP). Die zusätzlichen Narben am Gesäß sind klein und gut zu verbergen, und das Transplantat ist für die Modellierung der neuen Brust gut geeignet. Letztlich sitzen die Patientinnen später aber auf den entstehenden Narben, was zu Beeinträchtigungen führen kann.

Mirkrochirurgisch ist die Operation ebenso anspruchsvoll wie die Transplantation freier TRAM- oder DIEP-Lappen. Die Operation dauert jedoch länger, weil während der OP eine Drehung der Patientin von der Bauch- in die Rückenlage notwendig ist.

Die Gewinnung von Eigengewebe ist mittlerweile auch aus anderen Körperarealen möglich, wird aber nur in Einzelfällen praktiziert. Es geht dabei immer um freie Gewebelappen.

Rekonstruktion der Brustwarze

Bis zur völligen Ausheilung des Brustaufbaus können, je nach gewählter Methode, sechs Monate oder mehr vergehen. Erst zu diesem Zeitpunkt lässt sich auch beurteilen, wo genau die Brustwarze positioniert sein soll. Die Rekonstruktion von Brustwarze und Warzenvorhof ist kein sehr langwieriger Eingriff und kann zumindest teilweise auch ambulant erfolgen.

Der Warzenvorhof lässt sich durch ein kleines Hauttransplantat nachbilden, das aus der Leisten- oder Oberschenkelregion, gegebenenfalls aber auch von hängenden Augenlidern stammen kann. Die Brustwarze lässt sich ebenfalls plastisch nachbilden, allerdings geht es immer nur um eine optische Angleichung. Eine rekonstruierte Brustwarze sieht immer gleich aus. Sie reagiert nicht auf Berührung, Temperatur oder sexuelle Erregung.

Anstelle von Transplantation und plastischem Aufbau ist auch eine medizinische Tätowierung des entsprechenden Brustbereichs möglich. Spezialisierte Praxen für plastische und ästhetische Chirurgie bieten eine solche Tätowierung häufig in Kooperation mit zertifizierten Studios für Permanent Make-up an.

Schließlich können Sie auf die Rekonstruktion der Brustwarze auch ganz verzichten und stattdessen selbsthaftende Brustwarzenprothesen aus dem Sanitätshaus verwenden.

Brustkrebsnachsorge nach der Brustrekonstruktion

Nach dem Ende der Akutbehandlung, die inklusive des Brustaufbaus ein halbes Jahr oder länger dauern kann, sollte sich das Leben für Sie als Patientin wieder »normalisieren«, mit anderen Worten: Die Krankheit ist jetzt für Sie nicht mehr das Wichtigste in Ihrem Alltag. Aber auch wenn bei Ihnen das Tumorgewebe vollständig entfernt werden konnte und keine Krebszellen mehr nachweisbar sind, gilt es, wachsam zu bleiben.

In festgelegten Abständen werden Ihnen deshalb Kontrolluntersuchungen angeboten, die wir in Abschnitt BVIII (Seite 221) näher beschreiben. Diese sogenannte Nachsorge hilft nicht nur, ein eventuelles Fortschreiten der Erkrankung frühzeitig zu erkennen; sie ist auch wichtig, damit Betroffene (und ihr Umfeld) sicher sein können, dass nach wie vor alles in Ordnung ist.

Die Nachsorgeuntersuchungen für Frauen mit rekonstruierter Brust – gleichgültig, ob mit Implantat oder Eigengewebe – sind grundsätzlich dieselben wie für Frauen nach einer brusterhaltenden Therapie: Nach einem einführenden Gespräch tastet die Ärztin oder der Arzt die Brust ab. In der Regel kommt eine Ultraschalluntersuchung, gegebenenfalls auch eine Mammographie, dazu. Wenn es nicht bei der Tastuntersuchung schon aufgefallen ist, sollten Sie spätestens jetzt darauf hinweisen, dass die betroffene Brust entfernt und mit einem Implantat oder mit Eigengewebe wieder aufgebaut worden ist. Denn die Beurteilung einer Mammographie ist bei aufgebauten Brüsten nicht immer möglich. Häufig ist ergänzend eine MRT-Untersuchung der Brust sinnvoll.

Verzicht auf chirurgische Rekonstruktion: Nutzung von Prothesen

Eine äußere Brustprothese kann die natürliche Brust noch weniger gut ersetzen als eine chirurgisch wieder aufgebaute Brust. Trotzdem sind Hilfsmittel dieser Art eine Option für Frauen, die sich nicht noch weiteren mehr oder weniger aufwendigen Operationen unterziehen möchten. Manchmal ist die Nutzung von Brustprothesen auch eine gute »Zwischenlösung«, mit der sich die Zeit bis zur Entscheidung für eine chirurgische Rekonstruktion überbrücken lässt. Die Qualität der heute verfügbaren Brustprothesen ist so hoch, dass sich Betroffene damit auch im Abendkleid oder Badeanzug wohlfühlen können.

Erstversorgungs-BH

Nach der chirurgischen Entfernung der Brust lässt sich bereits im Krankenhaus eine Stoffprothese anpassen. Sie ist für die ersten vier bis acht Wochen nach der Operation vorgesehen und bietet einen optischen Ausgleich. Stoffprothesen sind sehr leicht und bestehen aus hautfreundlichem Material, denn unmittelbar nach der Operation und/oder einer Strahlentherapie ist die Haut sehr empfindlich. Stoffprothesen können in den eigenen BH eingelegt werden oder Bestandteil eines sogenannten Erstversorgungs-BHs sein. Es gibt Modelle, die auf der Vorderseite geschlossen und geöffnet werden. Viele Frauen empfinden das als hilfreich, weil die Armbewegung nach der Operation meist noch sehr eingeschränkt ist.

Der Erstversorgungs-BH ist für die ersten vier bis acht Wochen nach der Brustentfernung geeignet. Spätestens nach Ende einer gegebenenfalls notwendigen Strahlentherapie beziehungsweise nach Stabilisierung der Narben wird der Erstversorgungs-BH gegen eine äußere Brustprothese aus Silikon ausgetauscht, die nicht nur einen optischen Ausgleich bietet, sondern auch eine orthopädische Funktion hat: Mit ihr soll auch die asymmetrische Gewichtsverteilung beseitigt werden, die durch die Operation entstanden ist.

Klassische, selbsthaftende und Leichtprothesen

Alle äußerlichen Prothesen bestehen im Wesentlichen aus Silikonen. In sogenannten Mehrschichtprothesen ist die direkt auf der Operationsnarbe aufliegende Schicht besonders weich und anschmiegsam. Es schließen sich weitere Schichten an, und durch diesen Aufbau bewegen sich Mehrschichtprothesen ähnlich wie eine natürliche Brust.

Brustprothesen können im eigenen BH getragen oder – je nach Hautverträglichkeit und Größe – auch direkt auf die Haut aufgeklebt werden. Wird die Prothese im BH getragen, liegt ihr gesamtes Gewicht auf den Schulterträgern des BHs. Wird sie direkt auf die Haut aufgeklebt, wird die Gewichtsbelastung auf die gesamte Schulter verteilt. Eine selbsthaftende Prothese können allerdings nur Frauen tragen, bei denen die Operationsnarbe und gegebenenfalls nach der Strahlen- oder Chemotherapie aufgetretene Hautschäden sehr gut verheilt sind.

Manchmal ist zumindest vorübergehend auch das Tragen einer sogenannten Leichtprothese sinnvoll. Diese Prothesenart kommt immer dann infrage, wenn das Gewicht einer Vollprothese den Lymphabfluss zu stark einschränken würde. Da sie aber die asymmetrische Gewichtsverteilung nach der Brustentfernung nicht ausgleichen, sollten Leichtprothesen nur zeitlich begrenzt getragen werden.

Beratung im Sanitätsfachgeschäft

Auswahl und Anpassung einer äußerlichen Brustprothese sind eine sehr persönliche Angelegenheit. Wichtig ist deshalb, dass Sie sich in einem kompetenten Sanitätsfachgeschäft beraten lassen. Häufig arbeiten Brustzentren mit bestimmten Fachgeschäften zusammen; Sie haben aber natürlich das Recht, ein Geschäft Ihrer Wahl aufzusuchen. Fragen Sie nach, ob die Beratung durch eine speziell ausgebildete Fachkraft erfolgt und ob es für eine diskrete Beratung einen extra Raum gibt. Prüfen Sie (möglicherweise auch schon vorab im Internet), ob das Geschäft eine große Auswahl an Brustprothesen verschiedener Hersteller anbietet, und schauen Sie sich auch an, wie groß das ergänzende Wäsche- und Bademodensortiment ist.

Kostenübernahme durch die Krankenversicherung

Die gesetzlichen Krankenkassen übernehmen die Kosten für die Erstversorgung mit einer Stoffprothese; zum Erstversorgungs-BH gibt es einen Zuschuss. Davon zu unterscheiden ist die sogenannte Erstausstattung: Sie besteht aus einer Silikonbrustprothese – dafür übernimmt die Kasse die Kosten komplett – sowie aus zwei Prothesen-BHs und einer Prothesen-Bademode, die von der Krankenkasse bezuschusst werden.

Eine neue Brustprothese finanzieren die Kassen alle zwei Jahre, den Zuschuss zu den beiden Prothesen-BHs gibt es jährlich, den zur Prothesen-Bademode alle drei Jahre. Sonderregelungen sind möglich, beispielsweise wenn die Prothese beschädigt worden ist oder das Körpergewicht sich so stark verändert hat, dass mit den alten Prothesen ein Ausgleich nicht mehr möglich ist. Wichtig ist in solchen Situationen die Unterstützung durch Ihren Arzt: Er muss ein entsprechendes Rezept ausstellen und darauf den Bedarf am besten auch begründen. Im Zweifelsfall sollten Sie das Rezept vor der Einlösung bei Ihrer Krankenkasse zur Genehmigung vorlegen.

5. Strahlentherapie

Die Strahlentherapie nutzt energiereiche Strahlen, um die Erbsubstanz der Krebszellen zu schädigen. Zellen mit geschädigter Erbsubstanz können sich nicht mehr teilen, der Krebs kann also nicht mehr wachsen. Das ist das Konzept jeder Strahlentherapie. Diese Behandlungsform wird häufig auch als Radiotherapie oder einfach als Bestrahlung bezeichnet.

Energiereiche Strahlen schädigen aber nicht nur Krebszellen, sondern auch gesunde Zellen des Organismus. Allerdings reagieren Brustkrebszellen empfindlicher auf eine Strahlentherapie, denn sie teilen sich schneller als gesunde Zellen und sind weniger in der Lage, Strahlenschäden zu reparieren.

Das Bestrahlungsgebiet bestimmen die behandelnden Ärzte bei jeder Patientin individuell. Dabei wird zwischen einer Teilbrust- und einer Ganzbrustbestrahlung unterschieden. Sind auch Lymphknoten befallen gewesen, wird auch das sogenannte Lymphabflussgebiet bestrahlt, also der Bereich von der Achselhöhle der betroffenen Seite bis zu den Lymphknoten oberhalb des Schlüsselbeins.

Externe und interne Strahlentherapie

Es gibt zwei grundsätzliche Arten von Strahlentherapie: Bei der externen Strahlentherapie entstehen die energiereichen Strahlen in einer großen Apparatur, einem sogenannten Linearbeschleuniger, und werden in kurzen Sitzungen auf das Bestrahlungsfeld gerichtet. Die Strahlen gelangen also von außen durch die Haut und andere Gewebe bis zum Tumor oder dem Ort, an dem sich der Tumor vor der Operation befunden hat.

Von dieser perkutanen (durch die Haut führenden) Strahlentherapie abzugrenzen ist die interne Strahlentherapie – auch als Brachytherapie bezeichnet. Sie wird bei Brustkrebs eher selten eingesetzt. Als Strahlenquelle dienen kleine, mit radioaktiven Substanzen gefüllte Kügelchen – auch als Seeds bezeichnet –, die direkt in das Gewebe eingesetzt werden, wo sie wirken sollen. Die Strahlen legen also im Vergleich zur perkutanen Strahlentherapie bis zu ihrem Ziel nur einen kurzen Weg zurück. Im Griechischen steht *brachys* für kurz oder nah, daher die Bezeichnung Brachytherapie.

Wann wird eine Strahlentherapie durchgeführt?

Nach einer brusterhaltenden Operation, wenn also der Tumor entfernt und der größte Teil des Brustgewebes dabei erhalten werden konnte, wird immer eine Strahlentherapie der betroffenen Brust durchgeführt, um eventuell noch vorhandene einzelne Krebszellen unschädlich zu machen. Eine höhere Dosis – ein »Boost« – kann (vor allem bei jungen Frauen) zusätzlich auf das sogenannte Tumorbett gerichtet werden, also den Ort, an dem der Tumor sich vor der Operation befunden hat. Auf diese Weise wird das Risiko, dass der Krebs wiederkommt, das Rezidivrisiko, deutlich reduziert.

Alternativ zur Boostbestrahlung ist auch eine Bestrahlung schon während der Operation möglich. Ärzte sprechen von einer intraoperativen Bestrahlung. Diese einmalige Bestrahlung kann die Bestrahlungszeit nach der Operation verkürzen.

Nach der chirurgischen Entfernung der gesamten Brust, also nach einer Mastektomie, ist eine Strahlentherapie der Brustwand in der Regel nur notwendig, falls der Tumor mehr als fünf Zentimeter groß war oder wenn Krebszellen schon in Lymphknoten nachgewiesen wurden. Mastektomierte Patientinnen mit einem bis drei befallenen Lymphknoten kann man bestrahlen, muss man aber nicht zwingend. Bei mehr als drei befallenen Lymphknoten ist eine zusätzliche Bestrahlung hingegen unbedingt erforderlich. Bei Lymphknotenbefall wird nicht nur die Stelle bestrahlt, wo der Tumor entfernt wurde, sondern auch das sogenannte Lymphabflussgebiet. Das ist der Bereich von der Achselhöhle der betroffenen Seite bis zu den Lymphknoten oberhalb des Schlüsselbeins.

Bestrahlung in Fraktionen

Anhand der individuellen Befunde wird für jede Patientin ein Bestrahlungsplan erstellt, in dem festgelegt wird,

- wie groß das Strahlenfeld ist,
- wie hoch die Gesamtstrahlendosis sein soll,
- in wie vielen Teilbestrahlungen (Fraktionen) sie verabreicht wird
- und aus welcher Richtung die Bestrahlung stattfinden soll, um gesundes Gewebe möglichst zu schonen.

Die Strahlendosis wird in der physikalischen Einheit Gray gemessen, abgekürzt als Gy. Die Verabreichung der festgelegten Gesamtdosis erfolgt in mehreren Teilbestrahlungen, sprich in mehreren Sitzungen. Eine Gesamtdosis von etwa 40 Gy – wie sie nach einer brusterhaltenden Operation üblich ist – wird in etwa 15 Fraktionen eingeteilt. Wird das Lymphabflussgebiet ebenfalls bestrahlt, kann sich der Behandlungszeitraum verlängern. Bestrahlt wird täglich an Werktagen. Die eigentliche Bestrahlung dauert – ähnlich wie bei einer Röntgenaufnahme – nur wenige Sekunden.

> Die Bestrahlung beginnt etwa vier bis sechs Wochen nach der Operation, beziehungsweise nach Abschluss der postoperativen Chemotherapie. Andere noch erforderliche Medikamente wie Antikörper- oder die Antihormontherapie können während der Bestrahlung in der Regel weiter gegeben werden.

Strahlentherapie und Wiederaufbau der Brust

Eine bevorstehende Strahlentherapie galt bis vor einigen Jahren als Kontraindikation für die Rekonstruktion der Brust. Das ist heute nicht mehr so. Das Implantat wird in den meisten Fällen vor dem Brustmuskel eingelegt. Allerdings besteht das Risiko einer sogenannten Kapselfibrose, die gegebenenfalls nachoperiert werden muss. Ein zweiter Eingriff kann dann notwendig werden. Mehr darüber finden Sie ab Seite 91.

Strahlentherapie bei metastasiertem Brustkrebs

Hat der Brustkrebs gestreut und haben sich Tochtergeschwulste in anderen Organen abgesiedelt, wird die Strahlentherapie auch genutzt, um begleitende Symptome zu behandeln. Eine Bestrahlung kommt beispielsweise bei Patientinnen mit metastasierter Erkrankung in Betracht, um Schmerzen zu behandeln, das Frakturrisiko von krebsgeschwächten Knochen zu senken, oder um den Druck von Tumorgewebe auf Nerven zu reduzieren. Wie energiereiche Strahlen bei metastasiertem Brustkrebs eingesetzt werden, besprechen wir im Abschnitt CIII (Seite 241).

Mögliche Nebenwirkungen der Strahlentherapie

Es klingt zunächst widersprüchlich: Radioaktive, also energiereiche Strahlen, gehören einerseits zu den möglichen Auslösern einer Krebserkrankung. Der gezielte Einsatz energiereicher Strahlen ist andererseits geeignet, Tumorzellen abzutöten. Manchmal haben Patientinnen deshalb Angst vor einer Strahlentherapie. Sie fürchten, dass dabei »der Teufel quasi mit dem Beelzebub ausgetrieben werden soll« und sie nach der Therapie kränker sind als vorher.

Diese Angst ist nachvollziehbar, aber unbegründet: Behandelnde Ärzte planen jede Strahlentherapie sorgfältig und individuell. Anhand der Befunde legen sie Strahlendosis und Strahlenfeld fest. Und wie jede andere Krebsbehandlung auch ist die Strahlentherapie das Ergebnis einer sorgfältigen Abwägung der zu erwartenden Vorteile gegenüber möglichen Risiken. Und noch eines ist wichtig: Die heutzutage bei der Strahlentherapie eingesetzten Geräte arbeiten so gezielt, dass die Strahlen nur genau dorthin gelangen, wo sie wirken sollen:

direkt in den Tumor oder in das Tumorbett, also dorthin, wo der Tumor vor der Operation lokalisiert war.

Ist eine Bestrahlung der linken Brust erforderlich, achten die behandelnden Ärzte außerdem darauf, dass die Strahlendosis bei angehaltenem Atem verabreicht wird, um das Herz zu schützen. Die Bestrahlung in tiefer Einatmung (Deep Inspiration Breath Hold, DIBH) sorgt dafür, dass der Abstand zwischen Herz und Brustwand während der Bestrahlung vergrößert ist. Damit ist das Herz vom Einstrahlfeld weiter entfernt und sehr viel weniger oder gar keiner Strahlenbelastung ausgesetzt.

Trotzdem hat jede Strahlentherapie auch unerwünschte Wirkungen, die in erster Linie darauf zurückzuführen sind, dass energiereiche Strahlen gesundes Gewebe passieren müssen, bevor sie an den Tumor oder das Tumorbett gelangen. Die zu erwartenden Nebenwirkungen sind deshalb in erster Linie abhängig davon, ob die Strahlentherapie extern (perkutan) oder intern (Brachytherapie) durchgeführt wird. Eine Rolle spielt auch das Bestrahlungsfeld: Wird eine Teilbrust- oder eine Ganzbrustbestrahlung durchgeführt? Muss auch das Lymphabflussgebiet bestrahlt werden?

Externe Strahlentherapie: Hautirritationen sind häufig

Hautirritationen kommen nach einer externen Bestrahlung so gut wie immer vor, und sie ähneln den Symptomen eines Sonnenbrands: Rötung, Juckreiz und Blasenbildung treten nicht unmittelbar nach der ersten Bestrahlung auf, sondern verstärken sich im Behandlungsverlauf, um später wieder abzuheilen. Sie treten vor allem dort auf, wo Haut auf Haut aufliegt, also unter den Brüsten oder in der Achselhöhle. Bereiche, die schon vor der Erkrankung häufig Sonnenstrahlung ausgesetzt waren, wie das Dekolleté, sind besonders strahlenempfindlich. Bei manchen Patientinnen können sich Monate bis Jahre nach der Strahlentherapie sogenannte Telangiektasen, also Besenreiser, bilden. Sie bedeuten keinesfalls, dass der Krebs zurückgekommen ist, können unter Umständen aber Juckreiz oder leichte Schmerzen verursachen. Die Behandlung von Telangiektasen übernehmen Dermatologen, also Fachärzte für Hautkrankheiten.

Wie stark ausgeprägt die Hautirritationen sind, hängt nicht nur von der Strahlendosis und vom Bestrahlungsfeld aber, sondern auch von der einzelnen Patientin. Frauen mit heller Haut und großen Brüsten sind besonders anfällig für das Auftreten von Rötung, Juckreiz und Blasenbildung im Verlauf der Strahlentherapie. Auch wenn die Strahlentherapie nach einer Mastektomie notwendig oder nach einer Chemotherapie zusätzlich erforderlich ist, sind die Hautreizungen im Allgemeinen ausgeprägter.

Andere Nebenwirkungen, unter denen Frauen nach einer externen Strahlentherapie häufig leiden, sind leichte Schwellungen der betroffenen Brust, Veränderungen der Hautempfindlichkeit sowie eine mild bis mäßig ausgeprägte Erschöpfung, eine sogenannte Fatigue, wie sie auch nach der Einnahme bestimmter Medikamente auftritt (mehr dazu in Abschnitt BVI).

Zu den eher seltenen Nebenwirkungen einer externen Strahlentherapie gehören Schwellungen des Arms auf der betroffenen Seite, speziell wenn das Lymphabflussgebiet mitbestrahlt wird. Manchmal werden durch die Bestrahlung Nerven gereizt, was zu kurzzeitigen Schmerzen in der Brust führen kann. Auch Kurzatmigkeit und Husten gehören zu den eher seltenen Nebenwirkungen einer Bestrahlung.

Brachytherapie: Hautveränderungen und Infektionen

Eine interne Strahlentherapie (Brachytherapie) wird bei Brustkrebs eher selten durchgeführt. Denn eine gegebenenfalls notwendige Erhöhung der Strahlendosis an einem bestimmten Ort in der Brust lässt sich auch mit der perkutanen Strahlentherapie über einen Boost (siehe Seite 103) erreichen.

Der Vollständigkeit halber seien die möglichen Nebenwirkungen einer Brachytherapie hier kurz aufgeführt. Dort, wo die Seeds eingesetzt wurden, kann es zu Hautveränderungen kommen. Grundsätzlich besteht ein im Vergleich zur perkutan verabreichten Strahlentherapie erhöhtes Infektionsrisiko, das Fettgewebe der Brust kann geschädigt werden, und es kann außerdem zu Flüssigkeitsansammlungen in der Brust kommen.

Was tun bei Hautirritationen während der Strahlentherapie?

Hautirritationen treten nach jeder perkutanen Strahlentherapie mehr oder weniger ausgeprägt auf. Mit sorgfältiger Hautpflege vor und nach den Bestrahlungen sowie einigen einfachen weiteren Maßnahmen lässt sich das Ausmaß der Beschwerden aber deutlich reduzieren. Besprechen Sie mit Ihrem Strahlentherapeuten noch vor der Bestrahlung, ob er mit den folgenden möglichen Maßnahmen einverstanden ist.

- **Für genügend Hautfeuchtigkeit sorgen**. Tragen Sie regelmäßig parfümfreie, feuchtigkeitsspende Cremes oder Lotionen auf, nicht nur tagsüber, sondern auch nachts. Reinigen Sie Ihre Haut nur vorsichtig mit wenig parfümfreier, sanfter Waschlotion.
- **Bequeme Kleidung tragen**. Weite T-Shirts oder Hemden, vorzugsweise aus Baumwolle, die nicht einengen. Erstversorgungs-BH, der nicht einschneiden sollte. Keinen BH, falls Sie wunde Stellen an der Brust haben.
- **Aloe-Vera-Creme beruhigt.** Leichte Hautreizungen, Juckreiz oder Rötungen lassen sich gut mit beruhigenden Cremes behandeln.
- **Kaltes Föhnen kann hilfreich sein**. Manche Patientinnen bevorzugen zur Beruhigung ihrer Haut kalte Luftzufuhr über einen Föhn.
- **Blasen oder sich schälende Haut nicht entfernen.** Falls sich Blasen gebildet haben oder die Haut sich schält, halten Sie sich zurück. Die alte Haut schützt die sich neu bildende Haut. Sollten sich wunde Stellen bilden, besteht ein Infektionsrisiko. Konsultieren Sie Ihren Arzt.
- **Feuchtigkeitsbildung auf der Haut vermeiden**. Pudern Sie Ihre Brüste und die darunter liegende Hautfalte regelmäßig mit Maisstärke-Pulver (Talkum vermeiden), um die Hautoberfläche trocken zu halten.
- **Haut-zu-Haut-Kontakt vermindern.** Reibung und Druck von Haut auf Haut verschlimmert die Beschwerden. Tragen Sie einen Erstversorgungs-BH, um die Brüste anzuheben und nicht aneinanderreiben zu lassen. Falls Sie keinen BH tragen, können Sie ein weiches Flanell- oder Baumwolltuch in der Hautfalte unter Ihren Brüsten platzieren.

- **Pilzinfektionen behandeln.** Pilzinfektionen in der Hautfalte unter den Brüsten sind nicht selten und sollten sofort behandelt werden. Sprechen Sie mit Ihrem Arzt darüber. Er wird Ihnen eine geeignete Antipilzcreme oder ein entsprechendes Puder empfehlen.
- **Duschen nicht länger als notwendig**. Duschen Sie nur lauwarm, nicht heiß. Vermeiden Sie den direkten Wasserstrahl auf betroffene Brustregionen. Verwenden Sie parfümfreie, milde Waschlotionen, keine Seife. Vermeiden Sie Schrubben und raue Waschlappen und Handtücher.

Strahlentherapie als Ursache von Krebserkrankungen?

Energiereiche Strahlen wirken nicht nur auf Tumorzellen, sondern auch auf gesunde Zellen und Gewebe. In sehr seltenen Fällen, genauer: bei etwa zehn bis 15 von 15 000 Patientinnen, kann deshalb etwa fünf bis 15 Jahre nach der Bestrahlung ein Zweitkrebs, beispielsweise ein Angiosarkom entstehen. Es handelt sich um einen bösartigen Tumor der Stütz- und Bindegewebe, der von geschädigten Zellen in der innersten Auskleidung der Blutgefäße im Strahlungsfeld ausgeht. Auch die Zellen des Lungengewebes sind bestrahlungsempfindlich. Für Raucherinnen besteht ein erhöhtes Lungenkrebsrisiko nach einer Bestrahlung.

Trotz dieser bestehenden (aber nur minimal ausgeprägten) Risiken ist die Strahlentherapie eine sehr sichere Behandlungsmöglichkeit. Mit anderen Worten: Wer auf eine ärztlich angeratene Strahlentherapie verzichtet, erhöht das Risiko für das Wiederkommen des Tumors. Wer hingegen eine Strahlentherapie absolviert, profitiert von einer sehr viel geringeren Rezidivwahrscheinlichkeit bei minimalem Langzeitrisiko.

V.
Wie wirken Medikamente gegen Brustkrebs?

Neben Fortschritten in der operativen Versorgung und in der Strahlentherapie hat vor allem die Medikamentenentwicklung der letzten Jahre entscheidend dazu beigetragen, dass Brustkrebs immer mehr zu einer beherrschbaren Erkrankung geworden ist. Den bei Brustkrebs eingesetzten Arzneimitteln widmen wir deshalb ein eigenes Kapitel. Bei der medikamentösen Krebsbekämpfung lassen sich drei prinzipielle Strategien unterscheiden: Klassische Chemotherapeutika, auch als Zytostatika bezeichnet, sollen verhindern, dass Tumorzellen sich weiter teilen. Andere Medikamente wirken zielgerichteter und sind in der Lage, innerhalb von Krebszellen die Weiterleitung von Wachstumssignalen zu blockieren. Seit einigen Jahren schließlich gelingt es auch in der Brustkrebstherapie zunehmend, das körpereigene Immunsystem im Kampf gegen das Tumorwachstum zu aktivieren.

Zytostatika hemmen die Zellteilung.

Tumorzellen teilen sich unablässig, in der Regel schneller als die meisten gesunden Zellen des Körpers. Mit Medikamenten zur Hemmung der Zellteilung trifft man also immer die zu bekämpfenden Tumorzellen, nimmt dabei aber Schäden an anderen sich schnell teilenden Zellen in Kauf. Haarverlust und Schädigungen der Schleimhäute sowie der blutbildenden Zellen sind deshalb typische Nebenwirkungen dieser Arzneimittel, die auch Zytostatika genannt werden, weil sie das Wachstum von Zellen (*Zyto*) beeinträchtigen (*statik*).

Gezielt wirksame Medikamente können Wachstumssignale ausschalten.

Eine gezieltere Bekämpfung ist mit Medikamenten möglich, die wachstumsfördernde Signale in Tumorzellen ausschalten. Alle Körperzellen sind an ihrer Oberfläche und im Zellinneren mit sogenannten Rezeptoren ausgestattet, das sind Bindungsstellen für bestimmte Signalmoleküle. Diese Rezeptorausstattung ist Teil des Kommunikationssystems der Zellen: Wenn ein Signalstoff an den genau zu ihm passenden Rezeptor andockt (Schlüssel-Schloss-Prinzip, siehe Kastentext), entsteht ein Signal, das über verschiedene Stationen bis zum Zellkern gelangt. Von dort wird eine spezifisch auf das Signal passende Reaktion ausgelöst. Tumorzellen haben im Vergleich zu den normalen Körperzellen häufig besonders viele Rezeptoren einer bestimmten Sorte. Wenn passende Signalmoleküle daran andocken, wird das Signal zur Teilung bis zum Zellkern geleitet. Von dort aus wird die Zellteilung durch die Aktivierung bestimmter Gene in Gang gesetzt. Die Zahl der Zellen nimmt daraufhin schnell zu, mit anderen Worten: Der Tumor wächst.

Teilungssignale für Brustkrebszellen entstehen bei bestimmten Brustkrebsarten beispielsweise dadurch, dass die Hormone Östrogen und/oder Progesteron durch die Zellmembran ins Zellinnere gelangen, dort an ihren Rezeptor binden und in den Zellkern hinein diffundieren. Der Rezeptor-Hormon-Komplex ist sozusagen der Überbringer für das Signal zur Zellteilung. Östrogen und Progesteron können die Zellmembran, also die äußere Hülle der Zelle, überwinden, weil sie fettlöslich sind. Ihre Wirkung entfalten sie über Rezeptoren innerhalb der Zelle, so genannte intrazelluläre Rezeptoren (siehe Abbildung nächste Seite).

INTRAZELLULÄRER REZEPTOR

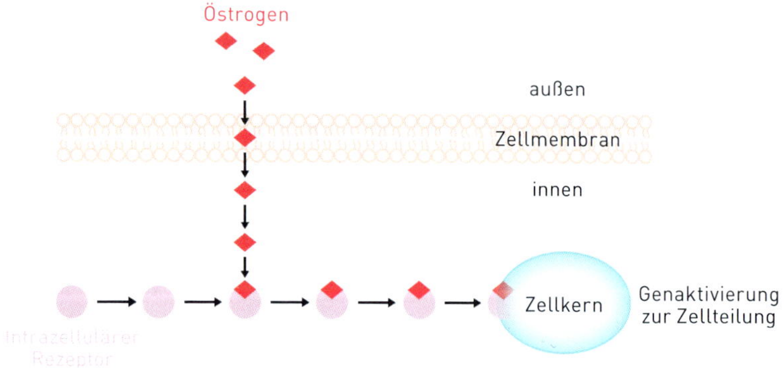

Östrogene fördern die Zellteilung durch Bindung an ihren intrazellulären Rezeptor. Der besetzte Rezeptor wandert zum Zellkern und löst dort die Genaktivierung zur Zellteilung aus. So funktioniert die zellteilungsfördernde Wirkung von Östrogenen bei Hormonrezeptor-positiven Brustkrebszellen.

MEMBRANSTÄNDIGER REZEPTOR

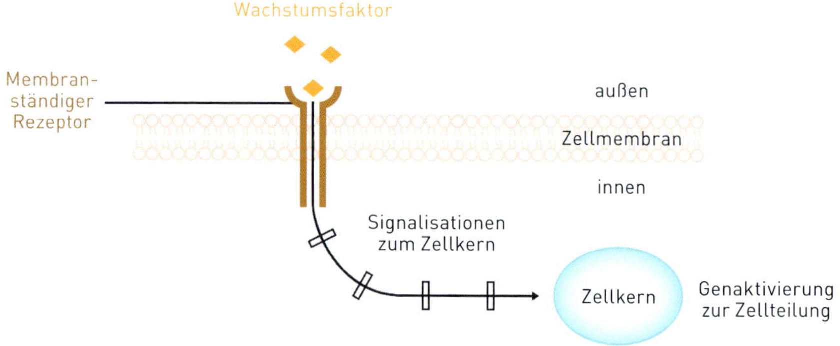

Bei HER2-positiven Brustkrebszellen binden die Wachstumsfaktoren dagegen an einen membranständigen Rezeptor. Über mehrere Stationen im Inneren der Zelle gelangt das Signal zum Zellkern und löst dort die Genaktivierung zur Zellteilung aus.

Andere Signalmoleküle oder Wachstumsfaktoren, die bei Brustkrebs eine Rolle spielen, sind nicht fettlöslich und können die Zellmembran nicht überwinden. Sie binden an ihren passenden Rezeptor an der Außenseite der Zellmembran: Diese Bindung außen lässt innerhalb der Zelle ein Signal entstehen, das über mehrere Stationen bis zum Zellkern gelangt und letztlich die Zellteilung induziert. Wachstumsfaktoren wie HER2 funktionieren nach diesem Prinzip: Sie docken an membranständige Rezeptoren an (siehe Abbildung).

Mit Medikamenten lassen sich die entsprechenden Signalwege blockieren. Die intrazellulären Rezeptoren für Östrogene beispielsweise können durch das Medikament Tamoxifen besetzt werden. Tamoxifen hat eine sehr viel ausgeprägtere Bereitschaft, an den Rezeptor zu binden als Östrogen. Es blockiert den Rezeptor aber nur, ein Zellteilungssignal entsteht nicht. Weil Tamoxifen mit höherer Affinität an den Rezeptor bindet als Östrogen, kann Östrogen nicht mehr auf die Tumorzelle wirken, und die Zelle erhält kein Signal zur Teilung.

Das Zellteilungssignal, das durch die Bindung von HER2 an den extrazellulären Rezeptor entsteht, lässt sich sogar auf zwei Wegen blockieren: einmal von außen durch Medikamente, die den Rezeptor besetzen, ohne dass ein Signal ins Zellinnere weitergeleitet wird, und zusätzlich von innen durch die Unterbrechung des Weges, über den das Signal normalerweise bis in den Zellkern gelangt. Zur Blockade des membranständigen HER2-Rezeptors werden als Medikament hergestellte Antikörper wie Trastuzumab oder Pertuzumab eingesetzt. Antikörper können auch mit einer Chemotherapie gekoppelt werden, und zwar in Form sogenannter Antikörper-Wirkstoff-Konjugate. Dann wirkt die Chemotherapie überall dort, wo der Antikörper bindet (mehr dazu im Kastentext auf Seite 133).

Die Blockade im Inneren ist möglich mit sogenannten Tyrosinkinase-Inhibitoren, kurz TKI. Tyrosinkinasen sind spezialisierte Eiweißstoffe, sie gehören zu den sogenannten Enzymen. In unserem Organismus stoßen Enzyme viele Vorgänge an, die von selbst nicht ablaufen würden. Sie funktionieren ähnlich wie Roboter an einem Fließband, die immer denselben Arbeitsvorgang vollziehen: Sie nähern sich dem zu verändernden Werkstück, fügen etwas hinzu, entfernen etwas oder zersägen das Werkstück oder nehmen sonst eine Veränderung vor. Anschließend reichen sie das veränderte Werkstück gegebenenfalls weiter an ein nächstes Enzym oder trennen sich einfach von ihm. Damit sind sie wieder bereit für ein nächstes zu bearbeitendes Werkstück.

Tyrosinkinasen sind Enzyme, die an einem Molekül eine ganz bestimmte Modifikation vornehmen und dadurch ein von außen kommendes Signal im Innern der Zelle weiterleiten. Hemmstoffe der Tyrosinkinasen, also Tyrosinkinase-Inhibitoren, sind Medikamente, mit denen sich die Aktivität von Tyrosinkinasen hemmen lässt. Bei diesen Medikamenten handelt es sich durchweg um kleine Moleküle, weshalb sie häufig auch als *small molecules* bezeichnet werden. Wegen ihrer geringen Größe sind TKI häufig offenbar besser als die größeren Antikörper in der Lage, die sogenannte Blut-Hirn-Schranke zu überwinden und so gegen Metastasen im Gehirn zu wirken. Allerdings sind nicht alle TKI gleich gut gegen Hirnmetastasen wirksam.

Krebszellen benötigen wie alle anderen Körperzellen Sauerstoff und Nährstoffe. Wenn Tumoren etwa einen bis zwei Millimeter groß geworden sind, müssen sie Blutgefäße bilden, damit auch im Inneren des Tumors liegende Zellen ausreichend versorgt werden. Tumore dieser Größenordnung setzen deshalb Wachstumsfaktoren frei, die dafür sorgen, dass die Blutgefäßbildung in Gang kommt. Der Wachstumsfaktor Vascular Endothelial Growth Factor, kurz VEGF, spielt bei der Gefäßneubildung die ausschlaggebende Rolle. Mit der Bindung des Antikörpers Bevacizumab an VEGF lässt sich die Bildung von Blutgefäßen im Inneren des Tumors gezielt blockieren, und das Tumorwachstum verlangsamt sich.

Genetisch veränderte Brustkrebszellen lassen sich gezielt bekämpfen.
Wenn Brustkrebszellen charakteristische Veränderungen in ihrer Erbsubstanz aufweisen, ergibt sich daraus in einigen Fällen ein Ansatz zur gezielten Therapie:

- Manche Brustkrebszellen haben aufgrund einer Mutation in den Genen BRCA1 und BRCA2 die Fähigkeit verloren, Brüche in den Molekülen ihrer Erbsubstanz zu reparieren. Mit der Gabe eines sogenannten PARP-Inhibitors wird dieses Defizit verstärkt, und die Tumorzelle stirbt ab.
- Bei Brustkrebszellen mit einer Mutation im Gen PIK3CA ist ein bestimmter Signalweg im Inneren der Zelle dauerhaft aktiv geschaltet. Die Mutation sorgt dafür, dass das Enzym PI3K ständig in seiner aktiven Alpha-Form vorkommt. Hemmstoffe des PI3K-alpha führen in diesen Zellen zu einer Herabsetzung der Zellteilungsrate, sodass das Tumorwachstum sich verlangsamt.

Bestimmte Medikamente können das Immunsystem gezielt aktivieren. Eine weitere Strategie zur medikamentösen Bekämpfung eines Tumors besteht in der Aktivierung des körpereigenen Immunsystems. In der Brustkrebstherapie ist diese Option derzeit vor allem bei tripelnegativen Mammakarzinomen erfolgversprechend, also bei Tumoren, die keine Östrogen-, keine Progesteron- und auch keine HER2-Rezeptoren tragen. Gleichzeitig sind diese (und auch andere) Krebszellen offensichtlich in der Lage, auf körpereigenen Abwehrzellen gewissermaßen einen Schalter umzulegen, wodurch die Abwehrzelle lahmgelegt wird. Die Krebszelle tritt sozusagen auf die Abwehrbremse und versteckt sich vor dem Immunsystem der Patientin. Vergleichsweise neue Medikamente können diese Abwehrbremse lösen und damit das körpereigene Immunsystem für den Kampf gegen den Krebs (re-)aktivieren.

Diese medikamentösen Strategien zur Bekämpfung von Brustkrebs schauen wir uns im Folgenden genauer an. Im Rahmen dieses Buches können wir nur die häufig gegen Brustkrebs eingesetzten Medikamente genauer vorstellen. Nähere Auskünfte zu den bei Ihnen eingesetzten Medikamenten erhalten Sie auf jeden Fall von Ihren behandelnden Ärzten. Bei den einzelnen Substanzen haben wir außerdem nur die aus ärztlicher Sicht wichtigsten Nebenwirkungen wiedergegeben. Die komplette Auflistung entnehmen Sie bitte den jeweiligen Packungsbeilagen, auch verfügbar unter https://EMA.europa.eu.

1. Medikamente zur Hemmung der Zellteilung (Chemotherapie)

Wachstum bedeutet Zellteilung. Wenn es gelingt, die Zellteilung zu unterbinden, verlangsamt sich das Wachstum von Gewebe. Das gilt für Tumorgewebe genauso wie für gesundes Gewebe. Da Tumorzellen sich aber fast immer schneller teilen als gesunde Zellen, wirken Medikamente zur Hemmung der Zellteilung vornehmlich auf Tumorgewebe. Getroffen werden allerdings auch alle gesunden Zellen, die sich schnell teilen, etwa Haar-, Blut- oder Schleimhautzellen. Teilen Haarzellen sich nicht mehr, wächst das Haar nicht weiter und fällt schließlich aus. Wenn blutbildende Zellen abgetötet oder nicht mehr rasch genug nachgebildet werden, kann es zu einer erhöhten Infektanfälligkeit kommen. Und wenn Schleimhautzellen sich nicht regelmäßig erneuern, werden die Schleimhäute trocken und entzünden sich schließlich. Im Mund-Rachen-Bereich sind solche Schleimhautentzündungen besonders schmerzhaft, im Verdauungstrakt verursachen sie ebenfalls Schmerzen und führen zu Durchfällen. Was Sie gegen solche unerwünschten Nebenwirkungen tun oder wie Sie hier vorbeugen können, haben wir in Abschnitt BVI genauer beschrieben.

Wenn während einer Brustkrebsbehandlung eine Chemotherapie notwendig ist, kommen vor allem zwei Medikamentenklassen zum Einsatz: Anthrazykline und Taxane. Sie blockieren den Prozess der Zellteilung an jeweils unterschiedlichen Stellen.

Anthrazykline stören die Verdopplung der Erbsubstanz

Bevor sie sich teilen kann, muss eine Zelle ihre gesamte Ausstattung verdoppeln, auch ihre Erbsubstanz im Zellkern. Das funktioniert nach einem einfachen, aber genialen Prinzip: der Doppelstrang des langkettigen DNA-Moleküls wird in seine beiden Einzelstränge getrennt, und jeder dieser Einzelstränge dient als Vorlage für die Ergänzung zu einem neuen Doppelstrang. Das Ergebnis: Zwei identische Doppelstränge sind entstanden (siehe Kasten).

Anthrazykline stören die Trennung des DNA-Doppelstrangs in die beiden

Einzelstränge. Sie blockieren die für die Trennung notwendigen Werkzeuge, sogenannte Topoisomerasen, indem sie sich chemisch an diese Enzyme binden. Die Folge: Die DNA einer Zelle lässt sich nicht mehr duplizieren. Letztlich kommt damit auch die Teilung von Tumorzellen zum Erliegen, und das Tumorwachstum verlangsamt sich. Häufig eingesetzte Anthrazykline sind Epirubicin und Doxorubicin. Beide Substanzen werden als Infusion verabreicht.

Topoisomerasen kommen aber nicht nur in Tumorzellen vor, sondern beispielsweise auch in Herzmuskelzellen. Anthrazykline wirken deshalb auch dort, und auf lange Sicht können sie Herzschäden verursachen. Das individuelle Risiko ist vor allem von der Anthrazyklin-Gesamtdosis abhängig, die eine Patientin im Laufe ihrer Behandlung erhält.

Vor jeder Zellteilung: Verdopplung der Erbsubstanz

Chemisch gesehen ist die DNA ein Doppelstrang, den man sich im Modell ähnlich wie eine gewundene Strickleiter oder eine geschwungene Wendeltreppe vorstellen kann. Das Besondere: Jede Sprosse oder Stufe ist zweigeteilt; sie hat in der Mitte gewissermaßen eine Sollbruchstelle. Zwei Halbsprossen bilden damit eine komplette Sprosse. Jede Halbsprosse ist auf ihrer Außenseite fest in ihrem »Holm« verankert, auf der Innenseite verbindet sie sich mit der gegenüberliegenden Halbsprosse.
Auch wenn die Zahl der Sprossen in der DNA unvorstellbar groß ist, existieren in der menschlichen DNA nur vier unterschiedliche Halbsprossen-Bausteine, die nach einem genau festgelegten Schema jeweils gemeinsam eine Sprosse bilden:

- Baustein A bildet eine Sprosse ausschließlich gemeinsam mit Baustein T,
- Baustein G bildet eine Sprosse ausschließlich gemeinsam mit Baustein C.

Mit anderen Worten: Wenn man die Sprossen der DNA voneinander trennt, entstehen aus dem Doppelstrang zwei Einzelstränge. Jeder dieser beiden Einzelstränge kann dann als Vorlage für die Herstellung eines neuen Doppelstrangs dienen, der mit dem ursprünglichen Doppelstrang identisch ist. An den Halbsprossen-Baustein A des einen Einzelstrangs baut die Zelle dabei einen Halbsprossenbaustein T mit Holmstück an. Am anderen Einzelstrang läuft es umgekehrt: an den Halbsprossen-Baustein T baut die Zelle einen Halbsprossen-Baustein A mit Holmstück an. An Baustein G der einen Seite wird ein Baustein C angebaut, an Baustein C der anderen Seite ein Baustein G. So entsteht Sprosse für Sprosse neu, und am Ende liegen zwei identische DNA-Doppelstränge vor (siehe Abbildung).

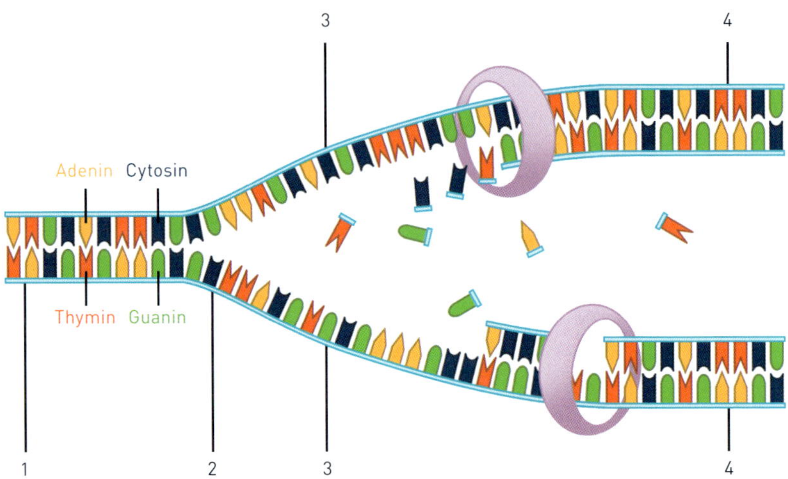

Vor jeder Teilung muss eine Zelle ihr gesamtes Material, auch die Erbsubstanz im Zellkern duplizieren. Die Verdopplung der DNA funktioniert genial einfach: Der Doppelstrang (1) öffnet sich in zwei Einzelstränge (2), die ihrerseits als Vorlage für die Synthese eines neuen Doppelstrangs dienen (3). Am Ende sind zwei identische Doppelstränge entstanden (4).

Verschiedene Medikamente gegen Brustkrebs behindern die Verdopplung der Erbsubstanz. Anthrazykline wirken in (2): Sie stören die Trennung des DNA-Doppelstrangs in zwei Einzelstränge, indem sie die dazu notwendigen Enzyme blockieren. Capecitabin wirkt in (3): In seiner aktivierten Form (5-FU) wird es als falscher Baustein in die DNA eingebaut. Nachdem die DNA identisch verdoppelt worden ist, beginnt der Prozess der Zellteilung. Die Zellkernhülle löst sich auf, und die in Chromosomen eng gepackten DNA-Moleküle werden je zur Hälfte zu entgegengesetzten Enden der Zelle transportiert. Dieser Transport erfolgt entlang der Fäden eines feinen Gerüsts, das die Zelle extra zu diesem Zweck synthetisiert. Wenn der Transport der Chromosomen beendet ist, wird dieses Zellgerüst wieder abgebaut, die anderen Zellbestandteile verteilen sich, die Kernhüllen bilden sich neu, und schließlich kann die Teilung erfolgen. Medikamente aus der Gruppe der Taxane blockieren den Abbau des Zellgerüsts, die Folge: Die Zellteilung kann nicht abgeschlossen werden, die Zelle stirbt ab, das Tumorwachstum verlangsamt sich.

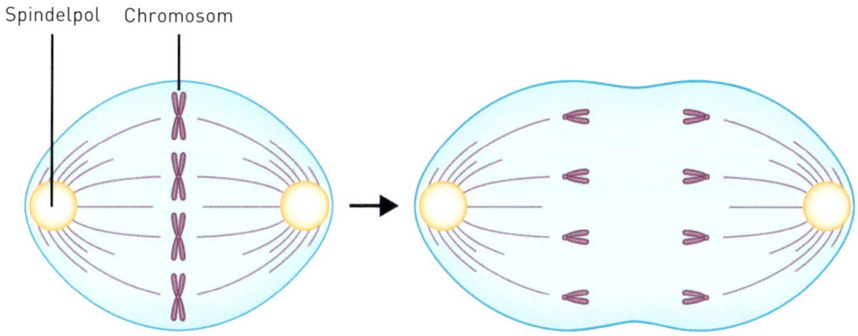

Die zu Chromosomen eng gepackte Erbsubstanz wird vor der Zellteilung über ein speziell synthetisiertes Zellgerüst zu den entgegengesetzten Enden der Zelle transportiert.

Taxane stören die Verteilung der verdoppelten Zellbestandteile

Anthrazykline entfalten ihre Wirkung vergleichsweise früh im Zellteilungsvorgang. Taxane hingegen, die zweite häufig eingesetzte Medikamentenklasse, wirken in einem späteren Stadium der Zellteilung, nämlich dann, wenn die Erbsubstanz im Zellkern bereits verdoppelt worden ist. Taxane blockieren den Abbau des Zellgerüsts, an dem entlang die verdoppelte Erbsubstanz an die beiden entgegengesetzten Enden der Zelle transportiert wird (siehe Kasten). Die Folge: Die Zellteilung kann nicht abgeschlossen werden, und das Tumorwachstum verlangsamt sich. In der Brustkrebstherapie werden aus der Klasse der Taxane häufig Paclitaxel und Docetaxel eingesetzt. Beide Substanzen werden als Infusion verabreicht.

Und die unerwünschten Wirkungen? Taxane haben anders als Anthrazykline weniger herzschädigende Nebenwirkungen und gelten als insgesamt verträglicher. Patientinnen klagen allerdings häufig über Taubheitsgefühle an Händen und Füßen. Dahinter stecken unerwünschte Wirkungen auf das Nervensystem. Taxane können Nervenzellen beziehungsweise die isolierende Hülle um die Nervenzellfortsätze herum angreifen. Ob und in welchem Ausmaß diese unerwünschten Nebenwirkungen auftreten, hängt von der Medikamentendosis und auch davon ab, ob die Patientin zusätzlich unter anderen Erkrankungen leidet: Bei Menschen mit Zuckerkrankheit oder eingeschränkter Nierenfunktion kommen die genannten Nebenwirkungen beispielsweise häufiger vor.

Capecitabin wird aktiviert und als falscher Baustein in die DNA eingebaut

Capecitabin ist ein sogenanntes Prodrug, das heißt, es wird erst im Stoffwechsel der Patientin in den aktiven Wirkstoff umgebaut. Im Fall von Capecitabin geschieht das in drei Schritten, und der letzte Schritt dieser Umwandlung wird von einem Enzym in die Wege geleitet, das in hoher Konzentration in Tumorzellen vorliegt. Damit ist eine Wirkung vorzugsweise auf Krebszellen zu erwarten. Der aktive Wirkstoff von Capecitabin ist 5-FU, ein sogenannter Antimetabolit. Er wird bei der Synthese der DNA im Zellkern als falscher Baustein eingebaut. Die Synthese kommt damit zum Erliegen, die betroffene Tumorzelle stirbt ab. Capecitabin steht in Tablettenform zur Verfügung. Es wird zwei Wochen lang täglich mit anschließender einwöchiger Pause eingenommen. In der Brustkrebstherapie kommt Capecitabin in erster Linie als Kombinationspartner, beispielsweise von Tyrosinkinase-Inhibitoren wie Tucatinib oder Lapatinib zum Einsatz (Abschnitt BV.3).

Als Nebenwirkung tritt bei etwa der Hälfte der Patienten das sogenannte Hand-Fuß-Syndrom auf, das von Hautveränderungen mit Rötung und Blasenbildung über Taubheitsgefühl, Kribbeln und Missempfindungen bis zu starken Schmerzen an Händen oder Füßen reichen kann. Etwa jede zehnte Patientin klagt außerdem über schwere Durchfälle.

Bei bis zu zehn Prozent der Bevölkerung gibt es einen vererbbaren Mangel des Enzyms Dihydropyrimidin-Dehydrogenase (DPD), das für den Abbau von 5-Fluoro-Uracil, kurz 5-FU, also des aktiven Chemotherapiebestandteils von Capecitabin, verantwortlich ist. Bei etwa einem Prozent ist das Enzym gar nicht vorhanden. Da dieser DPD-Mangel durch den verminderten Abbau der Chemotherapie zu schweren Therapienebenwirkungen führen kann, wird der mit einer einfachen Blutprobe mögliche Test auf DPD-Defizienz vor Beginn einer Capecitabin-Therapie empfohlen.

Carboplatin vernetzt die DNA-Moleküle sinnlos miteinander

Carboplatin ist ein bei vielen Krebserkrankungen eingesetztes Zytostatikum. Im Molekül des Wirkstoffs ist ein Platinatom gebunden. Carboplatin wird häufig mit anderen Medikamenten gegen Brustkrebs kombiniert. Bei der Verdopplung der DNA-Moleküle, wie sie vor jeder Zellteilung notwendig ist, verbindet Carboplatin benachbarte Guanin-Bausteine und verursacht so einen Fehler im DNA-Strang. Die Verdopplung der Erbsubstanz kommt zum Erliegen, die Zelle stirbt schließlich ab. Carboplatin wird als Infusion verabreicht.

Carboplatin wirkt auf alle sich schnell teilenden Zellen und deshalb nicht nur auf Brustkrebszellen. Zu seinen unerwünschten Wirkungen gehören vor allem Störungen im Verdauungstrakt: Übelkeit und Erbrechen, Durchfälle oder auch Verstopfung. Parallel zur Gabe von Platin werden meist vorbeugend Medikamente verordnet, mit denen sich Übelkeit und Erbrechen bekämpfen lassen. Weitere Nebenwirkungen sind Chemotherapie-induzierte Polyneuropathie, Blutbildveränderungen sowie Hörbeschwerden oder Ohrgeräusche, Schwindel und Bauchschmerzen.

2. Medikamente, die bestimmte wachstumsfördernde Signale ausschalten

Jahrzehntelang waren Zytostatika (Chemotherapeutika) zur Hemmung der Zellteilung die einzigen wirksamen Medikamente gegen Krebserkrankungen. Ihre Wirkung folgt dem Gießkannenprinzip, das heißt, sie wirken auf alle Zellen, gesunde wie kranke. Eine gezielte Bekämpfung von Tumorzellen, bei denen gesunde Zellen weitgehend geschont werden, ist mit Chemotherapeutika nicht oder nur unzureichend möglich. Deshalb haben sie eine Reihe unerwünschter Nebenwirkungen.

Das Ideal einer auf erkrankte Zellen beschränkten Therapie, also einer zielgerichteten Therapie, haben schon vor mehr als 100 Jahren die Pioniere der Medizin formuliert. Paul Ehrlich sprach bereits 1906 von »magischen Geschossen«, mit denen es eines Tages möglich sein würde, ausschließlich erkrankte Strukturen im Körper zu bekämpfen, gesunde Zellen und Gewebe aber zu schonen. Das Ideal einer solch zielgerichteten Therapie (engl. Targeted Therapy) hat heute in dem Maße an Bedeutung erlangt, indem es gelungen ist, biologische Merkmale zu identifizieren, die vorzugsweise oder besonders häufig auf Krebszellen vorkommen. Die Unterbrechung oder Ausschaltung von Wachstumssignalen ist ein wichtiges Prinzip der zielgerichteten Brustkrebstherapie. Sie funktioniert über die Blockade intrazellulärer oder membranständiger Rezeptoren. Zusätzlich lassen sich heute auch Signalwege im Inneren der Zelle gezielt unterbrechen.

Alle Zellen und auch die meisten Brustkrebszellen verfügen über Rezeptoren, an die bestimmte Substanzen andocken können. Wenn ein Rezeptor mit einer genau zu ihm passenden Substanz besetzt ist, entsteht ein Signal, das – manchmal über mehrere Stationen – bis zum Zellkern gelangt, also zur Steuerzentrale der Zelle. Dort angekommen löst das Signal eine bestimmte biologische Reaktion aus: Bestimmte Gene im Zellkern werden aktiviert, beispielsweise solche, die zur Einleitung der Zellteilung führen, also des Vorgangs, den man bei Tumorzellen nach Möglichkeit komplett unterbinden will (siehe Kastentext »Schlüssel und Schloss«).

In diesen Signalentstehungs- und -übertragungsweg kann man mit Medikamenten auf zweierlei Art und Weise eingreifen. Erstens: Man blockiert die Rezeptoren im Zellinneren oder auf der Zellaußenseite, sodass die wirkungsvermittelnden Substanzen dort nicht mehr andocken können. Zweitens (bei membranständigen Rezeptoren): Man sorgt dafür, dass die Weiterleitung des Signals im Inneren der Zelle zum Erliegen kommt. Die Zellteilung wird dadurch behindert, und das Tumorwachstum verlangsamt sich.

Schlüssel und Schloss: das Wechselspiel von Rezeptoren und Liganden

Die Steuerung von Zellvorgängen über die Besetzung von Rezeptoren und die anschließende Weiterleitung des Signals bis zum Zellkern ist ein weitverbreitetes biologisches Prinzip. Jede Zelle verfügt deshalb über viele unterschiedliche Rezeptoren in ihrem Inneren und auf ihrer Außenseite. Charakteristischerweise passt auf einen konkreten Rezeptor immer nur eine einzige, chemisch genau definierte Substanz. Fachsprachlich wird diese Substanz als Ligand des Rezeptors bezeichnet. Ein Rezeptor und sein Ligand gleichen damit in gewisser Weise einem Schloss und dem dazu passenden Schlüssel.

Im gesunden Organismus sind solche Rezeptor-Ligand-Beziehungen wichtig für die Regulation aller möglichen Stoffwechselvorgänge. Und diese Regulation kann sehr dynamisch organisiert sein. Die Zelle kann beispielsweise auf ihrer Oberfläche die Zahl der Rezeptoren, zu denen ein ganz bestimmter Ligand passt, stark erhöhen. Damit wird die Zelle für die durch diesen Liganden ausgelöste Wirkung sehr empfindlich,

denn wenn viele Rezeptoren vorhanden sind, können auch viele Liganden andocken und die Weiterleitung vieler Signale induzieren.
Viele Brustkrebszellen nutzen dieses Steuerungsprinzip, um sich selbst auf schnelle Teilung zu programmieren: Sie bilden einerseits an ihrer Oberfläche besonders viele Rezeptoren für Liganden aus, deren Bindung ein wachstumsförderndes Signal an den Zellkern zur Folge hat. Gleichzeitig sind sie häufig auch in der Lage, diese Liganden über ihren eigenen Syntheseapparat selbst herzustellen und an ihre unmittelbare Umgebung abzugeben. Damit entsteht ein sich selbst beschleunigender Prozess: Die hohe Zahl der Rezeptoren auf der Zelloberfläche macht die Zelle sehr empfindlich für das von den Liganden vermittelte Wachstumssignal, und die Zelle sorgt zusätzlich selbst dafür, dass die Zahl dieser Liganden in ihrer Umgebung sehr hoch ist. Die Folge: Die Zellteilungsrate erhöht sich dramatisch, der Tumor wächst.
Beim Brustkrebs sind drei Arten von Rezeptoren (und ihre zugehörigen Liganden) wichtig, deren Besetzung zu einer Beschleunigung der Zellteilung führt (siehe Abbildungen S. 112, intrazelluläre Rezeptoren und membranständige Rezeptoren):

1. intrazelluläre Rezeptoren für das weibliche Sexualhormon Östrogen
2. intrazelluläre Rezeptoren für das weibliche Sexualhormon Progesteron (Gelbkörperhormon)
3. membranständige Rezeptoren für das Eiweiß HER2.

Die ersten beiden Rezeptorarten sind das Kennzeichen aller luminalen Brustkrebszellen; manche von ihnen tragen zusätzlich auch HER2-Rezeptoren auf ihrer Außenseite. HER2-Rezeptoren sind das Kennzeichen besonders aggressiv wachsender Tumore. Wenn eine Brustkrebszelle Rezeptoren für beide weibliche Sexualhormone aufweist, wird sie auch als Hormonrezeptor-positiv bezeichnet. Brustkrebszellen mit HER2-Rezeptoren bezeichnen Ärzte als HER2-positiv, wenn die Zahl bzw. die Dichte dieser Rezeptoren besonders hoch ist, oder als HER2-low, wenn die Dichte weniger hoch ist. HER2-positive Mammakarzinome lassen sich schon seit mehr als 20 Jahren zielgerichtet behandeln. HER2-low Mammakarzinome dagegen erst seit 2022. Bei etwa zehn bis 15 Prozent aller Patientinnen schließlich liegt ein Brustkrebs vor, dessen Zellen auf ihrer Außenseite keine der drei genannten Rezeptoren tragen. Diese als dreifach negativer oder tripelnegativer Brustkrebs bezeichnete Erkrankung ist deshalb bislang nicht zielgerichtet behandelbar.

Medikamente gegen Hormonrezeptor-positiven Brustkrebs: Antihormontherapie

Brustkrebszellen werden als Hormonrezeptor-positiv bezeichnet, wenn sie Rezeptoren für die weiblichen Sexualhormone Östrogen und/oder Progesteron aufweisen. Sie sind das Kennzeichen von Luminal-A- und Luminal-B-Mammakarzinomen. Das zahlenmäßige Verhältnis von Östrogen- und Progesteronrezeptoren kann von Patientin zu Patientin sehr stark variieren. Binden diese Hormone an ihre Rezeptoren, entsteht ein Signal, das im Kern der Tumorzelle den Impuls zur Zellteilung gibt.

Eine Substanz, die zwar an die Hormonrezeptoren bindet, deren Bindung aber keine Weiterleitung eines Signals ins Zellinnere zur Folge hat, kann die Teilungsrate Hormonrezeptor-positiver Krebszellen vermindern: Die eigentlichen Liganden Östrogen und Progesteron können dann an diese Rezeptoren nicht mehr andocken, weil sie schon besetzt sind, und es entstehen keine zellteilungsfördernden Signale.

Solche Rezeptorenblocker – zu denen Tamoxifen und Fulvestrant gehören – hemmen die wachstumsfördernde Östrogenwirkung auf Hormonrezeptor-positive Brustkrebszellen. Mit anderen Medikamenten lässt sich zusätzlich die Östrogenproduktion im Körper herunterfahren. Nach diesem Prinzip wirken die sogenannten Aromatasehemmer. Ärzte fassen die genannten Medikamente häufig mit dem Begriff »Antihormontherapie« zusammen, weil sie letztlich alle darauf abzielen, die wachstumsfördernde Wirkung von weiblichen Sexualhormonen auf die Brustkrebszelle zu unterbinden.

SIGNALWEGBLOCKADE BEI HORMONREZEPTOR-POSITIVEN BRUSTKREBSZELLEN

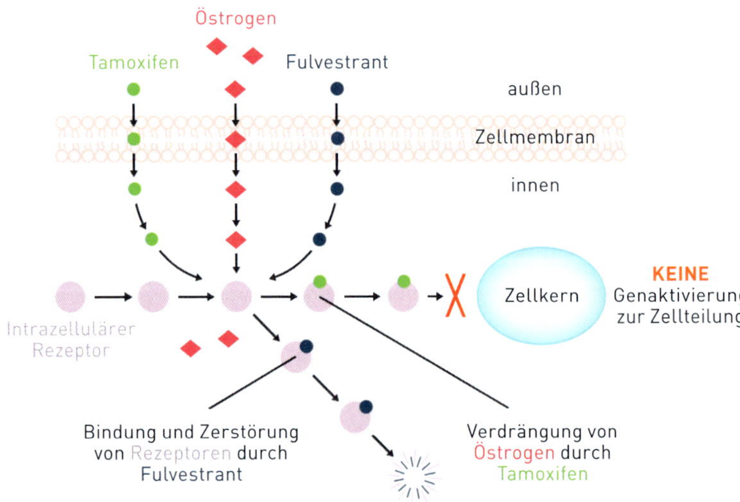

Tamoxifen verdrängt Östrogen von seinem intrazellulären Rezeptor, überträgt aber nicht die Wirkung von Östrogen. Fulvestrant bindet an den intrazellulären Östrogenrezeptor und zerstört ihn.

Die Signale für Wachstum und Teilung werden innerhalb der Zelle über verschiedene, häufig eng miteinander verknüpfte Wege weitergeleitet. Die Programmierung von Brustkrebszellen auf schnelle Teilung resultiert auch aus einer Überaktivität solcher Signalwege. Sie lässt sich mit bestimmten, im Inneren der Zelle wirksamen Medikamenten behandeln. Dazu gehören CDK4/6-Inhibitoren oder auch die sogenannten mTOR-Inhibitoren.

Tamoxifen und Fulvestrant, verschiedene Aromatasehemmer sowie die Wirkungsverstärker CDK4/6-Inhibitoren oder auch mTOR-Inhibitoren sind damit die wichtigsten Medikamente, die gezielt in der Therapie von Hormonrezeptor-positiven Brustkrebszellen zum Einsatz kommen. Die einzelnen Substanzen im Kurzporträt:

- **Tamoxifen** ist das wichtigste Medikament zur Therapie Östrogen-positiver Mammakarzinome bei Frauen vor den Wechseljahren. Es wird täglich als Tablette eingenommen und besetzt die Östrogenrezeptoren in Brustkrebszellen. Die Einnahmedauer beträgt mindestens fünf Jahre. Die Effekte von Tamoxifen sind abhängig vom Gewebe beziehungsweise von den Zellen, in denen es wirkt: In Brustzellen **blockiert** Tamoxifen die Wirkung von Östrogenen und damit deren zellteilungsfördernde Wirkung. In der Gebärmutterschleimhaut und auch am Knochen wirkt Tamoxifen dagegen genauso wie Östrogen und kann dort deshalb die Zellteilung fördern. Schleimhautwucherungen mit der Bildung von Polypen können die Folge sein. Weil Tamoxifen die Östrogenwirkung gewebeabhängig blockieren oder verstärken kann, wird es auch als selektiver Östrogenrezeptor-Modulator (SERM) bezeichnet. Nebenwirkungen: Tamoxifen kann Wechseljahresbeschwerden wie Hitzewallungen, Schweißausbrüche und Erschöpfung verursachen. Viele Patientinnen klagen außerdem über Übelkeit, Schlafstörungen und depressive Verstimmungen. Auch Thrombosen, Sehstörungen sowie gynäkologische Probleme wie Scheidenausfluss und vaginale Blutungen kommen vor. Tamoxifen kann durch seine Östrogenwirkung auf die Gebärmutterschleimhaut in seltenen Fällen ein Gebärmutterschleimhautkarzinom verursachen.
- **Aromatasehemmer** (auch als Aromatase-Inhibitoren bezeichnet) werden einmal täglich als Tablette eingenommen und wirken ebenfalls gegen Hormonrezeptor-positiven Brustkrebs, allerdings nach einem anderen Mechanismus als Tamoxifen. Während Tamoxifen die Östrogenwirkung in der Brust hemmt, unterbinden Aromatasehemmer die Östrogenproduktion, allerdings nicht in den Eierstöcken, sondern nur in Leber-, Haut- und Fettgewebe. In diesen Geweben hemmen sie das Enzym Aromatase, das für den letzten Schritt in der Herstellung von Östrogen aus Vorstufen zuständig ist. Bei Frauen vor den Wechseljahren können Aromatasehemmer also nicht die gesamte Östrogenproduktion hemmen, weil die Eierstöcke noch Östrogen produzieren. Aromatasehemmer können bei diesen Frauen indirekt sogar eine Ankurbelung der Östrogenproduktion in den Eierstöcken bewirken als Gegenreaktion auf die Hemmung der Östrogenproduktion in Leber-, Haut- und Fettgewebe. Das

ist der Grund dafür, dass Aromatasehemmer prinzipiell nur bei Frauen nach den Wechseljahren eingesetzt werden dürfen. Wenn prämenopausale Frauen Aromatasehemmer einnehmen sollen, beispielsweise weil sie eine Tamoxifen-Therapie nicht vertragen, muss bei ihnen zuvor die Eierstockfunktion medikamentös mit GnRH-Analoga unterbunden werden. Derzeit eingesetzt werden die Aromatasehemmer Anastrozol, Exemestan und Letrozol.
Nebenwirkungen: Mehr oder minder ausgeprägte Wechseljahresbeschwerden durch den Hormonentzug. Sehr häufig Gelenkschmerzen, Kopfschmerzen, Hitzewallungen, Übelkeit, Hautausschlag, Schwäche, Kraftlosigkeit. Häufig Durchfall, Erbrechen, Haarausfall, Knochenschmerzen, trockene Scheide oder vaginale Blutungen.

- **GnRH-Analoga** sind Wirkstoffe, die einem körpereigenen Hormon ähneln, das der Hypothalamus, die wichtigste Schaltzentrale für das vegetative Nervensystem, im Zwischenhirn produziert, dem Gonadotropin-Releasing-Hormon (GnRH). Schüttet der Hypothalamus GnRH aus, wird die Hirnanhangdrüse angeregt, ihrerseits bestimmte Hormone auszuschütten, die für die Ankurbelung der Östrogenproduktion in den Eierstöcken sorgen. GnRH-Analoga belegen die GnRH-Rezeptoren in der Hirnanhangdrüse, aber ohne die Östrogenproduktion in den Eierstöcken auszulösen. Im Gegenteil: Die Östrogenproduktion kommt zum Erliegen, die Eierstöcke sind sozusagen ausgeschaltet. Diese medikamentös herbeigeführte Menopause ist jedoch nicht endgültig. Nach Beendigung der GnRH-Analogon-Therapie verschwinden Wechseljahresbeschwerden, und bei Frauen vor den Wechseljahren setzt auch die Regelblutung wieder ein. Durch ihre vorübergehende »Ausschaltung« können die Eierstöcke beispielsweise während einer Chemotherapie geschont werden, um die Fruchtbarkeit der Frau zu erhalten. Derzeit eingesetzte GnRH-Analoga sind Goserelin und Leuporelin. Die Substanzen werden monatlich oder vierteljährlich unter die Bauchdecke gespritzt.
  Nebenwirkungen: Typische Wechseljahresbeschwerden mit Hitzewallungen, Schweißausbrüchen, Scheidentrockenheit, Kopfschmerzen, Depressionen. Wegen des vorzeitigen Östrogenentzugs nimmt langfristig auch die Knochendichte ab. Regelmäßige Kontrollen der Knochendichte werden empfohlen.

- **Fulvestrant** kommt meist dann zum Einsatz, wenn sich die Brustkrebserkrankung trotz einer Therapie mit Tamoxifen oder Aromatasehemmern verschlimmert. Fulvestrant blockiert, ähnlich wie Tamoxifen, den Östrogenrezeptor, ist aber kein selektiver Östrogenrezeptor-Modulator, sondern gehört zur Gruppe der selektiven Östrogenrezeptor-Downregulatoren (SERD). Das heißt, Fulvestrant blockiert einen Östrogenrezeptor unumkehrbar, er wird schließlich komplett abgebaut. Auch für Fulvestrant gilt, dass es ausschließlich nach der Menopause oder nach einer medikamentösen Blockade der Eierstockfunktion eingesetzt werden darf. Andernfalls droht eine gegenregulatorische Ankurbelung der Östrogenproduktion in den Eierstöcken. Fulvestrant wird als Depotspritze in den Muskel verabreicht (zwei Spritzen pro Gabe), im ersten Monat zweimal im Abstand von zwei Wochen, danach einmal monatlich.
  Nebenwirkungen: Fulvestrant führt zu Übelkeit und Schwächegefühl. Weil sich die Konzentration der Leberenzyme im Blut erhöht, sollten die Leberwerte kontrolliert werden. Durch die intramuskuläre Gabe kann es bei Patientinnen mit gleichzeitiger Einnahme von Gerinnungshemmern zu Blutungen und weiteren Komplikationen bei der Verabreichung kommen.
- **CDK4/6-Inhibitoren** werden als Tabletten eingenommen, je nach Präparat täglich oder drei Wochen lang mit einer Woche Pause. Sie blockieren die Wirkung einer bestimmten Enzymgruppe, der sogenannten Zyklin-abhängigen Kinasen. Die Produktion dieser Kinasen ist in Hormonrezeptor-positiven Brustkrebszellen besonders häufig hochreguliert. Die Folge ist eine Verkürzung des Zellzyklus. Das heißt, die Zeit zwischen der Entstehung einer Zelle (aus der Teilung einer Mutterzelle) bis zu ihrer eigenen Teilung in zwei Tochterzellen ist im Vergleich zu gesunden Zellen erheblich verkürzt, die Zellteilungsrate also erhöht. Diese Wachstumsbeschleunigung ist nicht Östrogen-bedingt, das heißt, im Zweifelsfall teilen sich diese Zellen wegen der Überproduktion Zyklin-abhängiger Kinasen auch dann weiter, wenn die betroffene Frau schon mit antihormonellen Substanzen behandelt worden ist. Die klassische Antihormontherapie ist dann nicht mehr wirksam, weil neben der Östrogen-bedingten Wachstumsbeschleunigung ein zusätzlicher »Treiber« aktiv ist. Mit dem Einsatz von CDK4/6-Inhibitoren wird der Zell-

zyklus heruntergefahren. Diese Substanzen haben aber keinen Einfluss auf das Östrogen-bedingte Wachstum. Das ist der Grund, warum CDK4/6-Inhibitoren immer in Kombination mit einer Antihormontherapie, zumeist mit einem Aromatasehemmer oder Fulvestrant verabreicht werden. Zugelassen sind die CDK4/6-Inhibitoren Abemaciclib, Palbociclib und Ribociclib.
Nebenwirkungen: Blutbildveränderungen (Abnahme der weißen Blutkörperchen), teilweise EKG-Veränderungen, Veränderung der Leberwerte und Durchfall.

- **mTOR-Inhibitoren** blockieren den sogenannten mTOR-Signalweg, der bei allen Säugetieren vorkommt und maßgeblich an der Regulation der Zellteilungsgeschwindigkeit beteiligt ist. Der Signalweg ist in Krebszellen häufig überaktiv, was dazu führen kann, dass Hormonrezeptor-positive Brustkrebszellen weiterwachsen, obwohl sie mit Tamoxifen behandelt wurden. Mit anderen Worten: Mit mTOR-Inhibitoren lässt sich in vielen Fällen eine Resistenz gegen Tamoxifen wieder aufheben. In der Therapie metastasierter Hormonrezeptor-positiver Brustkrebserkrankungen wird meist der mTOR-Inhibitor Everolimus eingesetzt. Everolimus wird täglich als Tablette eingenommen.
  Nebenwirkungen: Vermehrt auftretende Infektionen, besonders der Mundschleimhaut; Hautausschlag; entzündliche Veränderungen der Lunge.

Medikamente gegen HER2-positive und HER2-low Mammakarzinome

Bis zu Einführung von Arzneimitteln, die gezielt gegen HER2-positive Mammakarzinome wirken, war diese Brustkrebsart besonders gefürchtet, weil sie sich durch ein ausgesprochen aggressives Wachstum auszeichnet. Im Jahr 2000 wurde in Europa Trastuzumab eingeführt, ein als Medikament eingesetzter Antikörper (siehe Kasten »Antikörper und Antikörper-Wirkstoff-Konjugate«), der den HER2-Rezeptor so besetzt, dass keine Zellteilungssignale ins Innere der Zelle weitergeleitet werden können. Durch die Bindung von Trastuzumab-Molekülen an viele HER2-Rezeptoren der Tumorzelle wird diese Zelle zusätzlich für das eigenen Immunsystem der Patientin gewissermaßen besser sichtbar gemacht: Mit den beiden kurzen Ärmchen des Y-förmigen Trastuzumab-Moleküls erkennt der Antikörper den HER2-Rezeptor. Nachdem zahlreiche Trastuzumab-

Moleküle an die sehr dicht auf der Tumorzelle vorkommenden HER2-Rezeptoren angedockt haben, ragen sehr viele der langen Enden der Y-förmigen Moleküle nach außen. Die Tumorzelle ist gewissermaßen gespickt mit Trastuzumab. Exakt den nach außen ragenden langen Teil des Y-förmigen Moleküls können Abwehrzellen des menschlichen Immunsystems (unter anderem natürliche Killerzellen, Fresszellen und andere) eindeutig erkennen. Für sie ist die Zelle damit als zu zerstörendes Objekt gekennzeichnet. Fachleute bezeichnen diesen Effekt als Antikörper-abhängige zellvermittelte Zytotoxizität (Antibody dependent Cell-mediated Cytotoxicity, ADCC), mit der die Wirksamkeit von Trastuzumab noch erhöht wird.

Trastuzumab blockiert damit schon auf der Zellaußenseite die Entstehung eines Zellteilungssignals. Eine andere Klasse von Medikamenten blockiert nicht den Rezeptor, sondern unterbricht die Weiterleitung des Signals im Inneren der Zelle. Der erste dieser Tyrosinkinase-Inhibitoren, der für die Brustkrebsbehandlung zugelassen wurde, ist das seit 2008 verfügbare **Lapatinib**.

SIGNALWEGBLOCKADE BEI HER2-POSITIVEN BRUSTKREBSZELLEN

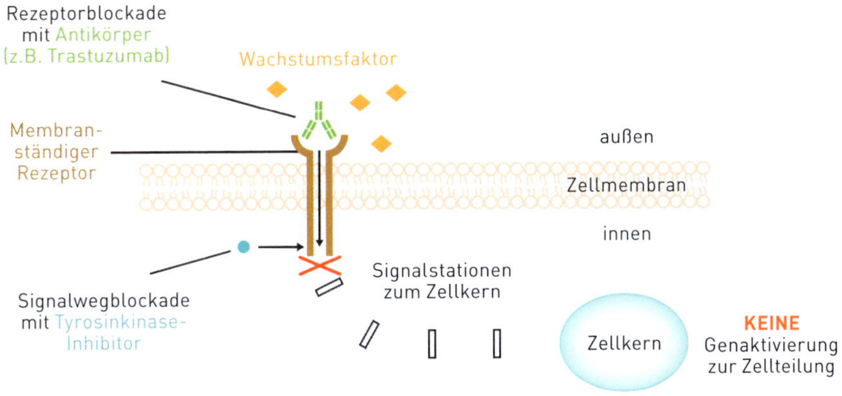

Tamoxifen verdrängt Östrogen von seinem intrazellulären Rezeptor, überträgt aber nicht die Wirkung von Östrogen. Fulvestrant bindet an den intrazellulären Östrogenrezeptor und zerstört ihn.

Antikörper und Antikörper-Wirkstoff-Konjugate

Antikörper sind Y-förmige Eiweißmoleküle, die von spezialisierten weißen Blutkörperchen – sogenannten B-Zellen – als eine der ersten Maßnahmen zur Abwehr eines Infektionserregers (Bakterium, Pilz, Parasit) produziert werden. Mit seinen kurzen Ärmchen »erkennt« ein Antikörpermolekül eine chemisch genau definierte Struktur. Sie wird als Antigen dieses Antikörpers bezeichnet. Das menschliche Immunsystem ist in der Lage, Antikörper gegen bis zu schätzungsweise 100 Milliarden verschiedene Antigene zu produzieren, genauer: Es könnte den Impuls zur Entstehung von bis zu 100 Milliarden unterschiedlichen B-Zellen aus Vorstufenzellen aus dem Knochenmark geben und damit alle nur möglichen Eindringlinge erkennen.

Antikörper

Eine B-Zelle produziert immer identische Antikörper, also Y-förmige Moleküle, die alle an dasselbe Antigen binden. B-Zellen mit identischer genetischer Ausstattung, die also dieselben Antikörper produzieren, werden als Klon bezeichnet. Monoklonale Antikörper sind damit also solche, die alle an dieselbe chemische Struktur andocken.
Und das macht monoklonale Antikörper für die Arzneimitteltherapie interessant. Denn seit mittlerweile mehr als 30 Jahren ist es möglich, monoklonale Antikörper im Labor herzustellen. Mit anderen Worten: Wenn man eine Struktur auf der Oberfläche von Zellen kennt, dann ist es mittlerweile möglich, gegen diese Struktur Antikörper zu synthetisieren, die dann als Medikament wirken können. Die gegen HER2 gerichteten Antikörper Trastuzumab und Pertuzumab gehören genauso dazu wie die in der Immuntherapie eingesetzten und gegen PD-1 beziehungsweise PD-L1 gerichteten Antikörper Pembrolizumab und Atezolizumab.

Antikörper-Wirkstoff-Konjugate: Chemotherapeutikum im »Rucksack«

Die Entwicklungen dieser medikamentös eingesetzten monoklonalen Antikörper hat die Brustkrebstherapie entscheidend vorangebracht. Allerdings war und ist es bis heute so, dass die allermeisten Antikörpertherapien ohne eine begleitende Chemotherapie nicht auskommen. Im Jahr 2014 gab es dazu einen weiteren konzeptionellen Durchbruch: Seit der Zulassung von Trastuzumab-Emtansin (T-DM1) ist es möglich, ein Chemotherapeutikum von einem Antikörper wie in einem Rucksack zum Ort seiner gewünschten Wirkung transportieren zu lassen. Diese neuen Medikamente bezeichnen Ärzte als Antikörper-Wirkstoff-Konjugate, häufig auch einfach als ADC, abgeleitet von der englischen Bezeichnung Antibody Drug Conjugate.

Zugelassen sind in der Brustkrebstherapie bislang drei ADCs: das bereits erwähnte Trastuzumab-Emtansin und seit Frühjahr 2021 Trastuzumab-Deruxtecan, die beide gegen fortgeschrittene oder metastasierte HER2-positive Mammakarzinome wirksam sind, sowie Sacituzumab-Govitecan, das ebenfalls 2021 hinzukam. Es kommt beim fortgeschrittenen tripelnegativen Mammakarzinom zum Einsatz.

Neben dem zugrunde liegenden Antikörper und dem Rezeptor, gegen den dieser gerichtet ist, unterscheiden sich diese ADCs auch in der Chemotherapie-Komponente, die sie mit sich führen, sowie hinsichtlich des Verbindungsstücks (»Linker«), mit dem das Chemotherapeutikum am Antikörper befestigt ist. Auch die Anzahl der Chemotherapiemoleküle pro Antikörper variiert.

Trastuzumab Deruxtecan ist – anders als Trastuzumab Emtansin – auch gegen Brustkrebszellen wirksam, die als HER2-low charakterisiert werden, die also über weniger HER2-Rezeptoren an ihrer Oberfläche verfügen als HER2-positive Brustkrebszellen. Ursächlich für diese Wirkung ist der sogenannte Bystander-Effekt: In der Tumorzelle wird das Chemotherapeutikum vom Antikörper abgespalten. Beim Trastuzumab Deruxtecan verbleibt der Linker dabei jedoch am Antikörper. Das Chemotherapeutikum kann also nicht nur an Ort und Stelle wirken, sondern die Zelle danach auch wieder verlassen und in benachbarte Tumorzellen eindringen.

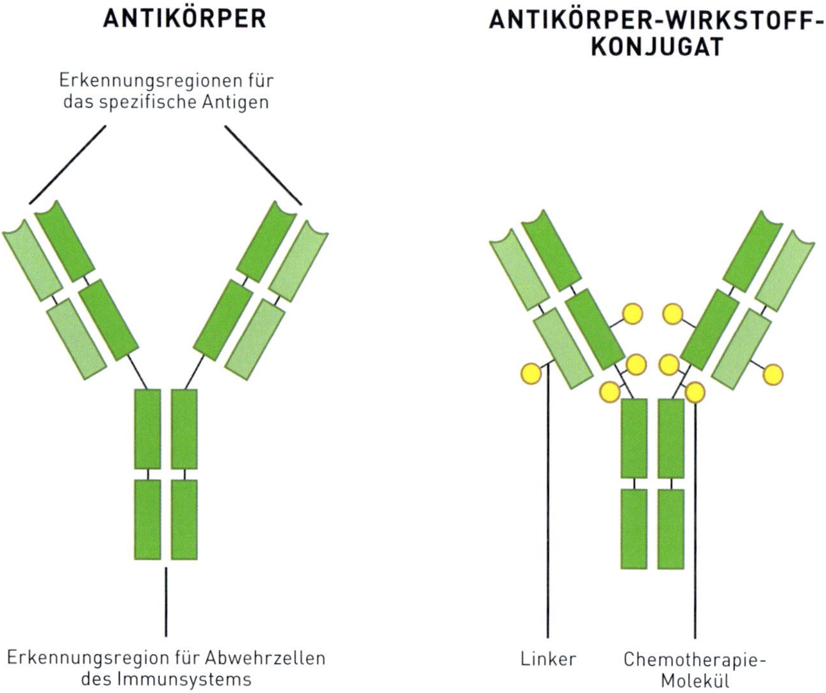

Antikörper (links) und Antikörper-Wirkstoff-Konjugat, ADC (rechts). Beim ADC sind an jedes Antikörpermolekül zusätzlich chemotherapeutisch wirksame Substanzen über einen sogenannten Linker verbunden. Sobald das ADC an seine Zielzelle angedockt hat, wird es in die Zelle aufgenommen, das Chemotherapeutikum löst sich vom Antikörper und wirkt innerhalb der Tumorzelle oder - wenn die Chemotherapie-Moleküle Zellgrenzen überwinden können - auch in benachbarten Zellen.

In den Folgejahren gelang es, die beiden grundsätzlichen Behandlungsprinzipien, also die Blockade des HER2-Rezeptors auf der Außenseite der Zelle oder die Unterbrechung der Signalweiterleitung im Inneren, weiter zu verfeinern. Heute wird Trastuzumab beispielsweise meist in Kombination mit Pertuzumab, einem weiteren Antikörper gegen den HER2-Rezeptor, eingesetzt. Im Jahr 2013 schließlich gelang es erstmals, die einzelnen Trastuzumab-Moleküle mit einem Chemotherapeutikum regelrecht zu beladen. Das so entstandene Antikörper-Wirkstoff-Konjugat wird als Trastuzumab-Emtansin bezeichnet. Es bindet an den HER2-Rezeptor, wird anschließend in die Zelle aufgenommen und setzt dort das Chemotherapeutikum frei. Damit wirkt das Präparat gleich zweifach: Es blockiert die Entstehung eine Zellteilungssignals und bringt zusätzlich noch ein Chemotherapeutikum genau dorthin, wo es wirken soll: ins Innere der Tumorzelle. Mittlerweile sind mit Trastuzumab Deruxtecan sowie Sacituzumab Govitecan zwei weitere Antikörper-Wirkstoff-Konjugate zugelassen.

Auch in Bezug auf die Tyrosinkinase-Inhibitoren gibt es Weiterentwicklungen: Neratinib ist seit 2018 zugelassen zur Therapie von Brustkrebs, der sowohl Hormonrezeptoren als auch HER2-Rezeptoren auf seiner Oberfläche aufweist. Tucatinib ist seit 2021 zugelassen zur Therapie von HER2-positiven Mammakarzinomen, die bereits Metastasen gebildet haben oder lokal fortgeschritten sind.

Einige dieser Anti-HER2-Medikamente blockieren mehr oder weniger auch weitere Rezeptoren der HER-Familie, was die unterschiedlichen Nebenwirkungen erklärt. Weitere Einzelheiten zu Wirkungen und Nebenwirkungen von Medikamenten gegen HER2-positiven Brustkrebs entnehmen Sie bitte den folgenden Kurzportraits:

- **Trastuzumab** ist ein monoklonaler Antikörper, der alle drei Wochen als Infusion oder als Spritze unter die Haut (subkutan) verabreicht wird. Trastuzumab erkennt spezifisch eine bestimmte Struktur des Wachstumsfaktor-Rezeptors HER2 auf der Außenseite von Tumorzellen. Es dockt dort an, ohne das Wachstumssignal ins Zellinnere zu übertragen. Trastuzumab

blockiert also den HER2-Rezeptor und damit die Weiterleitung des wachstumsfördernden Signals in die Tumorzelle. Die Behandlungsdauer beträgt 12 Monate, meist in Kombination mit Pertuzumab, einem weiteren gegen HER2 gerichteten Antikörper, sowie mit einem Chemotherapeutikum aus der Gruppe der Taxane.
Nebenwirkungen: Grippeähnliche Beschwerden oder selten allergische Reaktionen vor allem bei der ersten Gabe. Bei weniger als fünf von 100 Frauen kann Trastuzumab eine vorübergehende Schädigung des Herzmuskels hervorrufen. Die Herzfunktion wird deshalb vor und während der Behandlung regelmäßig überprüft. Bei herzkranken Patientinnen müssen Vorteile und Risiken der Behandlung besonders sorgfältig gegeneinander abgewogen werden.

- **Pertuzumab** ist ein monoklonaler Antikörper, der wie Trastuzumab am Wachstumsfaktor-Rezeptor HER2 auf der Außenseite von Tumorzellen andockt, allerdings an einer anderen Stelle als Trastuzumab. Zusätzlich verhindert es die Verbindung zwischen HER1 (EGF-R) und HER2 und verstärkt daher die hemmende Wirkung an der Tumorzelle. Die kombinierte Verwendung von Trastuzumab und Pertuzumab hat sich in der Bekämpfung von HER2-positivem Brustkrebs als wirksamer erwiesen als die Verabreichung von Trastuzumab allein. Seit 2020 steht deshalb neben den Infusionen auch ein Kombinationspräparat aus Trastuzumab und Pertuzumab zur Verfügung, das alle drei Wochen unter die Haut gespritzt wird. Diese Kombination wird meist zusammen mit einem Chemotherapeutikum aus der Gruppe der Taxane verwendet.
  Nebenwirkungen: Ähnlich wie Trastuzumab, zusätzlich Durchfall und Hautausschlag.
- **Trastzumab Emtansin (T-DM1)** ist ein sogenanntes Antikörper-Wirkstoff-Konjugat (engl. Antibody Drug Conjugate, ADC), das seit 2014 für die Behandlung von Patientinnen mit fortgeschrittenem HER2-positivem Brustkrebs zur Verfügung steht und alle drei Wochen als Infusion verabreicht wird. Seit 2019 ist T-DM1 auch für Patientinnen mit frühem HER2-positivem Brustkrebs zugelassen. Jedes Trastuzumab-Molekül ist in diesem Präparat

mit vier Molekülen des Chemotherapeutikums Emtansin beladen, das sich außerhalb von Zellen nicht vom Trastuzumab lösen kann. Auf diese Weise gelangt das Chemotherapeutikum genau dorthin, wo es wirken soll: in die HER2-positive Tumorzelle. Das Konjugat bindet zunächst an den HER2-Rezeptor, wird dann in die Zelle aufgenommen und setzt das Emtansin frei. T-DM1 kombiniert die Wirkung eines gegen HER2 gerichteten Antikörpers und eines Chemotherapeutikums.
Nebenwirkungen: Übelkeit, Müdigkeit, Muskel- und Skelettschmerzen, Blutungen, Kopfschmerzen, Neuropathie, veränderte Leberwerte (erhöhte Transaminasen) und veränderte Blutwerte (Verringerung der Blutplättchen).

- **Trastuzumab Deruxtecan (T-DXd)** ist ein weiteres Antikörper-Wirkstoff-Konjugat (engl. Antibody Drug Conjugate, ADC), das seit 2021 für die Behandlung von Patientinnen mit fortgeschrittenem HER2-positivem Brustkrebs zur Verfügung steht und alle drei Wochen als Infusion verabreicht wird. Jedes Trastuzumab-Molekül in diesem Konjugat ist mit etwa acht Molekülen des Chemotherapeutikums Deruxtecan aus der Gruppe der Topoisomerase-Inhibitoren beladen. T-DXd kombiniert die Wirkung eines gegen HER2 gerichteten Antikörpers und eines Chemotherapeutikums. Nach Aufnahme in die HER2-positive Zelle lösen sich darüber hinaus die kleinen Deruxtecan-Moleküle vom Antikörper und dem Verbindungsstück und können so auch in umgebende Tumorzellen eindringen (engl. Bystander-Effect) T-DXd wirkt deshalb auch bei HER2-low Mammakarzinomen.
Nebenwirkungen: Bei Patienten mit einer schweren Lungenerkrankung in der Krankheitsgeschichte müssen Risiko und Nutzen des Medikaments besonders sorgfältig gegeneinander abgewogen werden. Ansonsten: Übelkeit, Durchfall, Müdigkeit, Blutbildveränderungen, bei etwa jeder zehnten Patientin vorübergehender Haarverlust.
- **Tucatinib** ist 2021 zugelassen worden und damit der neueste Tyrosinkinase-Inhibitor zur Behandlung von Patientinnen mit einem fortgeschrittenen oder bereits metastasierten HER2-positiven Brustkrebs. Tucatinib wird täglich in Tablettenform eingenommen und blockiert die durch die Besetzung des HER2-Rezeptors ausgelöste Signalübertragung im Inneren der Zelle. Es hat

jedoch nur eine geringe Wirkung auf HER1 (EGF-R). Es wirkt ähnlich wie Lapatinib und Neratinib, zeichnet sich aber durch eine besonders gute Wirksamkeit bei Patientinnen mit Hirnmetastasen und eine vergleichsweise gute Verträglichkeit aus. Tucatinib wird in Kombination mit Trastuzumab und dem Chemotherapeutikum Capecitabin (Seite 120) angewandt.
Nebenwirkungen: Bestimmte Leberwerte erhöhen sich während der Therapie mit Tucatinib, die Blutwerte müssen deshalb entsprechend überwacht werden. Bei einem knappen Drittel der Patientinnen kommt es zu Durchfällen, Erbrechen und Übelkeit. Patientinnen klagen außerdem über Nasenbluten, Entzündungen der Mundschleimhaut, Hautausschlag und Gewichtsabnahme.

- **Neratinib** ist ebenfalls ein Tyrosinkinase-Inhibitor, der alle vier bekannten HER-Rezeptoren blockiert. Er wird täglich in Tablettenform eingenommen und steht seit 2018 für Patientinnen mit HER2-positivem Brustkrebs zur Verfügung. Eingesetzt wird Neratinib als erweiterte adjuvante Therapie beim Hormonrezeptor- und HER2-positiven frühen Brustkrebs nach Abschluss einer Trastuzumab-haltigen Therapie (sie darf nicht länger als ein Jahr zurückliegen), um das Rezidivrisiko weiter abzusenken. Neratinib unterbricht nicht nur den HER2-abhängigen Signalweg im Inneren der Zelle, sondern alle HER-abhängigen Signalwege. Die Behandlungsdauer beträgt ein Jahr.
  Nebenwirkungen: Durchfall bei 95 Prozent, sehr starker Durchfall (mehr als 7 Stuhlgänge pro Tag) bei 40 Prozent der Patientinnen, wenn keine vorbeugende Therapie durchgeführt wird. Durchfallvorbeugung notwendig durch langsame Steigerung der Dosis bei Therapiebeginn (Dosiseskalation) und unterstützende Medikamente. Außerdem Übelkeit, Müdigkeit, Erbrechen, Bauchschmerzen und Hautausschlag.
- **Lapatinib** war 2008 der erste zugelassene Tyrosinkinase-Inhibitor (TKI), mit dem sich der zum HER2-Rezeptor gehörende Signalweg in der Krebszelle an einer bestimmten Stelle blockieren lässt. Zusätzlich wirkt es auf HER1 (EGF-R). Es wird täglich in Tablettenform eingenommen. Sein Einsatzgebiet ist die Behandlung von Patientinnen mit HER2-positivem Brustkrebs, bei denen die Krankheit trotz Therapie mit Trastuzumab sowie Che-

motherapie weiter fortgeschritten ist. Lapatinib kann nicht nur mit einer Chemotherapie, sondern auch mit Trastuzumab kombiniert oder alleine gegeben werden.
Nebenwirkungen: Sehr häufig Durchfall, Übelkeit, Erbrechen, Hautausschlag, Müdigkeit und Gewichtsabnahme. Patientinnen mit Herzerkrankungen oder Störungen der Leberfunktion müssen sorgfältig überwacht werden.

Medikamente gegen tripelnegativen Brustkrebs

Wenn Brustkrebszellen auf ihrer Außenseite weder Hormonrezeptoren (also keine Östrogen- und auch keine Progesteronrezeptoren) noch HER2-Rezeptoren tragen, werden sie als dreifach negativ oder tripelnegativ bezeichnet. Biologisch gesehen sind vor allem basal-ähnliche Brustkrebszellen tripelnegativ. Sie bieten also zunächst so gut wie keinen zielgerichteten Ansatz zur Behandlung und wachsen entsprechend aggressiv. Tatsächlich wird tripelnegativer Brustkrebs derzeit vor allem mit zellteilungshemmenden Medikamenten, also mit Chemotherapeutika behandelt. Allerdings macht die Arzneimittelforschung auch in diesem Bereich Fortschritte. Zu nennen sind in jedem Fall die Immuntherapie (siehe Abschnitt BV.4), das Antikörper-Wirkstoff-Konjugat Sacituzumab-Govitecan und auch der VEGF-Inhibitor Bevacizumab

- **Sacituzumab-Govitecan:** Der Antikörper Sacituzumab erkennt ein Eiweiß, das auf vielen Tumorzellen (nicht nur auf tripelnegativen Brustkrebszellen) besonders häufig vorkommt: das sogenannte Trop-2. Die Trop-2-Bestimmung im Tumorgewebe ist keine Voraussetzung für die Therapie. Sacituzumab Govitecan wird in einem Zeitraum von drei Wochen zweimal als Infusion verabreicht, und zwar jeweils an den Tagen eins und acht. Jedes Antikörpermolekül ist mit Govitecan beladen, einem Chemotherapeutikum aus der Klasse der Topoisomerase-Hemmstoffe. Wenn dieses Konjugat an Trop-2 andockt, wird es in die Zelle aufgenommen und wirkt im Inneren der Tumorzelle. Die Topoisomerasen werden gehemmt, das heißt die Zelle kann ihre Erbsubstanz vor einer Teilung nicht mehr ordnungsgemäß verdoppeln, und das Tumorwachstum verlangsamt sich.

Nebenwirkungen: Bei mehr als der Hälfte der Frauen kommt es zu Blutbildveränderungen mit der Abnahme weißer Blutzellen, bei zehn von 100 Frauen treten schwere Durchfälle auf. Auch Erschöpfungszustände, Appetitverlust, Verstopfung und Haarverlust kommen vor.

- **Bevacizumab** ist ein als Medikament eingesetzter Antikörper, der gegen den Gefäßwachstumsfaktor VEGF gerichtet ist. Die Bindung an VEGF unterbindet die für das Tumorwachstum notwendige Neubildung von Blutgefäßen in den Tumorzellen. Bevacizumab wird als Infusion verabreicht, und zwar bei HER2-negativen Mammakarzinomen in Kombination mit einer in der Erstlinie verabreichten Chemotherapie (mit Taxanen oder Capecitabin). Eingesetzt wird es bei der metastasierten Erkrankung.
  Nebenwirkungen: Bluthochdruck, Fatigue, Übelkeit und Erbrechen sowie Bauchschmerzen und Durchfall kommen häufig vor. Berichtet wird außerdem von Blutbildveränderungen (Verminderung weißer Blutzellen) und Nervenschäden (Neuropathien).

Medikamente gegen genetisch charakteristisch veränderte Brustkrebszellen

PARP-Inhibitoren

Krebs entsteht, weil Zellen mit Schäden in ihrer Erbsubstanz den Kontrollinstanzen des gesunden Körpers entgehen, sich weiter teilen und schließlich zu einem bösartigen Tumor heranwachsen. Das gilt für jede Krebserkrankung.

Für die Erhöhung des Brustkrebsrisikos um etwa 50 Prozent sind Veränderungen in zwei Genen verantwortlich, die schon seit geraumer Zeit bekannt sind. Sie wurden bei ihrer Entdeckung Brustkrebsgene 1 und 2, englisch Breast Cancer Gene oder abgekürzt BRCA1 und BRCA2 genannt. Veränderungen in BRCA1 und BRCA2 haben unter anderem zur Folge, dass die Zelle Brüche im DNA-Doppelstrang nicht mehr reparieren kann. Warum ist das wichtig? DNA-Doppelstränge entstehen ja aus Einzelsträngen, die dabei als Synthesevorlage dienen (siehe Kastentext »Vor jeder Zellteilung: Verdopplung der Erbsubstanz«). Schon in diesen Einzelsträngen kann es zu Brüchen kommen, was zunächst keine größeren Auswirkungen hat, weil ein Enzym mit dem Namen

PARP bereitsteht, um diese Einzelstrangbrüche zu reparieren – aber eben ausschließlich Einzelstrangbrüche. Wenn PARP-Enzyme nicht funktionieren, entstehen Einzelstrangbruchstücke, die schließlich zu Doppelstrangbruchstücken werden. Nun kommen die BRCA-Gene ins Spiel: Sind sie unverändert wie in gesunden Zellen, dann können diese DNA-Doppelstrangbrüche wieder zur intakten DNA komplettiert werden, und alles ist gut.

Weil aber Brustkrebszellen mit krank machenden Veränderungen in den BRCA-Genen keine DNA-Doppelstrangbruchstücke mehr reparieren können, ergibt sich ein medikamentöser Ansatz, um sie gezielt zu schädigen: Man muss dafür sorgen, dass die Zahl der Doppelstrangbrüche in Krebszellen besonders groß ist. Und das gelingt, indem man eine Stufe vorher gewährleistet, dass schon DNA-Einzelstrangbrüche nicht mehr repariert werden, indem man die Aktivität der für diese Reparatur zuständigen PARP-Enzyme hemmt.

Mit anderen Worten: Wenn man in einer BRCA-mutierten Zelle medikamentös die PARP-Enzyme hemmt, sind sowohl die Reparatur von DNA-Einzelstrangbrüchen als auch die Reparatur von DNA-Doppelstrangbrüchen blockiert, und die Zelle stirbt ab.

Wenn die BRCA-Mutation erblich ist (wenn also eine sogenannte BRCA-Keimbahnmutation vorliegt), gibt es auch normale Körperzellen mit geschädigten BRCA-Genen. Sie teilen sich aber wesentlich langsamer als Tumorzellen und reagieren damit weniger stark auf eine medikamentöse Behandlung mit Hemmstoffen der PARP-Enzyme.

Medikamente, mit denen sich die Aktivität von PARP-Enzymen hemmen lässt, werden als PARP-Inhibitoren bezeichnet. Sie können auch wirken, wenn in einer Krebszelle nicht BRCA-Gene, sondern andere DNA-Reparaturgene mutiert sind. Mit Olaparib und Talazoparib sind zwei ihrer Vertreter zur Behandlung von Brustkrebspatientinnen mit BRCA1/2-Mutationen zugelassen, die an einem HER2-negativen Mammakarzinom erkrankt sind.

- **Olaparib** gehört zur Klasse der PARP-Inhibitoren und wird täglich in Tablettenform eingenommen. Es ist zugelassen bei Patientinnen mit BRCA1/2-Mutationen, die an einem HER2-negativen Mammakarzinom erkrankt sind, das lokal fortgeschritten oder bereits metastasiert oder im frühen Stadium mit einem hohen Rückfallrisiko verbunden ist. Vor der Anwendung von Olaparib muss ein Test zur Bestimmung der Mutation in den BRCA-Genen durchgeführt werden. Olaparib ist auch zugelassen zur Therapie von Eierstockkrebs.

Nebenwirkungen: Mehr als zehn von 100 Patientinnen klagen über Übelkeit, Erschöpfung, Durchfall, Appetitlosigkeit, Kopfschmerzen, Schwindel und weisen eine Verminderung roter und weißer Blutkörperchen auf.

- **Talazoparib** gehört zur Klasse der PARP-Inhibitoren und wird täglich als Tablette eingenommen. Es ist zugelassen bei Patientinnen mit BRCA1/2-Mutationen, die an einem HER2-negativen Mammakarzinom erkrankt sind, das lokal fortgeschritten oder bereits metastasiert ist. Vor Anwendung von Talazoparib muss ein genomischer Test zur Bestimmung der Mutation in den BRCA-Genen durchgeführt werden.

  Nebenwirkungen: Mehr als 10 von 100 Patientinnen leiden unter Erschöpfung, einer Verminderung roter und weißer Blutkörperchen und Kopfschmerzen.

PI3K-alpha-Inhibitoren

Bis zu 40 Prozent aller Hormonrezeptor-positiven Mammakarzinome bestehen aus Zellen, in denen das sogenannte PIK3CA-Gen verändert ist. Dieses Gen enthält den Bauplan für das Enzym Phophatidyl-Inositol-3-Kinase oder kurz PI3K. Durch die Mutation liegt das Enzym ständig in seiner aktivierten sogenannten Alpha-Form vor. Dieses PI3K-alpha sorgt dafür, dass über den entsprechenden Signalweg (PI3K/AKT) im Zellkern ständig Wachstumssignale ankommen. Die Folge: Die Tumorzellen teilen sich schnell, der Tumor wächst.

Bislang ist Alpelisib der einzige zugelassene Vertreter der PI3K-alpha-Inhibitoren. Die Hemmung des Enzyms unterbricht die Signalkette, kann allerdings auch dafür sorgen, dass auf der Außenseite der Zelle vermehrt Östrogenrezeptoren gebildet werden. Damit nicht über die Besetzung dieser Hormonrezeptoren doch wieder wachstumsfördernde Signale in den Zellkern gelangen, wird Alpelisib immer in Kombination mit Fulvestrant gegeben, einem sogenannten Antiöstrogen, das Östrogenrezeptoren unumkehrbar blockiert.

- **Alpelisib** ist ein PI3K-alpha-Hemmstoff. Es wird täglich in Tablettenform eingenommen und ist zugelassen für Patientinnen nach den Wechseljahren, deren Brustkrebs Hormonrezeptor-positiv ist und trotz Antihormontherapie weiterwächst. Außerdem muss die Mutation im PIK3CA-Gen mit einem geeigneten Test nachgewiesen sein. Weil sein Einsatz dazu führen kann, dass an der Zelloberfläche vermehrt Östrogenrezeptoren gebildet werden, muss Alpelisib immer zusammen mit dem Antiöstrogen Fulvestrant gegeben werden. Hinweis: Alpelisib ist in Deutschland nicht verfügbar, es kann aber nach erklärter Kostenübernahme durch Ihre Krankenversicherung über die internationale Apotheke beschafft werden.
  Nebenwirkungen: Da der PI3K/AKT-Signalweg auch für den Zuckerstoffwechsel der Zelle von Bedeutung ist, ist ein zu hoher Blutzuckerspiegel eine der häufigsten Nebenwirkungen. Eine zuckerarme Diät ist deshalb anzuraten; auch muss der Blutzuckerspiegel täglich kontrolliert werden. Des Weiteren treten häufig auf: Hautausschlag, erhöhte Leberwerte, Durchfall, Übelkeit und Erbrechen, Gewichtsabnahme, Appetitlosigkeit, Erschöpfung, eine Abnahme weißer und roter Blutkörperchen und Mundschleimhautentzündungen.

3. Medikamente zur gezielten Aktivierung des Immunsystems

Auf der Suche nach Möglichkeiten, als Patientin selbst etwas gegen die Krebserkrankung zu tun, werden Sie früher oder später auf Nahrungsergänzungsmittel stoßen, die angeblich zur Stärkung der Abwehrkräfte sinnvoll sind und so den Körper im Kampf gegen den Krebs unterstützen. Diese Mittel gehören in den Bereich der Komplementärmedizin, über die wir Sie in Abschnitt BVI.5 dieses Buches informieren.

Medikamente zur gezielten Aktivierung des Immunsystems sind etwas ganz anderes. Sie wirken tatsächlich sehr gezielt, indem sie bestimmte, durch Krebszellen stillgelegte Abwehrzellen gewissermaßen wieder flottmachen. Das erste Arzneimittel dieser Klasse wurde in der Krebstherapie im Herbst 2015 zugelassen, damals in erster Linie zur Behandlung des schwarzen Hautkrebses. In der Behandlung von Frauen mit Brustkrebs spielen diese Immuntherapeutika erst seit Herbst 2019 eine Rolle: Seinerzeit wurde Atezolizumab in Kombination mit nab-Paclitaxel, einem Chemotherapeutikum aus der Klasse der Taxane, zugelassen, und zwar zur Therapie des tripelnegativen Mammakarzinoms. Mit Pembrolizumab steht seit Oktober 2021 für dieselbe Indikation ein zweites Medikament dieser Klasse, ebenfalls in Kombination mit einer Chemotherapie, zur Verfügung.

Beide Medikamente werden als **Immuncheckpoint-Inhibitoren** bezeichnet. Ganz offensichtlich hemmen (inhibieren) sie eine Interaktion an einem sogenannten Immuncheckpoint. Wichtig sind solche Checkpoints immer, wenn spezialisierte Abwehrzellen auf andere Zellen treffen, denn dann muss entschieden werden, ob es zu einer Immunabwehr kommt oder nicht. Gesunde Zellen haben eine Vielzahl von Möglichkeiten, um Abwehrzellen zu signalisieren, dass sie unschädlich sind und zum eigenen Körper gehören, also keine Gefahr darstellen und auch nicht bekämpft werden dürfen. Eine dieser vielen Möglichkeiten besteht in der einfachen Interaktion zwischen Rezeptoren an der Abwehrzelle (PD-1) und passenden Liganden an der Körperzelle (PD-L1). Die Verbindung von PD-1 und PD-L1 wirkt wie ein Not-Ausschalter: Die Abwehrzelle stellt ihre Aktivität sofort ein, und die Körperzelle wird verschont.

Viele Krebszellen sind jedoch ebenfalls in der Lage, an ihrer Oberfläche PD-L1-Moleküle zu bilden. Damit setzen sie sich sozusagen eine Tarnkappe auf, um den Abwehrzellen des Immunsystems zu entgehen. Durch die Bindung von PD-L1 an PD-1 sind sie – genau wie gesunde Körperzellen – vor den Abwehrzellen geschützt.

Jetzt kommen die Immuncheckpoint-Inhibitoren ins Spiel: Sie sind in der Lage, die schützende Tarnkappe wegzuziehen und die Tumorzellen so für das Immunsystem des Patienten wieder sichtbar zu machen: Immuncheckpoint-Inhibitoren verhindern, dass die Bindung zwischen PD-1 und PD-L1 zustande kommt. Manche von ihnen blockieren dazu PD-1, andere PD-L1:

- Als Antikörper gegen PD-1 dockt **Pembrolizumab** an die PD-1-Rezeptoren an und blockiert diese. Die Folge: PD-L1-Moleküle können nicht mehr an-

docken, und die Abwehrzelle leitet die Bekämpfung der Tumorzelle durch das Immunsystem ein.
- Als Antikörper gegen PD-L1 löst **Atezolizumab** die Immunbremse von der anderen Seite: Es blockiert PD-L1, eine Bindung zwischen PD-L1 und PD-1 kommt nicht mehr zustande, und die Bekämpfung der Krebszelle durch das Immunsystem kann starten (siehe Abbildung).

Der Einfachheit halber sind wir bei der Darstellung des Wirkmechanismus von Immuncheckpoint-Inhibitoren davon ausgegangen, dass der PD-1-Rezeptor immer nur an Abwehrzellen und der PD-L1-Ligand immer an Krebszellen vorkommt. Tatsächlich kommen Rezeptoren und Liganden in gleicher Weise sowohl auf Abwehrzellen als auch auf Krebszellen vor. Entscheidend ist die Verbindung zwischen beiden, die vermieden werden muss, damit die Abwehrzellen die Tumorzellen bekämpfen können.

Die Therapie mit Immuncheckpoint-Inhibitoren funktioniert leider nicht bei allen Brustkrebszellen, sondern vor allem dann, wenn eine Mindestmenge an Tumorzellen tatsächlich mit PD-L1 an ihrer Oberfläche ausgestattet ist. Auch die Intensität der Markierung mit PD-1 spielt eine Rolle. Das ist der Grund, warum Immuncheckpoint-Inhibitoren bislang nur bei entsprechend ausgestatteten tripelnegativen Brustkrebszellen wirken, und das auch unterschiedlich stark.

Jede Therapie mit Immuncheckpoint-Inhibitoren muss sorgfältig überwacht werden, damit keine überschießende Immunreaktion ausgelöst wird, die lebensgefährlich sein kann. Entsprechende Nebenwirkungen müssen rasch erkannt und behandelt werden. Diese Nebenwirkungen sind oft nicht leicht von anderen Erkrankungen zu unterscheiden. Berichtet wird von Leber- und Lungenentzündungen oder von einem Hormonmangel, beispielsweise einer Schilddrüsenunterfunktion. Patientinnen und Patienten unter Immuntherapie sollten beim Auftreten von Beschwerden den aufgesuchten Ärzten immer von der Therapie mit Immuncheckpoint-Inhibitoren berichten und auch daran denken, dass Nebenwirkungen der Immuntherapie auch noch mehrere Monate nach Beendigung der Therapie auftreten können.

ERKENNUNG UND LAHMLEGUNG DER ABWEHRZELLE DURCH DIE KREBSZELLE

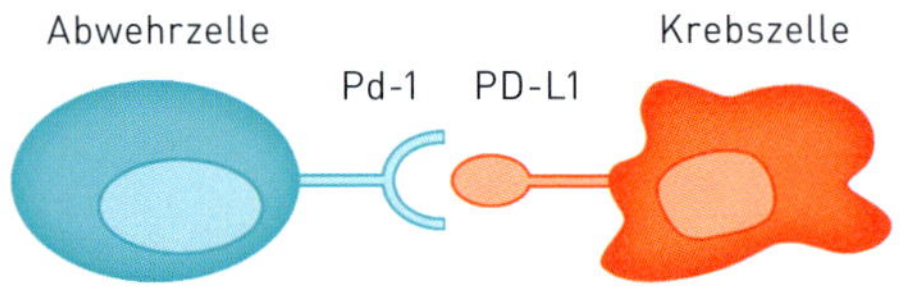

LÖSEN IMMUNBREMSE MIT PD-1-ANTIKÖRPER

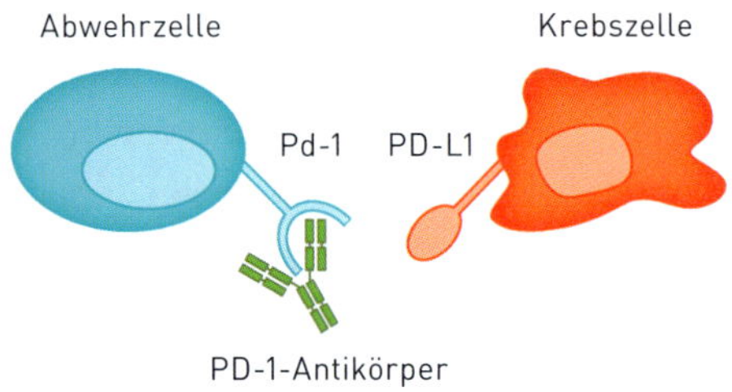

LÖSEN IMMUNBREMSE MIT PD-1-ANTIKÖRPER

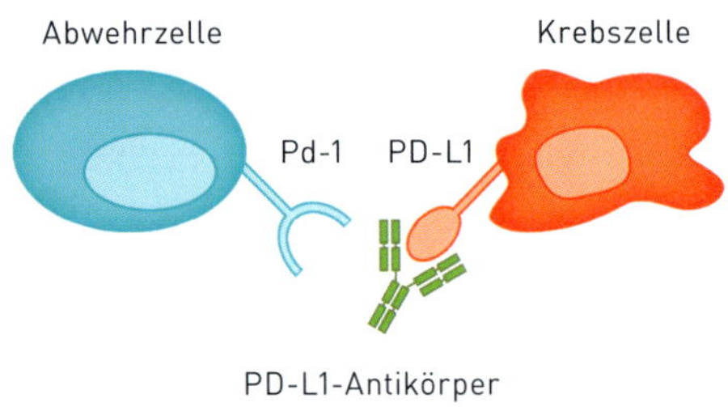

Immuncheckpoint-Inhibitoren ziehen den Krebszellen sozusagen die Bettdecke weg, unter der sie sich vor dem Immunsystem versteckt haben. Wenn PD-1 und PD-L1 eine Verbindung eingehen, erlischt die Aktivität der Abwehrzelle sofort (oben), das heißt, die Tumorzellen haben sich gewissermaßen versteckt. Medikamentös kann man diese Deaktivierung durch PD-1-Antikörper wie Pembrolizumab oder auch durch einen PD-L1-Antikörper wie Atezolizumab blockieren, der Effekt ist derselbe: Die Immunbremse ist gelöst, die Krebszelle »enttarnt«.

- **Atezolizumab** ist ein gegen PD-L1 gerichteter Immuncheckpoint-Inhibitor. Es steht als Infusion zur Verfügung und wird in der Regel dreiwöchentlich verabreicht. Es ist beim tripelnegativen Mammakarzinom in Kombination mit dem Chemotherapeutikum nab-Paclitaxel zugelassen, wenn 1 Prozent oder mehr Immunzellen an ihrer Oberfläche PD-L1 aufweisen (PD-L1ic ≥1 %, *immune cell score*). Behandelt werden dürfen mit Atezolizumab nur Patientinnen mit einer fortgeschrittenen oder bereits metastasierten und nicht operablen dreifach negativen Brustkrebserkrankung, wenn sie seit dem Fortschreiten der Erkrankung noch keine Chemotherapie erhalten haben.
Nebenwirkungen: Immunvermittelte, also durch eine zu starke Aktivierung des Immunsystems ausgelöste Nebenwirkungen können auftreten als Entzündungen von Lunge, Leber, Darm, Bauchspeicheldrüse, Herzmuskel, Nieren und Muskeln. Außerdem kommen Typ-1-Diabetes und Störungen der Schilddrüsenfunktion vor. Diese Risiken werden im Rahmen der Behandlung sehr genau überwacht. Daneben klagen Patientinnen häufig über Erschöpfung, verminderten Appetit, Übelkeit und Erbrechen sowie Atembeschwerden und Durchfall.
- **Pembrolizumab** ist ein gegen PD-1 gerichteter Immuncheckpoint-Inhibitor. Es steht als Infusion zur Verfügung und wird in der Regel dreiwöchentlich verabreicht. Es ist beim tripelnegativen Mammakarzinom in Kombination mit einer Chemotherapie zugelassen. Bei der frühen tripelnegativen Erkrankung kann Pembrolizumab ohne PD-L1-Nachweis auf der Oberfläche von Immun- oder Tumorzellen gegeben werden. Bei der fortgeschrittenen Erkrankung ist ein solcher Nachweis dagegen Voraussetzung für die Anwendung als erste Chemotherapielinie (PD-L1 CPS ≥10, *combined positivity score*).
Nebenwirkungen: Immunvermittelte, also durch eine zu starke Aktivierung des Immunsystems ausgelöste Nebenwirkungen können auftreten als Entzündungen von Lunge, Leber, Darm, Bauchspeicheldrüse, Herzmuskel, Nieren und Muskeln. Außerdem kommen Typ-1-Diabetes und Störungen der Schilddrüsenfunktion vor. Diese Risiken werden im Rahmen der Behandlung sehr genau überwacht. Daneben klagen Patienten häufig über Durchfall, Juckreiz, Hautausschlag und Erschöpfung.

4. Knochenschützende Medikamente

Die medikamentöse Unterdrückung der Östrogenwirkung oder der Östrogenproduktion in den Eierstöcken sowie im Fettgewebe mit einer sogenannten Antihormontherapie ist bei Patientinnen mit luminalen Brustkrebserkrankungen notwendig. Der plötzliche Östrogenentzug erhöht jedoch das Risiko für eine Abnahme der Knochendichte. Ohne medikamentösen Knochenschutz kann eine Osteoporose entstehen.

Betroffen sind Patientinnen, die im Rahmen ihrer Antihormontherapie Aromatasehemmer, Tamoxifen oder GnRH-Analoga erhalten. Wenn Frauen mit luminalem Brustkrebs vor den Wechseljahren einen Aromatasehemmer erhalten und dazu ihre Eierstockfunktion mit einem GnRH-Analogon ausgeschaltet wird, nimmt die Knochendichte besonders stark ab. Das individuelle Osteoporoserisiko kann außerdem durch Faktoren wie hohes Lebensalter, Rauchen, langzeitige Einnahme kortisonhaltiger Medikamente, Untergewicht, Bettlägerigkeit oder eingeschränkte Beweglichkeit sowie Mangel an Kalzium und Vitamin D weiter erhöht sein.

Stellt sich nach Messung der Knochendichte heraus, dass ein Osteoporoserisiko besteht, wird speziell während einer Antihormontherapie die zusätzliche Einnahme von Vitamin D und Kalzium empfohlen und eine knochenschützende medikamentöse Therapie mit sogenannten Bisphosphonaten oder dem Antikörper Denosumab verordnet. Beide Medikamente hemmen den Abbau des Knochens und werden deshalb auch als antiresorptive Substanzen bezeichnet.

- **Bisphosphonate** lagern sich an die Oberfläche des Knochens an und hemmen die Aktivität der Osteoklasten, das sind die Zellen, die in unserem Körper für den Abbau von Knochen zuständig sind. Bisphosphonate bleiben über Monate bis Jahre im Knochengewebe gespeichert. Bisphosphonate zum Schutz vor Tumortherapie-bedingtem Knochenabbau werden meist als Infusion halbjährlich gegeben; die Therapie wird drei bis fünf Jahre lang begleitend zur Antihormontherapie gegeben. Bei metastasierter Erkrankung beträgt der übliche Abstand zwischen den Bisphosphonat-Infusionen vier

bis zwölf Wochen. Alternativ zu Bisphosphonat-Infusionen stehen auch Präparate als Tabletten zur Verfügung.
Nebenwirkungen (Zoledronsäure): Fieber und grippeähnliche Symptome können auftreten, ebenfalls Knochen- und Gelenkschmerzen. Auch Müdigkeit, Verwirrung und Magen-Darm-Beschwerden werden berichtet. Bisphosphonate können die Nieren belasten, vor allem wenn sie mit anderen, die Nierenfunktion beeinträchtigenden Medikamenten zum Einsatz kommen. Eine seltene, aber schwerwiegende Nebenwirkung ist die Kiefernekrose, bei der Knochengewebe unter den Zähnen abstirbt. Ein Zahnarztbesuch zur Kontrolle des Zahnstatus und – falls erforderlich – eine Zahnsanierung vor Beginn der Therapie sowie sorgfältige Mundhygiene werden empfohlen.

- **Denosumab** ist ein Antikörper, der an ein Protein mit dem Namen RANK-Ligand bindet. Daraufhin kann RANK-Ligand nicht mehr an seinen Rezeptor auf Vorläuferzellen von knochenabbauenden Osteoklasten andocken. Die Folge: Aus den Vorläuferzellen entstehen keine funktionsfähigen Osteoklasten mehr, die Zahl der Osteoklasten nimmt ab und damit auch der Abbau des Knochens. Denosumab wird unter die Haut gespritzt, und zwar alle 6 Monate zum Schutz vor Osteoporose für die Dauer der adjuvanten Antihormonbehandlung. Bei metastasierter Erkrankung beträgt der Abstand zwischen den Spritzen vier Wochen.
Nebenwirkungen: Harnwegsinfekte kommen häufig vor, ebenso Muskelschmerzen, Verstopfung, Hautausschläge sowie Schmerzen in Muskeln, Knochen und Gelenken. Eine seltene, aber schwerwiegende Nebenwirkung ist die Kiefernekrose, bei der Knochengewebe unter den Zähnen abstirbt. Ein Zahnarztbesuch zur Kontrolle des Zahnstatus und – falls erforderlich – eine Zahnsanierung vor Beginn der Therapie sowie sorgfältige Mundhygiene werden empfohlen.

5. Behandlungsplan zum frühen Mammakarzinom

Die medikamentöse Behandlung einer Brustkrebserkrankung ist neben der lokalen Therapie – also der chirurgischen Tumorentfernung und der Strahlentherapie – die zweite wichtige Säule der Behandlung, denn Brustkrebs ist immer eine Erkrankung des gesamten Organismus. Für jede Patientin wird die medikamentöse Behandlung individuell geplant. Welche Präparate eingesetzt werden, ist von der Biologie der Erkrankung, vom Krankheitsstadium und von den persönlichen Voraussetzungen jeder Patientin abhängig. In diesem Kapitel beschreiben wir typische Behandlungspläne, damit Sie ungefähr abschätzen können, was im Laufe der medikamentösen Therapie auf Sie zukommt.

Luminale Mammakarzinome

Jede Patientin mit einem Hormonrezeptor-positiven Mammakarzinom erhält eine sogenannte Antihormontherapie, auch endokrine Therapie genannt. Patientinnen vor den Wechseljahren können mit Tamoxifen behandelt werden, Patientinnen nach den Wechseljahren zusätzlich auch mit Aromatasehemmern. Wenn bei prämenopausalen Patientinnen Aromatasehemmer eingesetzt werden sollen, muss zunächst die Östrogenproduktion in den Eierstöcken abgeschaltet werden, denn Aromatasehemmer haben auf diese Östrogene keinen Einfluss. Diese Stilllegung der Eierstöcke erfolgt mit Medikamenten aus der Klasse der GnRH-Analoga.

Muss vor der fünf bis zehn Jahre langen Antihormontherapie mit Tabletten eine Chemotherapie absolviert werden? Das ist dann der Fall, wenn das prognostizierte Rückfallrisiko innerhalb der ersten fünf Jahre bei mehr als zehn Prozent liegt. Ein solches erhöhtes Rückfallrisiko liegt beispielsweise vor,

- wenn mehrere Lymphknoten befallen sind oder
- wenn die Zellteilungsrate, gemessen mit dem Marker Ki-67, besonders hoch ist oder
- wenn sich beim Grading herausstellt, dass die Krebszellen den normalen Körperzellen kaum noch ähnlich sind.

Lässt sich das Rückfallrisiko anhand dieser Kriterien nicht eindeutig beurteilen, kann zur Risikoabschätzung ein sogenannter Genexpressionstest eingesetzt werden. Auch die Abschätzung des endokrinen Ansprechens, also die Prüfung, inwieweit der Tumor für eine Antihormontherapie empfindlich ist, kann wichtige Zusatzinformationen liefern.

Ist eine Chemotherapie erforderlich, so kann sie entweder vor oder nach der Operation durchgeführt werden. In der Regel werden Anthrazykline und Taxane nacheinander gegeben. Auch ein Anthrazyklin-freies Schema, etwa mit Docetaxel/Cyclosphosphamid (TC) ist möglich. Die Therapiedauer beträgt so 18 bis 24 Wochen. (Algorithmus siehe Behandlungsplan im Anhang, Seite 389.)

Antihormontherapie bei Patientinnen vor den Wechseljahren

Standard ist eine fünfjährige Behandlung mit Tamoxifen-Tabletten. Tamoxifen besetzt die Östrogenrezeptoren und verhindert in der Brust so die Östrogenwirkung. Bei erhöhtem Rückfallrisiko kann die Behandlung auf bis zu zehn Jahre ausgedehnt werden. Bei erhöhtem Rückfallrisiko kann es auch sinnvoll sein, die Behandlung auf Aromatasehemmer umzustellen. Zuvor muss allerdings sichergestellt sein, dass die Eierstöcke kein Östrogen mehr produzieren, denn Aromatasehemmer unterbinden lediglich die Östrogenproduktion in Leber-, Haut- und Fettgewebe. Die medikamentöse Ausschaltung der Östrogenproduktion in den Eierstöcken erfolgt mit Medikamenten aus der Klasse der GnRH-Analoga, die als Spritzen unter die Bauchdecke verabreicht werden.

Antihormontherapie bei Patientinnen nach den Wechseljahren

Für Patientinnen nach den Wechseljahren bestehen dieselben Behandlungsoptionen wie für prämenopausale Patientinnen, sie können also Tamoxifen oder einen Aromatasehemmer erhalten. Weil die Eierstöcke kein Östrogen mehr produzieren, können Aromatasehemmer bei postmenopausalen Patientinnen ohne die medikamentöse Ausschaltung der Eierstöcke gegeben werden.

Eine reine Antihormontherapie wird in aller Regel im Rahmen der Nachsorge durch die niedergelassenen Frauenärzte überwacht. Alle anderen medikamentösen Therapien können am Brustzentrum oder beim niedergelassenen (Gynäko-)Onkologen absolviert werden.

Unabhängig vom Menopausenstatus gibt es bei erhöhtem Rückfallrisiko neben der Chemotherapie und der Antihormontherapie noch zwei weitere Behandlungsmöglichkeiten: Sind Lymphknoten befallen, ist eine zweijährige Behandlung mit dem CDK4/6-Inhibitor Abemaciclib eine Option. Er verstärkt gewissermaßen die parallel weitergeführte Antihormontherapie.

Wenn bei einer Patientin mit einem erhöhten Rückfallrisiko eine Mutation in den BRCA-Genen nachgewiesen wird, kann sie parallel zur Antihormontherapie für ein Jahr den PARP-Inhibitor Olaparib erhalten. Olaparib schädigt speziell BRCA-mutierte Zellen.

HER2-positive Mammakarzinome

Wenn bei einer Patientin ein HER2-positiver Brustkrebs diagnostiziert ist, absolviert sie eine neoadjuvante – also noch vor der Operation gegebene – medikamentöse Therapie. Sie besteht aus zwei zielgerichtet gegen HER2-positive Krebszellen wirkende Antikörper in Kombination mit einer Chemotherapie. Die beiden Antikörper sind Trastuzumab und Pertuzumab. Ihren gemeinsamen Einsatz bezeichnen Ärzte auch als duale HER2-Blockade. Für die Chemotherapie kommen vor allem Substanzen aus der Klasse der Anthrazykline und der Taxane sowie gegebenenfalls Carboplatin infrage.

Wie es nach der Operation medikamentös weitergeht, ist vom Erfolg der neoadjuvanten Therapie abhängig. Wenn es gelungen ist, eine sogenannte pathologische Komplettremission (pCR) zu erreichen, wenn also im OP-Präparat keine Krebszellen mehr nachweisbar waren, dann erhalten Patientinnen, deren Lymphknoten vor der Operation nicht befallen waren (deren Tumor also nodalnegativ war) nach der Operation für ein Jahr noch den Antikörper Trastuzumab. Hatte der HER2-positive Brustkrebs vor der Operation bereits Lymphknoten befallen, war der Tumor also nodalpositiv, dann erhalten betroffene Patientinnen nach der Operation für ein Jahr die duale HER2-Blockade, bestehend aus Trastuzumab und Pertuzumab.

Falls es mit der neoadjuvanten Therapie nicht gelungen ist, eine pCR zu erreichen, wenn also eine non-pCR vorliegt, dann benötigt die Patientin eine Verstärkung der Therapie. Nach der Operation kommt dann das Antikörper-Wirkstoff-Konjugat T-DM1 zum Einsatz, um möglichst alle Krebszellen im Körper abzutöten. T-DM1 besteht aus dem gegen HER2 gerichteten Antikörper Trastuzumab, an den zusätzlich Chemotherapie-Moleküle angeheftet sind. Die Patientin erhält vierzehn jeweils dreiwöchige Zyklen T-DM1.

Eine Option zur Behandlung ohne neoadjuvante Chemotherapie gibt es für HER2-positive Mammakarzinome, die kleiner als zwei Zentimeter sind und die noch keine Lymphknoten befallen haben (T1N0). Patientinnen mit diesem Befund werden zunächst operiert und erhalten dann nach der Operation – wenn sich der T1N0-Befund so bestätigt – eine Chemotherapie mit Paclitaxel sowie Trastuzumab für ein Jahr.

Bestimmte Brustkrebsarten können neben den HER2-Rezeptoren auch Hormonrezeptoren auf der Oberfläche ihrer Zellen tragen. Sie sind dann sowohl HER2-positiv als auch Hormonrezeptor-positiv (HER2-positiv, luminal). Betroffene Patientinnen erhalten dann zusätzlich zur Anti-HER2-Therapie auch eine Antihormontherapie mit Tamoxifen oder einem Aromatasehemmer (siehe Abschnitt BV.2).

Die Behandlung von Patientinnen mit HER2-positiver Brustkrebserkrankung nimmt damit ungefähr ein Jahr in Anspruch. Ein Jahr lang haben sie regelmäßig Termine in ihrem Zentrum. Sollte zusätzlich eine mehrjährige Antihormontherapie notwendig sein, wird diese im Rahmen der Nachsorge durch die niedergelassenen Frauenärzte überwacht. (Algorithmus siehe Behandlungsplan im Anhang, Seite 389.)

Tripelnegative Mammakarzinome

Patientinnen mit tripelnegativen Mammakarzinomen können bislang nicht zielgerichtet behandelt werden, weil ihre Karzinome keine der etablierten Angriffspunkte (Hormon- oder HER2-Rezeptoren) bieten. Sie erhalten deshalb eine neoadjuvante Chemotherapie, in der Regel bestehend aus einem Anthrazyklin, einem Taxan und Carboplatin.

Bei allen Tumoren, die größer als zwei Zentimeter sind und bei Tumoren mit Lymphknotenbefall, kann auch Pembrolizumab eingesetzt werden. Mit diesem Antikörper lassen sich die Abwehrzellen der Patientin gezielt gegen den Tumor aktivieren. Pembrolizumab ist für diese Indikation in den USA und Europa zugelassen.

Wenn mit der neoadjuvanten Therapie eine pathologisch komplette Remission (pCR) erreicht wurde, im OP-Präparat also keine Krebszellen mehr nachweisbar waren, dann erhalten betroffene Patientinnen noch neunmal alle drei Wochen Pembrolizumab. Im Falle einer non-pCR ist stattdessen eine Chemotherapie mit Capecitabin indiziert.

Falls das tripelnegative Mammakarzinom nach Einschätzung der behandelnden Ärzte klein genug ist und noch keine Lymphknoten befallen sind, kann auch sofort operiert werden. Nach der Operation ist dann ab einer Tumorgröße von fünf Millimetern im OP-Präparat auch ohne Lymphknotenbefall auf jeden Fall eine Chemotherapie indiziert. (Algorithmus siehe Behandlungsplan im Anhang, Seite 389.)

Hinsichtlich der medikamentösen Behandlungsmöglichkeiten von Brustkrebs hat sich in den vergangenen Jahren eine Menge getan. Trotzdem ist eine Arzneimitteltherapie gegen Brustkrebs kein Zuckerschlecken. Es treten Nebenwirkungen auf, die so stark werden können, dass Patientinnen sich zum Abbruch der Behandlung veranlasst sehen. Im nächsten Abschnitt beschäftigen wir uns deshalb mit den Möglichkeiten, unerwünschte Wirkungen von Medikamenten gegen Brustkrebs möglichst gering zu halten. Auch andere belastende Symptome, die entweder durch die Krankheit verursacht oder Folge der Therapie sind, kommen dort zur Sprache.

VI.
Belastende Symptome und was man dagegen tun kann

Brustkrebs lässt sich heute so wirkungsvoll behandeln wie nie zuvor. Und trotzdem hat die Diagnose ihren Schrecken nach wie vor nicht verloren. Das ist verständlich, denn zum Gefühl der existenziellen Bedrohung kommt bei den meisten Betroffenen die Angst vor einer kräftezehrenden Behandlung mit äußerst unangenehmen Nebenwirkungen.

Wir wollen die Risiken der Erkrankung und die Strapazen der Therapie nicht kleinreden, aber eines ist klar: Die Lage hat sich in den letzten Jahren entscheidend verbessert. Es gelingt in den allermeisten Fällen, die Behandlung auf die individuellen Bedürfnisse der Patientin so passgenau zuzuschneiden, dass Nebenwirkungen eher selten und wenn, dann in geringerem Umfang auftreten. Außerdem gibt es viele Möglichkeiten, belastende Begleiterscheinungen der Therapie wirksam zu vermeiden oder zumindest abzumildern. Dabei handelt es sich nicht immer nur um eine gegebenenfalls sinnvolle Zusatzmedikation. Auch Sie als Patientin können – nach Rücksprache mit Ihrem behandelnden Arzt – ganz konkret einiges tun, um Ihr Wohlbefinden zu verbessern. Die Empfehlungen beziehen sich häufig auf die Bereiche Bewegung, Ernährung und Entspannung. Auch komplementärmedizinische Maßnahmen können hilfreich sein. Weitere Hinweise dazu finden Sie in den Abschnitten 4 und 5 dieses Kapitels (ab Seite 195).

Zu den Belastungen einer Brustkrebstherapie gehört für einen Teil der Betroffenen auch das Risiko, durch die Behandlung unfruchtbar zu werden. Für betroffene junge Frauen und Männer mit möglichem Kinderwunsch besteht zu diesem Thema deshalb erheblicher Beratungsbedarf. Und auch in diesem Bereich ist der Fortschritt erheblich: Jede Frau (und jeder Mann) hat mittlerweile das Recht auf Maßnahmen zur Erhaltung der Fruchtbarkeit, damit sie nach erfolgreicher Krebsbehandlung – gegebenenfalls mit Unterstützung der Reproduktionsmedizin – noch Kinder bekommen können. Das Netzwerk *FertiProtekt* bietet dazu weiterführende Informationen an (siehe Kasten).

Erhaltung der Fruchtbarkeit nach der Brustkrebstherapie

Die Therapie einer Brustkrebserkrankung kann dazu führen, dass Samen- und Eizellen geschädigt werden. Das ist der Grund, warum sich junge Frauen und Männer mit Brustkrebs noch vor der Therapie mit der Frage nach einem möglichen späteren Kinderwunsch auseinandersetzen sollten. Die Möglichkeiten zur Erhaltung der Fruchtbarkeit sind bei Frauen und Männern naturgemäß sehr unterschiedlich. Männer können Samenzellen einfrieren lassen oder sich Hodengewebe entnehmen lassen, das Samenzellen enthält. Auch dieses Gewebe wird dann in flüssigem Stickstoff eingefroren.

Bei Frauen ist eine medikamentöse »Ruhigstellung« der Eierstöcke während einer Chemotherapie möglich. Dazu wird das Medikament (ein sogenannter GnRH-Agonist) monatlich oder alle drei Monate gespritzt. Es kann jedoch sein, dass diese Maßnahme allein für eine sichere Erhaltung der Fruchtbarkeit nicht ausreicht.

Deshalb kann es sinnvoll sein, zusätzlich Eizellen einfrieren zu lassen. Sie lassen sich auch Jahre später noch im Reagenzglas befruchten und in die Gebärmutter überführen. Um genügend Eizellen für die Konservierung in flüssigem Stickstoff zu gewinnen, werden die Eierstöcke zunächst mit Hormonen stimuliert. Die Gewinnung und das Einfrieren von Eizellen braucht

Zeit: Mindestens 14 Tage muss die Tumortherapie in solchen Fällen nach hinten verschoben werden. Ob die Stimulation der Eierstöcke mit Hormonen auch das Risiko erhöht, dass der Brustkrebs wächst, ist in jedem Einzelfall zu besprechen. Es lässt sich schließlich auch Eierstockgewebe einfrieren, das sich nach der Therapie zur Wiederherstellung funktionierender Eierstöcke nutzen lässt. Etwa zwei Tage Zeit sollten zur Verfügung stehen, wenn Eierstockgewebe eingefroren werden soll.
In Deutschland haben sich mehr als 130 spezialisierte Zentren im Netzwerk *FertiProtekt* zusammengeschlossen. Nähere Informationen, auch zur Frage der Kostenübernahme, finden sich auf der zugehörigen Website: https://fertiprotekt.com.

In anderen Situationen steht bei Brustkrebspatientinnen eher die Frage im Vordergrund, wie sinnvoll es ist, sich einer kräftezehrenden Therapie zu unterziehen, oder ob sich das Therapieziel möglicherweise verändert hat, also nicht mehr die Heilung, sondern das Weiterleben mit der Erkrankung angestrebt wird. Viele ältere Patientinnen setzen sich damit auseinander und natürlich auch Betroffene mit einer weit fortgeschrittenen Erkrankung. In vielen dieser Fälle ist es sinnvoll, sich für eine lindernde Behandlung mit gut verträglichen Therapien zu entscheiden, weil damit eine höhere Lebensqualität erreichbar ist. Ausführlicher setzen wir uns mit dieser Frage in Abschnitt CV (Palliativmedizin) auseinander.

Doch zurück zu den belastenden Symptomen von Brustkrebs und ihrer Behandlung. Tumore, die noch nicht gestreut haben und nur mäßig groß sind, verursachen kaum Beschwerden. Aber die Behandlungsverfahren – Operation, Strahlentherapie und Medikamente – können neben der gewünschten Wirkung auch unerwünschte Wirkungen haben, die den Betroffenen zusetzen.

In diesem Kapitel beschreiben wir deshalb konkret belastende Symptome, was sich gegen sie tun lässt und wie man ihnen unter Umständen vorbeugen kann. Ärzte bezeichnen diese Art der Unterstützung als Supportivtherapie. Belastende Symptome können in allen Phasen der Brustkrebsbehandlung auftreten, also nach der Operation, nach der Strahlentherapie und nach der Einnahme oder Verabreichung von Medikamenten. In genau dieser Reihenfolge werden wir sie daher auch hier besprechen.

In den letzten beiden Beiträgen dieses Abschnitts geht es schließlich noch darum, wie sich Ihr Wohlbefinden als Brustkrebspatientin insgesamt verbessern lässt. Wir laden Sie ein, sich dazu mit den Themen Bewegung, Ernährung und Entspannung zu beschäftigen. Außerdem beleuchten wir in diesem Zusammenhang den Stellenwert komplementärer Behandlungsverfahren.

1. Belastungen durch die Operation

Wie bei allen chirurgischen Eingriffen kann auch nach einer Brustkrebsoperation die Wundheilung gestört sein, oder die Wunde kann sich infizieren. Das kommt allerdings selten vor. Die Operationswunde sollte nach etwa drei Wochen komplett verheilt sein. Welche weiteren Belastungen auftreten können, ist von der Art der Operation abhängig.

Nach brusterhaltender Operation

Relativ unproblematisch ist die brusterhaltende Operation. Nach dem Eingriff kann es sinnvoll sein, einen Stütz-BH zu tragen. Nach etwa fünf bis zehn Tagen können die Patientinnen ihre gewohnten Aktivitäten wieder aufnehmen. Das Körpergefühl und das Berührungsempfinden sollten nach einer brusterhaltenden Operation wieder so sein wie vor dem Eingriff.

Nach chirurgischer Entfernung der Brust

Auch bei der operativen Entfernung der gesamten Brust, also einer **Mastektomie,** besteht ein Risiko für Störungen der Wundheilung. Sie kommen aber auch bei einer Mastektomie nur selten vor. Allerdings hat die Entfernung der Brust auch andere körperliche Auswirkungen: Die Gewichtsverteilung verändert sich, vor allem bei Frauen mit großen Brüsten. Fehlhaltungen und daraus resultierende Schmerzen können die Folge sein. Das veränderte Körperbild kann zudem zu psychischen Belastungen führen. Insgesamt sind das Körpergefühl und das Berührungsempfinden nach einer Mastektomie eingeschränkt, ein Spannungsgefühl kann längere Zeit bleiben.

Direkt nach der Operation wird im Allgemeinen eine Stoffprothese zur Einlage in den eigenen BH oder gleich ein sogenannter Erstversorgungs-BH angepasst. Die gewohnten Alltagsaktivitäten können betroffene Frauen grundsätzlich etwa drei bis vier Wochen nach der Operation wieder aufnehmen. Wenn die Operationsnarbe gut verheilt ist, kann auch eine äußerlich aufgeklebte Silikonprothese angepasst werden. Das Berührungsempfinden im Bereich der entfernten Brust ist allerdings sehr eingeschränkt. Es kann nach einigen Monaten bis zu zwei Jahren zwar zurückkommen, aber es wird nie mehr so sein wie vor der Operation (siehe Abschnitt BIV.4).

Nach Wiederaufbau der Brust

Jede Patientin, der eine Brust entfernt wurde, hat Anspruch auf eine chirurgische Rekonstruktion der Brust, und das auch noch Jahre nach dem eigentlichen Eingriff. Bei diesem Wiederaufbau werden entweder Silikonkissen als Implantate oder Eigengewebe der Patientin verwendet. Das Einsetzen von Implantaten ist chirurgisch weniger aufwendig und deshalb auch weniger belastend als der Brustaufbau mit Eigengewebe; denn zwangsläufig entsteht dort, wo das Eigengewebe entnommen wird – also an Rücken, Bauch, Oberschenkel oder Gesäß – eine zusätzliche Narbe. Die Rekonstruktion mit Eigengewebe dauert außerdem mehrere Stunden.

Während mit dem Einsetzen des Implantats bei acht von zehn Frauen nach einem einzigen Eingriff ein ästhetisch gutes Ergebnis erzielt wird, sind bei der Nutzung von Eigengewebe meist mehrere Korrekturoperationen erforderlich.

Gleichgültig ob der Brustaufbau per Implantat oder Eigengewebe vorgenommen wird: Ein knappes Drittel der Frauen klagt in den ersten 48 Stunden nach der Operation über starke Schmerzen. Wichtig zu wissen: Eine rekonstruierte Brust wird nie genauso aussehen und sich auch nie genauso anfühlen wie die ursprüngliche körpereigene Brust (siehe Abschnitt BIV.4).

Nach Entfernung der Lymphknoten (Axilladissektion)

Wenn sich nach der Untersuchung der Wächterlymphknoten herausstellen sollte, dass Tumorzellen bereits ins Lymphsystem eingedrungen sind, kann es notwendig sein, nach den Wächterlymphknoten weitere Lymphknoten aus der Achselhöhle zu entfernen, um zu überprüfen, wie viele Knoten mit Tumorzellen befallen sind. Bei dieser **Axilladissektion** werden die Leitungsbahnen des Lymphsystems durchtrennt, mit anderen Worten: Gewebeflüssigkeit kann nicht mehr abtransportiert werden, und es entwickeln sich flüssigkeitsgefüllte Schwellungen, sogenannte Lymphödeme. Die sich im Behandlungsplan häufig anschließende Strahlentherapie verstärkt diese Abflussstörung noch.

Wenn die Schwellungen längere Zeit unbehandelt bleiben, kann die Flüssigkeit tiefer ins Gewebe eindringen, wo es zu einer Verhärtung kommt, die nur noch sehr schwer zu behandeln ist. Ein Lymphödem kann auch noch Monate oder Jahre nach einer Brustkrebsoperation oder einer Strahlentherapie auftreten. Es bildet sich meist im Arm der betroffenen Seite, seltener im Brustbereich.

Ein Lymphödem entwickelt sich unbehandelt langsam, aber stetig: Die Haut am Arm der betroffenen Seite spannt, sie fühlt sich warm und aufgedunsen an, der Arm schwillt an. Zunächst sind die Schwellungen weich und gehen auch wieder zurück, wenn man den Arm hochlegt. Im Lauf der Zeit aber verändern sich die Schwellungen. Sie werden größer, fühlen sich hart an und beginnen schließlich zu schmerzen.

Behandeln lassen sich Lymphödeme vorzugsweise mit physiotherapeutischen Maßnahmen: Mit einer speziellen Massagetechnik, der Lymphdrainage, lässt sich der Abtransport der angestauten Flüssigkeit unterstützen. Kompressions-Armstrümpfe erleichtern ebenfalls den Lymphabfluss. Ein auf die persönliche Situation angepasstes und von Physiotherapeuten begleitetes Bewegungsprogramm ist besonders hilfreich. Nicht zuletzt ist es wichtig, die durch das Lymphödem in Mitleidenschaft gezogene Haut sorgfältig zu pflegen.

2. Belastungen durch die Strahlentherapie

Die gravierendsten Belastungen einer Strahlentherapie sind die typischen Hautirritationen, die in weiten Teilen den Beschwerden nach einem Sonnenbrand gleichen. Auch über ein leichtes Anschwellen der Brust klagen viele Betroffene. Und schließlich kann eine Strahlentherapie zu einem Gefühl chronischer Erschöpfung beitragen, fachsprachlich als Fatigue bezeichnet. Sehr selten auftretende mögliche Langzeitfolgen einer Strahlentherapie machen sich zwar nicht in Gestalt belastender Symptome bemerkbar, wir haben sie in diesem Kapitel aber ebenfalls kurz aufgeführt.

Hautirritationen

Typische Nebenwirkungen einer perkutanen (also von außen durch die Haut gegebenen) Strahlentherapie sind mehr oder minder schwere Hautirritationen. Sie beginnen kurze Zeit nach der ersten Bestrahlungssitzung und verschlimmern sich typischerweise in den folgenden acht bis zehn Tagen, um dann wieder abzuklingen. Mit täglicher sorgfältiger Hautpflege sowie einigen weiteren einfachen Maßnahmen lässt sich das Ausmaß der Beschwerden deutlich reduzieren. Besprechen Sie mit Ihrem Strahlentherapeuten noch vor der Bestrahlung, ob er mit den folgenden möglichen Maßnahmen einverstanden ist.

Für genügend Hautfeuchtigkeit sorgen. Tragen Sie regelmäßig parfümfreie, feuchtigkeitsspende Cremes oder Lotionen auf, nicht nur tagsüber, sondern auch nachts. Reinigen Sie Ihre Haut nur vorsichtig mit geringen Mengen einer parfümfreien, milden Waschlotion.

Bequeme Kleidung tragen. Weite T-Shirts oder Hemden, vorzugsweise aus Baumwolle, die nicht einengen. Erstversorgungs-BH, der nicht einschneiden sollte. Keinen BH, falls Sie wunde Stellen an der Brust haben.

Aloe-Vera-Creme beruhigt. Leichte Hautreizungen, Juckreiz oder Rötungen lassen sich gut mit beruhigenden Cremes behandeln.

Kaltes Föhnen kann hilfreich sein. Manche Patientinnen bevorzugen zur Beruhigung ihrer Haut kalte Luftzufuhr über einen Föhn.

Blasen oder sich schälende Haut nicht entfernen. Falls sich Blasen gebildet haben oder die Haut sich schält, halten Sie sich zurück. Die alte Haut schützt die sich neu bildende Haut. Sollten sich wunde Stellen bilden, besteht ein Infektionsrisiko. Konsultieren Sie Ihren Arzt.

Feuchtigkeitsbildung auf der Haut vermeiden. Pudern Sie Ihre Brüste und die darunterliegende Hautfalte regelmäßig mit Maisstärke-Pulver (Talkum vermeiden), um die Hautoberfläche trocken zu halten.

Haut-zu-Haut-Kontakt vermindern. Reibung und Druck von Haut auf Haut verschlimmert die Beschwerden. Tragen Sie einen Erstversorgungs-BH, um die Brüste anzuheben und nicht aneinanderreiben zu lassen. Falls Sie keinen BH tragen, können Sie ein weiches Flanell- oder Baumwolltuch in der Hautfalte unter Ihren Brüsten platzieren.

Pilzinfektionen behandeln. Pilzinfektionen in der Hautfalte unter den Brüsten sind nicht selten und sollten sofort behandelt werden. Sprechen Sie mit Ihrem Arzt darüber. Er wird Ihnen eine geeignete Antipilzcreme oder ein entsprechendes Puder empfehlen.

Duschen nicht länger als notwendig. Duschen Sie nur warm, nicht heiß. Vermeiden Sie den direkten Wasserstrahl auf betroffene Brustregionen. Verwenden Sie keine Seife, sondern parfümfreie milde Waschlotionen. Vermeiden Sie Schrubben oder raue Waschlappen und Handtücher.

Anschwellen der Brust

Eine Bestrahlung der Brust hat nicht nur Hautirritationen zur Folge. Auf die Schädigung von Haut-, Schleimhaut- und Drüsenzellen reagiert der Organismus mit lokalen Entzündungen. Es kommt zu Wassereinlagerungen, und die Brust wirkt leicht geschwollen. Nach Abschluss der Radiotherapie entwickeln sich diese Schwellungen meist langsam von allein wieder zurück.

Fatigue – Chronische Erschöpfung

Die meisten Brustkrebspatientinnen verspüren in bestimmten Phasen ihrer Behandlung ein ständiges Gefühl von Erschöpfung, das scheinbar ohne Grund auftritt. Und egal, wie lange man sich ausruht, die Erschöpfung – fachsprachlich als Fatigue bezeichnet – geht nicht vorbei. Eine Fatigue kann als Nebenwirkung einer Strahlentherapie plötzlich oder auch schleichend auftreten, und Betroffene haben das Gefühl, ihr ausgeliefert zu sein. Auch viele Medikamente können das Auftreten einer Fatigue begünstigen. Außerdem kann eine Fatigue durch andere Nebenwirkungen einer Brustkrebsbehandlung – Übelkeit, Hitzewallungen, Schmerzen, Schlafstörungen – noch verschlimmert werden.

Gerade weil eine Fatigue sehr viele verschiedene und ineinandergreifende Ursachen hat, gibt es kein Patentrezept für den Umgang mit ihr. Ein geregelter Tagesablauf, viel Bewegung, eine vollwertige Ernährung und regelmäßige Entspannung können helfen. Was so einfach klingt, ist leider nicht genauso einfach umzusetzen. Konkrete Hilfestellungen haben wir ab Seite 192 in diesem Abschnitt für Sie zusammengestellt.

Strahlenwirkung auf gesundes Gewebe – unerwünschte Langzeitwirkungen

Energiereiche Strahlen wirken nicht nur auf Tumorzellen, sondern auch auf gesunde Zellen und Gewebe. Die daraus resultierenden Risiken werden in aller Regel nicht unmittelbar als belastende Symptome wahrgenommen, sondern wirken sich erst Jahre nach der Strahlentherapie aus. Sehr selten, genauer: Bei etwa zehn bis 15 von 10 000 Patientinnen kann sich durch die Bestrahlung ein bösartiger Tumor der Stütz- und Bindegewebe, ein sogenanntes Angiosarkom, entwickeln. Ähnlich selten wird auch von Lungenkrebs nach einer Strahlentherapie berichtet. Ein erhöhtes Lungenkrebsrisiko besteht allerdings für Raucherinnen.

Eine mögliche Strahlenbelastung der Herzmuskulatur lässt sich verhindern oder zumindest deutlich minimieren, indem man kurz vor der Bestrahlung tief einatmet und dann den Atem während der – nur wenige Sekunden dauernden – Bestrahlung anhält. Diese auch als Deep Inspiration Breath Hold (kurz DIBH) bezeichnete Technik wird immer dann angewendet, wenn eine Bestrahlung der linken Brust notwendig ist. Die tiefe Einatmung sorgt dafür, dass der Abstand zwischen Herz und Brustwand während der Bestrahlung vergrößert ist. Damit ist das Herz vom Einstrahlfeld weiter entfernt und sehr viel weniger oder gar keiner Strahlenbelastung ausgesetzt.

Ausführliche Informationen zur Strahlentherapie insgesamt finden Sie im Abschnitt BIV.5 (Seite 102).

3. Belastungen durch die medikamentöse Brustkrebstherapie

Die großen Fortschritte in der Brustkrebsbehandlung sind vor allem der Entwicklung innovativer Medikamente in den letzten Jahren zu verdanken. Chemotherapeutika spielen zwar noch immer vor allem in Kombinationstherapien eine Rolle, doch es gelingt mehr und mehr, die Aggressivität der medikamentösen Behandlung zu reduzieren. Je nach Biologie der Erkrankung reicht häufig eine sogenannte Antihormonbehandlung aus. In anderen Fällen kommen Medikamente hinzu, die ebenfalls zielgerichtet nur auf Krebszellen mit bestimmten Eigenschaften wirken und gesunde Zellen weitgehend verschonen.

Heißt das nun, dass Nebenwirkungen in der medikamentösen Brustkrebstherapie keine Rolle mehr spielen? Leider nein, Nebenwirkungen kommen vor und werden auch zukünftig nie ganz zu vermeiden sein. Sie müssen aber auch nicht stoisch ertragen werden. Denn man kann mit ihnen umgehen und die Belastungen durch geeignete Gegenmaßnahmen deutlich reduzieren.

Sie als Brustkrebspatientin können und sollten gewisse Nebenwirkungen also in Kauf nehmen, wenn sichergestellt ist, dass der voraussichtliche Nutzen der Behandlung das damit verbundene (Nebenwirkungs-)Risiko deutlich übersteigt. Ein Beispiel: Die meisten der sogenannten luminalen Brustkrebserkrankungen lassen sich im Anschluss an die Operation mit einer Langzeit-Antihormontherapie wirksam therapieren, meist auch heilen, und eine zusätzliche Chemotherapie ist oft nicht notwendig. Wenn jedoch anhand der Befunde aber klar ist, dass die Krankheit nach der Antihormontherapie mit einer Wahrscheinlichkeit von mehr als zehn Prozent zurückkommen kann, dann ist zusätzlich zur Antihormontherapie eine Chemotherapie notwendig, weil sich mit ihr das Risiko des Wiederauftretens der Erkrankung (das Rezidivrisiko) absenken lässt. Die mit der Chemotherapie verbundenen Nebenwirkungen – Übelkeit, eventuell zeitweiser Haarverlust, Erschöpfung – sollten dann in Kauf genommen werden, denn letztlich kann die zusätzliche Chemotherapie lebensrettend wirken.

Wenn die Wirkung also stimmt, gilt es, die Nebenwirkungen so zu managen, dass sie möglichst wenige Beschwerden verursachen. Ganz anders sieht es aus, wenn für ein bestimmtes Medikament Kontraindikationen vorliegen, wenn also die Patientin die Substanz nicht verträgt. Dann kann der potenzielle Nutzen noch so groß sein, die Gabe des Medikaments verbietet sich trotzdem. Um beim Beispiel der Chemotherapie zu bleiben: Nehmen wir an, nach Abschluss aller Untersuchungen stünde fest, dass eine Patientin von einer zusätzlichen Chemotherapie profitieren würde. Gleichzeitig ist bekannt, dass die betroffene Frau nicht nur an Brustkrebs erkrankt ist, sondern seit Jahren auch unter schweren Herzbeschwerden leidet. In diesem Fall ist die Gabe bestimmter Chemotherapeutika (sogenannter Anthrazykline) kontraindiziert, denn sie beeinträchtigen langfristig die Herzfunktion, und bei Frauen mit vorgeschädigtem Herzen dürfen sie deshalb nicht angewendet werden. Die behandelnden Ärzte würden dann genau abwägen, ob der zu erwartende Zusatznutzen eine Chemotherapie wirklich rechtfertigt und – falls dies bei einem hohem Rückfallrisiko so ist – eine Anthrazyklin-freie, Taxan-basierte Chemotherapie vorschlagen.

So betrachtet verliert auch die lange Packungsbeilage von Krebsmedikamenten ihren Schrecken. Denn Sie können sicher sein, dass Ihre Ärztin oder Ihr Arzt das Risiko-Nutzen-Verhältnis vor der Verordnung eines Medikaments genau geprüft hat und zu dem Schluss gekommen ist, dass Sie von der Einnahme eindeutig profitieren. Befolgen Sie also bitte unbedingt die Einnahmevorschriften, damit die Wirkung nicht beeinträchtigt wird. Aber: Seien Sie dennoch wachsam, beobachten Sie sich selbst, machen Sie sich Notizen zu möglichen Nebenwirkungen und bringen Sie diese Aufzeichnungen zum nächsten Arztgespräch wieder mit. Falls Sie im Kontakt mit einer Breast Care Nurse oder einer onkologischen Pflegekraft sind, können Sie auch dort das Gespräch über mögliche Nebenwirkungen suchen.

Hinweis: Wenn die bei Ihnen auftretenden unerwünschten Wirkungen eines Medikaments unerträglich werden, dann setzen Sie die Einnahme aus. Sie müssen keine Sorge haben, sich wegen der ausgelassenen Einnahme in Gefahr zu bringen. Kontaktieren Sie aber möglichst umgehend Ihre Ärztin oder Ihren Arzt und berichten Sie von Ihren Beschwerden. Das ist besser, als schwere Nebenwirkungen bis zum geplanten nächsten Arzttermin zu ertragen. Möglicherweise werden die behandelnden Ärzte dann die Dosis reduzieren, um die Verträglichkeit zu verbessern. So ist sichergestellt, dass Sie bei einer für Ihren Körper ausreichenden Dosis weiterhin von der Wirkung des Medikaments profitieren.

Viele Krebsmedikamente werden nach wie vor als Infusion verabreicht. Während die Infusion läuft, kommt es nur in sehr seltenen Fällen zu Beschwerden, und wenn, dann befinden Sie sich in der Praxis oder in der Tagesklinik bereits in guten Händen. Bei einzelnen Chemotherapien erfahren Sie schon im Aufklärungsgespräch, dass Sie unterstützende Medikamente einnehmen sollten, um die Chemotherapie erträglicher zu machen. Auch die entsprechenden Verordnungen (Kassenrezepte) erhalten Sie im Verlauf des Aufklärungsgesprächs. Die Einnahme solch unterstützend wirkender Medikamente kann vor oder auch nach der Chemotherapie notwendig sein. Sollten sich trotzdem Nebenwirkungen einstellen, nachdem Sie die Infusion bereits erhalten haben, gilt dasselbe wie bereits beschrieben: Notieren Sie sich Ihre Beschwerden und besprechen Sie sie beim nächsten Arzttermin. Sollten die Beschwerden in der behandlungsfreien Zeit nicht abklingen oder sogar zunehmen, melden Sie sich bitte unverzüglich in der Praxis oder in der Tagesklinik.

Falls Beschwerden für Sie nicht zu ertragen sind, können Sie natürlich zu jeder Tages- und Nachtzeit jede Notaufnahme aufsuchen und sich dort helfen lassen. Selbstverständlich ist es notwendig, dass Sie die Ärztinnen und Ärzte dort über Ihre Brustkrebserkrankung aufklären, damit diese Ihre Beschwerden korrekt einordnen können. Zwei Dinge sind in diesem Zusammenhang besonders wichtig:

1. Teilen Sie dem Behandlungsteam in der Notaufnahme detailliert mit, welche Medikamente und/oder Nahrungsergänzungsmittel Sie einnehmen. Manche als Nebenwirkungen angesehene Beschwerden entpuppen sich im Nachhinein als Wechselwirkungen, die sich durch das Absetzen eines anderen Präparates beheben lassen.

2. Falls Sie sich gerade einer Immuntherapie unterziehen, teilen Sie auch das den behandelnden Ärzten, die mit Ihrer Krankengeschichte nicht vertraut sind, unverzüglich mit. Eine Immuntherapie kann zu einem Hormonmangel führen und dann beispielsweise eine schwere Fatigue verursachen. Diese Fatigue wird aber anders behandelt als eine Fatigue, die als Nebenwirkung eines anderen Medikaments aufgetreten ist.

Häufige Nebenwirkungen von Medikamenten gegen Brustkrebs

Die Vielfalt der Medikamente gegen Brustkrebs ist in den vergangenen Jahren größer geworden, und es ist auch gelungen, die unerwünschten Wirkungen von Krebsmedikamenten besser in den Griff zu bekommen. Andererseits haben neue Medikamente zum Teil auch neue unerwünschte Wirkungen. In diesem Kapitel erläutern wir die wichtigsten im Rahmen einer medikamentösen Brustkrebstherapie zu erwartenden Nebenwirkungen. Wir beschreiben, wie Ärzte sie behandeln, und geben Ihnen Tipps, was Sie selbst tun können, falls Sie von diesen Nebenwirkungen betroffen sind.

Viele Chemotherapie-Medikamente wirken auf sich schnell teilende Zellen. Weil Tumorzellen sich schnell teilen, sind sie das bevorzugte Ziel dieser Medikamentenklasse. Aber auch auf gesundes Gewebe, das sich durch Zellteilung regelmäßig erneuert, wirken diese Chemotherapeutika. Geschädigt werden daher auch blutbildende Zellen im Knochenmark, Hautzellen, Schleimhautzellen im Mund und im Verdauungstrakt und auch Haarwurzelzellen. Bestimmte Medikamente setzen im Körper darüber hinaus Botenstoffe frei, die auf das Brechzentrum im Gehirn wirken.

Andere Wirkstoffe in Krebsmedikamenten greifen Nervenzellen an, sodass elektrische Impulse nur fehlerhaft weitergeleitet werden. Das kann zu Missempfindungen und Schmerzen, beispielsweise an Händen und Füßen, oder zu anderen Nervenschädigungen führen. Die bei hormonabhängig wachsenden Brustkrebsarten notwendige Blockade der Östrogenwirkung oder der Östrogenproduktion hat unter anderem unerwünschte Wirkungen auf den Knochenstoffwechsel: Die Knochendichte kann abnehmen und das Frakturrisiko ansteigen. Außerdem klagen Betroffene über typische Wechseljahresbeschwerden.

Wir besprechen die möglichen Nebenwirkungen von Krebsmedikamenten auf den folgenden Seiten in dieser Reihenfolge:

- Mangel an weißen Blutzellen (Neutropenie)
- Mangel an roten Blutzellen (Blutarmut, Anämie)
- Haut- und Nagelveränderungen
- Hand-Fuß-Syndrom
- Nervenschäden (Neuropathien)
- Haarausfall (Alopezie)
- Beschwerden im Mund (Stomatitis)
- Übelkeit und Erbrechen
- Durchfall (Diarrhö)
- Nicht infektiöse Lungenentzündung (Interstitielle Lungenerkrankung, ILD)
- Knochenbeschwerden, Gelenkschmerzen
- Wechseljahresbeschwerden
- Fatigue
- Kognitive Beschwerden

Nebenwirkungen von Krebsmedikamenten lassen sich zwar meist nicht ganz vermeiden, grundsätzlich aber gilt: Je früher sie angegangen werden, umso erträglicher sind sie für die Patientinnen. Halten Sie mit Ihren Beschwerden deshalb nicht hinter dem Berg, sondern reden Sie offen mit Ihren Ärzten darüber. In einigen Fällen – etwa bei der Bekämpfung von Übelkeit und Erbrechen – ist es sogar möglich, schon vor Beginn der Behandlung etwas gegen die Nebenwirkungen zu tun. Wenn Sie also ein Präparat zur besseren Verträglichkeit einer

Krebstherapie verordnet bekommen, lösen Sie das Rezept möglichst unverzüglich ein, damit sie das Präparat zu Hause griffbereit haben.

Mangel an weißen Blutzellen (Neutropenie)

Die weißen Blutzellen unseres Körpers sind die Spezialisten für die Immunabwehr. Im Laufe ihrer Entwicklung im Knochenmark und in anderen Geweben spezialisieren sie sich auf unterschiedliche Aufgaben. Eine Gruppe produziert beispielsweise Antikörper für den Kampf gegen unerwünschte Eindringlinge, andere weiße Blutzellen werden Spezialisten für die Abtötung von Zellen, die mit Viren infiziert und deshalb unrettbar verloren sind. Und wieder andere werden zu Fresszellen, die in der Lage sind, alles das, was als »zu entsorgen« markiert ist, schlicht aufzufressen.

Weil weiße Blutzellen aus sich schnell teilenden Vorläuferzellen im Knochenmark entstehen, kommt ihre Produktion ins Stocken, wenn Krebsmedikamente eingesetzt werden, die gegen sich schnell teilende Zellen gerichtet sind. Den entstandenen Mangel an weißen Blutzellen bezeichnen Ärzte als Neutropenie. Je nach Ausmaß kann eine Neutropenie die Immunabwehr schwächen und in der Folge das Risiko für eine Infektion mit Krankheitserregern ansteigen lassen. Um das Neutropenierisiko zuverlässig beurteilen zu können, sind regelmäßige Blutkontrollen wichtig. Nach einer Chemotherapie ist der Abfall der weißen Blutkörperchen meist etwa eine Woche nach der Verabreichung am größten, die Zahl der weißen Blutzellen also am niedrigsten. Fragen Sie Ihr Behandlungsteam nach den Tagen mit der höchsten Infektionsgefahr, denn in dieser Zeit sollten Sie besonders vorsichtig sein.

Ärztliche Maßnahmen gegen Neutropenie

Eine Neutropenie kann für Krebspatienten lebensgefährlich werden, wenn sie mit Fieber einhergeht. Ärzte sprechen dann von einer febrilen Neutropenie. Um sie zu vermeiden, kann es sinnvoll sein, ihr mit der Gabe spezieller Wachstumsfaktoren, kurz G-CSF[11], vorzubeugen. Am meisten Sinn macht der G-CSF-Einsatz, wenn das individuelle Neutropenie-Risiko hoch ist. Kriterien für die Beurteilung dieses Risikos sind unter anderem:

- Lebensalter
- körperlicher Allgemeinzustand
- Vorliegen von Begleiterkrankungen
- Stadium der Krebserkrankung
- vorausgegangene Chemotherapien
- vorausgegangene febrile Neutropenie

Was Sie selbst tun können

Achten Sie auf Infektionszeichen: Brennen beim Wasserlassen, Husten, Magen-Darm-Beschwerden und vor allem Fieber sind mögliche Hinweise für eine Infektion. Sollten Sie während der Therapie Fieber bekommen, informieren Sie Ihre Ärztin oder Ihren Arzt umgehend.

Meiden Sie Menschenansammlungen: Wo viele Menschen zusammenkommen, wächst die Infektionsgefahr. Ist Ihre Therapie mit einer hohen Infektionsgefahr verbunden, kann es sinnvoll sein, für die Zeit der Therapie die Nutzung von öffentlichen Verkehrsmitteln oder den Besuch von Veranstaltungen auf das absolut Notwendige zu beschränken. Tragen Sie gegebenenfalls einen Mund-Nase-Schutz und halten Sie sich vor allem von Menschen fern, die gerade eine ansteckende Infektionskrankheit durchmachen.

Achten Sie auf die persönliche Hygiene: Waschen Sie regelmäßig Ihre Hände. Nutzen Sie Handtücher, Zahnbürsten und Hygieneartikel ausschließlich selbst. Waschen Sie Ihre Wäsche und Ihr Geschirr bei mindestens 60 Grad Celsius. Achten Sie auf sorgfältige Körper- und Mundpflege. Achten Sie auch auf die hygienisch einwandfreie Zubereitung Ihrer Mahlzeiten.

Mangel an roten Blutzellen (Anämie)

Rote Blutzellen oder Blutkörperchen – fachsprachlich als Erythrozyten bezeichnet – sind die Sauerstofffähren des Körpers. In der Lunge werden sie mit Sauerstoff beladen und transportieren ihn dann über den Blutkreislauf an die Orte, wo er benötigt wird. Ein Mangel an roten Blutzellen bedeutet daher einen Mangel an Sauerstoff. Und der macht sich auf unterschiedliche Weise bemerkbar: Man fühlt sich müde, erschöpft, weniger leistungsfähig, manchmal auch regelrecht niedergeschlagen. Bei körperlicher Anstrengung kommt man schneller außer Atem. Konzentrationsschwierigkeiten, Kopfschmerzen, Schwindel oder auch Ohrensausen können weitere Anzeichen sein.

Etwa drei Viertel aller Brustkrebspatientinnen klagen über solche Symptome. Ursache kann sein, dass die eingesetzten Medikamente auch die Teilung der blutbildenden Zellen im Knochenmark und damit die Produktion der roten Blutkörperchen stören. Aber auch andere (Vor-)Erkrankungen führen zu Blutarmut, beispielsweise Nierenerkrankungen oder Vitaminmangel. Auch ein Eisenmangel kann eine Rolle spielen.

Ärztliche Maßnahmen gegen Blutarmut

Wenn die Blutarmut nachweislich durch die eingesetzte Chemotherapie verursacht wird, kommt eventuell eine zusätzliche Behandlung mit blutbildenden Mitteln in Betracht. Solche Erythropoese-stimulierenden Wirkstoffe – kurz als ESA bezeichnet – können auch mit Eisenpräparaten kombiniert werden, denn Eisen ist ein für den Sauerstofftransport in den roten Blutzellen unverzichtbarer Baustein. Die Behandlung mit ESA und/oder Eisenpräparaten kann dabei auch mit Nebenwirkungen verbunden sein. Die Entscheidung für oder gegen die medikamentöse Förderung der Blutbildung muss deshalb in jedem Einzelfall sorgfältig getroffen werden.

Unter Umständen ist es auch sinnvoll, eine Bluttransfusion, genauer: eine Infusion mit roten Blutzellen, in Erwägung zu ziehen. Die Entscheidung für oder gegen eine Bluttransfusion ist unter anderem vom Ausmaß der Blutarmut und von der körperlichen Verfassung der Patientin abhängig.

Was Sie selbst tun können

Bei Erschöpfungszuständen, die ja ein wesentliches Symptom von Blutarmut sind, seien Sie nachsichtig mit sich. Legen Sie Pausen ein, lassen Sie es langsam angehen. Aber vor allem: Informieren Sie Ihr Behandlungsteam über Ihre Beschwerden, damit frühzeitig etwas dagegen unternommen werden kann.

Achten Sie auf Ihre Ernährung. Bevorzugen Sie Obst und Gemüse und schonend zubereitete Vollwertkost. Falls irgend möglich, bewegen Sie sich auch regelmäßig an der frischen Luft.

Haut- und Nagelveränderungen

Haut und Nägel bestehen ebenfalls aus Zellen, die sich schnell teilen. Auch auf sie wirken deshalb einige Medikamente, die gegen Brustkrebs eingesetzt werden. Die Haut kann sich röten, austrocknen und jucken oder schuppig werden. Finger- und Fußnägel können leichter brechen oder Rillen bilden. Die gute Nachricht: Wenn die Medikamente abgesetzt werden, bilden sich diese Veränderungen in den allermeisten Fällen von selbst zurück.

Ärztliche Maßnahmen gegen Haut- und Nagelveränderungen

Die im Rahmen der medikamentösen Brustkrebstherapie auftretenden Hautveränderungen erfordern in aller Regel keine zusätzliche Therapie. Eine leichte Hautreaktion kann auch ein Zeichen dafür sein, dass das eingesetzte Medikament gut wirkt.

Ein spezieller Schutz der Nägel kann sinnvoll sein, falls bei Ihnen eine Chemotherapie mit einem Taxan geplant ist. Gekühlte Handschuhe oder Kühlkissen für die Fußnägel können die Taxan-bedingten Schäden reduzieren, denn bei Kälte ziehen sich die Blutgefäße zusammen und es gelangt weniger Chemotherapie-Substanz bis zu den Nägeln. Diese Schutzmaßnahme empfiehlt sich auch zur Vorbeugung gegen das Hand-Fuß-Syndrom.

Bei Nagelveränderungen besteht ein erhöhtes Risiko, dass Infektionserreger in die Haut um die Nägel herum eindringen. Solche Infektionen lassen sich mit desinfizierenden Lösungen am Ort der Entzündung behandeln.

Was Sie selbst tun können: Vorbeugende Pflege von Haut und Nägeln

Während einer medikamentösen Brustkrebstherapie empfiehlt es sich, die Haut vor direktem Sonnenlicht zu schützen und beispielsweise lichtundurchlässige Kleidung zu tragen. Bevor Sie in die Sonne gehen, sollte immer ein Sonnenschutz mit einem möglichst hohen Lichtschutzfaktor aufgetragen werden. Sonnenbäder sollten Sie unbedingt vermeiden. Zur Hautpflege nutzen

Sie am besten medizinisch getestete Hautpflegemittel ohne Zusatz von Parfüm oder Duftstoffen. Kurzes, nicht zu heißes Duschen anstelle von Baden ist empfehlenswert, um die Haut vor dem Austrocknen zu schützen. Verwenden Sie zweimal täglich eine Hautcreme, die fünf bis zehn Prozent Harnstoff (Urea) enthält. Besprechen Sie mit Ihrem Behandlungsteam, ob Schwimmbad- oder Saunabesuche während der Therapie möglich sind.

Halten Sie Finger- und Fußnägel gerade und nicht zu kurz geschnitten. Für die Fingernägel gibt es speziellen härtenden Nagellack. Auch für die Haut um die Nägel herum empfiehlt sich zweimal täglich das Auftragen einer harnstoffhaltigen Creme.

Hand-Fuß-Syndrom

Bestimmte Krebsmedikamente haben eine unerwünschte Wirkung auf Handinnenflächen und Fußsohlen: Die Haut rötet sich und schwillt an. Erste Anzeichen für dieses Hand-Fuß-Syndrom können Kribbeln oder Taubheitsgefühle sein, die mit der Zeit zunehmen. Die Beschwerden reichen von einer leichten Rötung ohne Schmerzen bis hin zu schweren Hautveränderungen mit Blasenbildung und starken Schmerzen. Auch an Ellenbogen oder unter den Achselhöhlen können diese Beschwerden auftreten.

Einige in der Brustkrebstherapie eingesetzte Chemotherapie-Medikamente sind mit dem Risiko verbunden, ein Hand-Fuß-Syndrom auszulösen: das als Tablette eingenommene Capecitabin, außerdem Taxane und Anthrazykline, die pharmazeutisch speziell »verpackt« sind: sogenannte pegylierte liposomale Anthrazykline. Der Chemotherapie-Wirkstoff ist in dieser Form in mikroskopisch kleinen Kügelchen (Liposomen) eingelagert, die zusätzlich mit Polyethylenglykol (PEG) beschichtet sind. Die Kügelchen entgehen länger als der reine Wirkstoff dem Abbau durch die Fresszellen des Immunsystems und finden außerdem besser ihren Weg zum Tumor.

Warum allerdings Capecitabin, Taxane oder pegylierte liposomale Anthrazykline die Entwicklung eines Hand-Fuß-Syndroms vorantreiben, ist nicht genau bekannt. Das Hand-Fuß-Syndrom ist etwas anderes als die in Abschnitt BVI beschriebenen Nervenschäden (Neuropathien).

Ärztliche Maßnahmen gegen das Hand-Fuß-Syndrom

Bei einer geplanten Chemotherapie mit einem Taxan ist es sinnvoll, Hände und Füße zu kühlen, um sie mit möglichst wenig Wirkstoff zu belasten. Bei sehr ausgeprägtem Hand-Fuß-Syndrom kommen unter ärztlicher Kontrolle kortisonhaltige Salben zum Einsatz. Und bei starken Beschwerden an den Fußsohlen kann ein Hydrokolloid-Wundverband sinnvoll sein, der ein schmerzloses Abheilen von nässenden Wunden ermöglicht.

Sollte das Hand-Fuß-Syndrom sich auf diese Weise nicht kontrollieren lassen, können behandelnde Ärzte eine Verminderung der Medikamentendosis oder eine kurzzeitige Behandlungspause in Erwägung ziehen. Dieselbe Strategie verfolgen Ärzte, falls das Hand-Fuß-Syndrom während einer Therapie mit pegylierten liposomalen Anthrazyklinen auftritt.

Was Sie selbst tun können

Enge Schuhe, längere Spaziergänge oder auch das Tragen schwerer Lasten erhöhen Reibung, Hitze und Druck auf Hände und Füße und sollten deshalb vermieden werden. Enge Kleidung kann generell das Auftreten der charakteristischen Hautveränderungen auch an anderen Körperstellen fördern. Lockere, nicht einengende Kleidung ist deshalb zu bevorzugen.

Bei der Hausarbeit sollten die Hände nicht mit scharfen Reinigungsmitteln in Kontakt kommen. Beim Geschirrspülen empfiehlt es sich, Baumwollhandschuhe und darüber Gummihandschuhe zu tragen.

Empfehlenswert ist es außerdem, Hände und Füße mehrmals täglich mit einer harnstoffhaltigen Creme (mit fünf bis zehn Prozent Urea) zu pflegen.

Nervenschäden (Neuropathien)

Bestimmte in der Chemotherapie gegen Brustkrebs eingesetzte Mittel können Nerven schädigen. Was die einzelnen Wirkstoffe genau in den Nervenzellen bewirken, ist bisher nur unvollständig bekannt. Manche können innerhalb der Nervenzellen den Energiestoffwechsel stören, andere blockieren den Transport von Nährstoffen in der Zelle. Die Reizübertragung ist daraufhin gestört. Ärzte sprechen in diesen Fällen von einer Neuropathie, also von krankhaft veränderten Nerven. Sind viele Nerven betroffen (und das ist meist der Fall), handelt es sich um eine Polyneuropathie. Ist sie durch eine Chemotherapie verursacht, wird häufig auch die Bezeichnung Chemotherapie-induzierte Polyneuropathie oder kurz CIPN verwendet.

Auslöser für eine CIPN im Rahmen einer Brustkrebstherapie sind in erster Linie platinhaltige Medikamente, also Cisplatin oder Carboplatin, sowie Wirkstoffe aus der Klasse der Taxane, wie Paclitaxel und Docetaxel. Die Beschwerden beginnen häufig mit einem Kribbeln in Füßen und Händen, sind aber nicht mit einem Hand-Fuß-Syndrom zu verwechseln, für das zusätzlich Rötungen, Schwellungen, Hautschuppungen und Blasenbildung typisch sind (siehe oben, Hand-Fuß-Syndrom).

Patienten mit einer CIPN können ganz normale Berührungen als unangenehm oder schmerzhaft empfinden. Andere spüren Berührungen, Schmerzen, Vibrationen oder Temperaturunterschiede nur noch sehr schwach oder gar nicht mehr. Das Risiko für unbemerkte Wunden an den Füßen oder für Verbrennungsverletzungen im Haushalt kann dann schnell ansteigen. Auch Probleme mit der Feinmotorik können hinzukommen. Ein Hemd oder eine Bluse zuzuknöpfen bedeutet dann eine echte Herausforderung.

Wie häufig CIPN sind, lässt sich allgemein kaum sagen. Das Auftreten ist abhängig davon, welchen Wirkstoff die Patientinnen in welcher Dosierung erhalten, und auch von den ganz persönlichen Voraussetzungen. Zusätzliche Risikofaktoren sind Begleiterkrankungen wie Diabetes, Nierenschwäche, eine Schilddrüsenunterfunktion oder entzündlich-rheumatische Erkrankungen. Darüber hinaus hoher Alkoholkonsum, Vitaminmangel und manchmal auch eine erbliche Vorbelastung.

Kurz vor und auch während einer Behandlung mit den genannten Medikamenten werden Sie von Ihrer Ärztin oder Ihrem Arzt regelmäßig nach Beschwerden gefragt, die auf Nervenschäden hinweisen. Mit einer Stimmgabel wird gegebenenfalls Ihr Vibrationsempfinden und mit einem Pinsel oder einer Nadel Ihr Schmerzempfinden getestet.

Ärztliche Maßnahmen gegen eine CIPN

Bei Schmerzen durch Nervenschäden, also bei neuropathischen Schmerzen, können Medikamente helfen, die eigentlich der Behandlung von Depressionen dienen. Zu diesen Antidepressiva gehört der Wirkstoff Duloxetin, der Ihnen gegen neuropathische Schmerzen verordnet werden kann.

Auch stärkere Schmerzmittel werden, falls nötig, verordnet. Gegen Nervenschmerzen können außerdem Pflaster mit Lidocain, einem örtlich wirksamen Betäubungsmittel, oder Pflaster mit Capsaicin wirksam sein. Capsaicin ist ein Alkaloid aus dem Nachtschattengewächs Capsicum und gehört zu den schärfsten verfügbaren Substanzen. Die Pflaster dürfen nur auf trockene und unverletzte Haut aufgeklebt werden. Sie sollten sich Capsaicin-Pflaster deshalb nie allein aufkleben, sondern sich von medizinischem Fachpersonal dabei helfen lassen.

Was Sie selbst tun können

Vorbeugend kann man gegen eine Polyneuropathie nur wenig tun. Empfehlenswert sind Übungen zur Verbesserung von Gleichgewicht, Koordination und Wahrnehmung. Auch Trainings der Feinmotorik können die Symptome einer Polyneuropathie lindern. Verlässliche Studiendaten existieren allerdings kaum, deshalb probieren Sie am besten einfach aus, was Ihnen hilft. Tun Sie das, was Ihnen Spaß macht, und tun Sie es regelmäßig. Versuchen Sie, Übungen wie diese in Ihren Alltag zu integrieren:

- Stehen Sie beim Zähneputzen auf einem Bein.
- Legen Sie ein zusammengerolltes Handtuch auf den Boden und balancieren Sie darauf.
- Gehen Sie barfuß über verschiedene Untergründe – Rasen, Kies, Sand.
- Füllen Sie eine Schale mit getrockneten Bohnen und spielen Sie darin mit Ihren Fingern – suchen und graben Sie nach vorher darin versteckten kleinen Gegenständen wie Geldstücken oder Büroklammern.
- Nutzen Sie einen Igel-Ball, um die Innenflächen Ihrer Hände und die Fußsohlen sanft damit zu massieren.
- Sollten Sie ein Tasteninstrument beherrschen, spielen Sie es täglich.

Wenn sich bei Ihnen Gefühlsstörungen an Händen und Füßen bemerkbar machen, sprechen Sie darüber möglichst unverzüglich mit Ihrer Ärztin oder Ihrem Arzt. Denn nur das, was bekannt ist, kann man angehen. Neuropathien bilden sich zwar nach dem Ende der Chemotherapie wieder zurück, aber meist nicht komplett. Eine gegensteuernde Behandlung erhöht die Chance, dass keine Einschränkungen zurückbleiben. Falls die skizzierten Maßnahmen zur Symptomlinderung nicht ausreichen, bitten Sie Ihre behandelnden Ärzte um die Verordnung eines entsprechenden Bewegungstrainings in einer physiotherapeutischen Praxis.

Haarausfall (Alopezie)

Zu den für Patientinnen psychisch sehr belastenden Nebenwirkungen einer Krebstherapie gehört der Haarausfall, Ärzte sprechen von Alopezie. Die in der medikamentösen Brustkrebsbehandlung eingesetzten Anthrazykline Doxorubicin und Epirubicin sowie die Taxane Docetaxel und Paclitaxel wirken auch auf die sich schnell teilenden Haarzellen und verursachen einen zeitweisen Haarverlust. Everolimus, das den mTOR-Signalweg hemmt, oder einige der neuen Antikörper-Wirkstoff-Konjugate haben ebenfalls gelegentlich Haarverlust zur Folge. Nach Abschluss der Behandlung wachsen die Haare meist innerhalb von Wochen oder Monaten wieder nach.

Ärztliche Maßnahmen gegen Haarausfall

Wirksame Medikamente zur Vorbeugung des Haarverlusts gibt es bis heute nicht. Speziell bei der Chemotherapie mit Taxanen kann es aber sinnvoll sein, die Kopfhaut kurz vor bis kurz nach der Behandlung mithilfe spezieller Hauben zu kühlen. Das Wirkprinzip ist einfach: Die Durchblutung der Kopfhaut wird herabgesetzt, und es gelangt weniger Chemotherapie-Substanz in die Haarwurzeln. In entsprechenden Studien wurde nachgewiesen, dass sich starker Haarausfall auf diese Weise vermeiden lässt. Das Kältegefühl wird dabei von manchen Patientinnen als unangenehm empfunden, auch Kopfschmerzen treten manchmal auf. Geräte zur Kopfhautkühlung sind allerdings nicht überall verfügbar, und nicht jede Krankenversicherung übernimmt die Kosten.

Was Sie selbst tun können

Wenn Sie mit Medikamenten behandelt werden sollen, die sehr wahrscheinlich Haarausfall verursachen, werden Sie von behandelnden Ärzten oder anderen Mitgliedern des Behandlungsteams im Vorfeld darüber aufgeklärt. So gewinnen Sie Zeit, sich auf den Haarausfall einzustellen und zu überlegen, wie Sie darauf reagieren möchten.

Grundsätzlich stellen sich viele Betroffene zunächst die Frage, ob sie sich für einen Haarersatz in Form einer Perücke entscheiden sollen oder nicht. Perücken können aus Echthaar oder Kunsthaar gefertigt sein und sehen heute schon sehr »echt« aus. Sie werden auf unterschiedliche Trägerstoffe wie Tüll, Stoffbänder oder feine Gaze aufgebracht. Perücken können ärztlich verordnet werden, und die meisten Krankenversicherungen übernehmen die anfallenden Kosten, zumindest zum großen Teil. Wenn Sie eine Perücke tragen möchten, klären Sie am besten zunächst die Kostenübernahmefrage mit Ihrer Kasse. Suchen Sie danach die Beratung bei einem Zweithaarspezialisten. Im Rahmen dieses Gesprächs können Sie auch entscheiden, ob Sie Ihre Frisur nicht wesentlich verändern wollen, oder ob Sie ein neues Styling wünschen. Diese Beratung verpflichtet Sie zu nichts. Sie können sich, wie eine Reihe anderer Patientinnen, auch dazu entschließen, für die Zeit des vorübergehenden Haarverlusts keine Perücke, sondern Tücher, Mützen oder Kappen zu tragen.

Wenn Sie eine Langhaarfrisur tragen, ist es überlegenswert, sich die Haare schon vor der Behandlung kurz schneiden zu lassen, möglicherweise in ein bis zwei Zwischenschnitten, um den Gegensatz zur Langhaarfrisur nicht zu auffällig erscheinen zu lassen.

Wenn der Haarausfall beginnt, sollten Sie nachts Ihr Kopfkissen mit einem Tuch abdecken oder ein Haarnetz tragen, um die ausfallenden Haare einfacher sammeln zu können.

Während des Haarausfalls vermeiden Sie am besten zu häufiges Haarewaschen. Verwenden Sie nur lauwarmes Wasser und ein sehr mildes Shampoo. Wenn Sie zum Trocknen einen Föhn benutzen, dann nur auf niedriger Temperaturstufe. Und verzichten Sie darauf, Ihr Haar mit dem Handtuch trocken zu rubbeln.

Beschwerden im Mund (Stomatitis)

Auch Schleimhautzellen teilen sich häufig, da sich die Schleimhäute im Mund und im Verdauungstrakt regelmäßig erneuern. Wird diese Teilung durch Krebsmedikamente blockiert, kann sich die Schleimhaut entzünden. Ärzte sprechen in diesem Fall von einer Mukositis. Eine Schleimhautentzündung in der Mundhöhle wird auch als Stomatitis bezeichnet. In leichten Fällen ist die Schleimhaut gerötet, kann sich pelzig anfühlen und schmerzen. Bei schwereren Verläufen bilden sich auch Bläschen oder wunde Stellen. Krankheitserreger können dann leichter in die Schleimhaut eindringen und die Entzündung verstärken.

Wie stark die Beschwerden ausgeprägt sind, hängt nicht nur vom Krebsmedikament, sondern auch von einer Reihe individueller Faktoren ab. Mit starken Beschwerden ist zu rechnen, falls:

- Zähne und Zahnfleisch schon vor der Behandlung nicht gesund waren.
- Sie nur wenig Speichel produzieren.
- Niere und/oder Leber nur unzureichend arbeiten und Medikamente langsamer abgebaut werden.
- Sie schon früher eine Chemotherapie oder eine Bestrahlung im Kopf-Hals-Bereich absolviert haben.

Ärztliche Maßnahmen gegen Stomatitis

In vielen Brustzentren und onkologischen Praxen erhalten Sie Empfehlungen für Lösungen zum Mundspülen oder Gurgeln. Fragen Sie dort einfach danach.

Sollte bei Ihnen das Chemotherapeutikum 5-Fluorouracil zum Einsatz kommen, können Ihre behandelnden Ärzte Ihnen empfehlen, während der Infusion für etwa 30 Minuten Eiswürfel zu lutschen. Der Effekt: Die Schleimhäute im Mund werden weniger durchblutet, und deshalb gelangt auch nur wenig 5-Fluoruracil in die Schleimhautzellen. Die unerwünschten Wirkungen auf die Schleimhaut sind so weniger ausgeprägt.

Wenn die Schmerzen im Mund mit fortschreitender Therapie zu stark werden, können Sie von Ihrem Arzt oder Ihrer Ärztin verschreibungspflichtige Schmerzmittel bekommen. Auch stärkere Substanzen wie Morphin sind manchmal notwendig. Morphin ist ein Betäubungsmittel, das heißt, es wird unter besonderen Sicherheitsvorkehrungen verordnet. Die Substanz ist als Gel für die örtliche Anwendung und in Form von Tropfen oder Tabletten verfügbar. Außerdem lässt es sich als Kurzinfusion oder auch als Transdermalpflaster verabreichen.

Was Sie selbst tun können

Gegen die unter Umständen sehr beeinträchtigenden Beschwerden einer Stomatitis hilft nur gewissenhafte und regelmäßige Mundhygiene. Sie besteht aus folgenden Komponenten:

- Regelmäßige Mundspülungen mit Wasser oder Kochsalzlösung (1 Teelöffel Salz auf 1 Liter Wasser) oder mit einer Spüllösung, die Ihr Behandlungsteam Ihnen empfiehlt.
- Mehrmals täglich Zähneputzen mit einer weichen Zahnbürste.
- Vorsichtige Reinigung der Zahnzwischenräume mit Zahnseide oder Interdentalbürstchen.
- Verzicht auf Rauchen, Alkohol, säurehaltige Lebensmittel, scharfe und/oder sehr heiße Speisen.
- Regelmäßige ärztliche Kontrolle des Mundraums, um Veränderungen frühzeitig zu bemerken.
- Es kann hilfreich sein, ein Mundpflegeprotokoll zu führen, in dem sie notieren, wann Sie welche Maßnahmen durchgeführt haben.

Übelkeit und Erbrechen (Nausea und Emesis)

Einige Chemotherapeutika (etwa das Anthrazyklin Doxorubicin) setzen bestimmte Botenstoffe im Körper frei, die auf das sogenannte Brechzentrum im Gehirn wirken. Solange das Chemotherapeutikum noch nicht abgebaut ist, wirkt es zwar auf Krebszellen, aber eben auch auf das Brechzentrum. Die resultierenden Beschwerden können unmittelbar, also noch am Tag der Behandlung, oder verzögert, das heißt, mehr als 24 Stunden nach der Infusion oder Einnahme auftreten. Manche Patientinnen leiden bereits vor der Chemotherapie unter Übelkeit und Erbrechen. Sie kennen die Beschwerden möglicherweise aus einer früheren Therapie oder haben auf anderen Wegen davon erfahren und leiden sozusagen im Vorhinein. Experten sprechen in solchen Fällen von antizipatorischem Erbrechen.

Ob und wie stark Übelkeit und Erbrechen im Zusammenhang mit einer Chemotherapie auftreten, hängt auch von ganz individuellen Faktoren ab: Frauen und jüngere Menschen mit Krebs sind häufiger davon betroffen, ebenso Patientinnen, die schon während einer früheren Therapie unter ähnlichen Beschwerden gelitten haben.

Ärztliche Maßnahmen gegen Übelkeit und Erbrechen

Je nach verwendetem Medikament ist es sinnvoll, schon vor der Chemotherapie den Patientinnen zusätzliche Arzneimittel gegen Übelkeit und Erbrechen anzubieten. Bei etwa 70 bis 80 Prozent der Betroffenen lässt sich durch die Gabe dieser Antiemetika das Erbrechen vermeiden. Vor allem drei Medikamentengruppen haben sich als Antiemetika bewährt und kommen zum Teil in Kombination zum Einsatz:

Serotonin-Antagonisten blockieren die Ausschüttung des Botenstoffs Serotonin und damit das Brechzentrum im Gehirn, das ansonsten durch manche Krebsmedikamente aktiviert wird. Serotonin-Antagonisten werden vor allem zur Bekämpfung akuter Beschwerden eingesetzt, also wenn noch am Tag der Chemotherapie-Behandlung mit Übelkeit und Erbrechen zu rechnen ist. Als mögliche Nebenwirkungen werden Kopfschmerzen, Verstopfung oder Durchfall genannt.

Neurokinin-Antagonisten blockieren ebenfalls die Ausschüttung eines Botenstoffs im Gehirn. Sie werden vor allem eingesetzt, wenn damit zu rechnen ist, dass Übelkeit und Erbrechen verzögert, also nach mehr als 24 Stunden nach der Chemotherapie-Behandlung, einsetzen. Typische Nebenwirkungen sind (starke) Erschöpfung sowie Aufstoßen und Schluckauf.

Kortikoidhaltige Medikamente sind Wirkstoffe, die so ähnlich wirken wie das körpereigene Hormon Kortison. Dexamethason, ein Vertreter dieser Substanzgruppe hilft sowohl bei akuten als auch bei verzögerten Beschwerden. Wie genau diese Substanzen Übelkeit und Erbrechen lindern, ist jedoch noch nicht genau bekannt. Häufige Nebenwirkungen von kortikoidhalten Medikamenten sind Schlafstörungen, innere Unruhe und gesteigerter Appetit. Sie sollten deshalb nicht abends eingenommen werden.

Wenn Ihr Arzt oder Ihre Ärztin Ihnen Medikamente gegen Übelkeit und Erbrechen verordnet, sollten Sie diese regelmäßig einnehmen und vor allem schon bevor Sie Übelkeit verspüren. Bei antizipatorischem Erbrechen sind die genannten brechreizlindernden Medikamente meist wirkungslos. Ihre Ärzte können Ihnen in diesem Fall ein Benzodiazepin verordnen. Diese Substanzen wirken beruhigend und angstlösend. Als unerwünschte Wirkung ist die Verlangsamung der Atmung beschrieben. Bei längerer Anwendung kann man von Benzodiazepinen körperlich abhängig werden.

Falls die Ihnen verordneten Medikamente gegen das Erbrechen nicht ausreichend wirken, teilen Sie das Ihrem Behandlungsteam immer unverzüglich mit. Wichtig ist in solchen Fällen festzuhalten, wann genau nach der Therapie die Übelkeit erstmals aufgetreten ist.

Was Sie selbst tun können

Regelmäßig entspannen: Aufregung vermeiden und klassische Entspannungsübungen praktizieren. Mehr dazu finden Sie in Abschnitt EIV.3.

Druckpunkte gegen Übelkeit: Betroffene berichten, dass es gegen Übelkeit aller Art helfen kann, auf einen Punkt auf der Innenseite des Unterarms Druck auszuüben. Dieser Druckpunkt befindet sich ungefähr drei Finger breit vom Handgelenk entfernt zwischen den dort fühlbaren Sehnen. Spezielle Armbänder mit einem Kunststoffknopf setzen diese Punkte unter Dauerdruck und sollen so die Übelkeit bekämpfen. Die Kosten für diese Armbänder werden nicht von der Krankenversicherung erstattet.

Essen und Trinken nach Appetit: Sie sollten sich nicht streng an bestimmte Essenszeiten halten. Mehrere kleinere Mahlzeiten oder Snacks über den Tag verteilt sind besser verträglich. Bereiten Sie in Zeiten von Übelkeit und Erbrechen möglichst nicht Ihr Lieblingsessen zu – es könnte Ihnen dann nach Ende der Therapie nicht mehr schmecken, weil Sie es mit Übelkeit in Verbindung bringen.

Ingwer kann gegen Übelkeit helfen. Frische, dünn geschnittene Ingwerscheiben mit kochendem Wasser übergießen und fünf bis zehn Minuten ziehen lassen. Je nach Geschmack können Sie etwas Zitronen- oder Orangensaft beimischen.

Ausreichend trinken: Kräutertees, Wasser und ungesüßte Säfte sind am besten. Melissentee ist für viele Patientinnen gut verträglich und wirkt beruhigend. Auch das Lutschen von Eiswürfeln oder gefrorenen Fruchtstückchen erhöht Ihre Flüssigkeitszufuhr.

Und wenn sich Erbrechen nicht vermeiden ließ? Dann spülen Sie danach den Mund mehrfach mit klarem Wasser aus. Putzen Sie sich nach Möglichkeit die Zähne, um Schleimhaut und Zähne zu reinigen und den schlechten Geschmack im Mund loszuwerden. Sie können auch zuckerfreie Bonbons lutschen.

Durchfall (Diarrhö)

Nicht nur die klassischen Chemotherapeutika, sondern auch viele zielgerichtet wirksame Medikamente verursachen leichte bis schwere Durchfälle. Ärzte sprechen von Diarrhö. Betroffene haben mehr als dreimal pro Tag Stuhlgang, der von wässrig-dünner Konsistenz ist. Patientinnen mit Durchfall klagen häufig auch über Bauchschmerzen oder -krämpfe.

Ursache sind geschädigte Darmzellen, die dem Nahrungsbrei nicht mehr genügend Wasser entziehen können. Der so entstandene dünnflüssige Stuhlgang hat mehr Volumen als normaler Stuhl und fließt auch schneller durch den Darm. Es kommt zu Durchfall. Lang anhaltender Durchfall führt zu erheblichem Flüssigkeits- und Mineralstoffverlust. Betroffene leiden deshalb nicht selten unter Kreislaufproblemen und/oder Schwindel.

Ob und wie stark ein Durchfall auftritt, ist nicht nur von den Krebsmedikamenten, sondern auch von individuellen Risikofaktoren abhängig. Dazu gehören:

- höheres Lebensalter,
- Vorerkrankungen des Darmes,
- vorangegangene Darmoperation,

- künstlicher Darmausgang,
- schlechter Allgemeinzustand,
- schlechter Ernährungsstatus.

Ärztliche Maßnahmen gegen Durchfall

Ob es sinnvoll ist, einem durch Krebsmedikamente zu erwartenden Durchfall mit anderen Medikamenten vorzubeugen, kann nur im Einzelfall entschieden werden. Eine generelle Empfehlung für die medikamentöse Vorbeugung besteht derzeit nicht. Ein Flüssigkeits- und Mineralstoffverlust lässt sich durch Infusionen ausgleichen.

Ein wirksames Medikament gegen Durchfall und Bauchkrämpfe ist Loperamid, das entspannend auf die Muskulatur des Darms wirkt. Ihr Arzt oder Ihre Ärztin wird es Ihnen – in einer höheren Dosierung als in der Packungsbeilage angegeben – verordnen, falls bei Ihnen als Folge einer Behandlung mit Krebsmedikamenten bis zu sechsmal täglich Durchfall auftritt. Wichtig ist, dass Sie das Medikament tatsächlich einnehmen, wenn es Ihr Arzt empfohlen hat, denn oft wirkt es vorbeugend zu Beginn einer Therapie besser, als wenn bereits lang anhaltender Durchfall eingetreten ist. Wenn der Körper sich dann an das Krebsmedikament gewöhnt hat, kann in der Regel die vorbeugende Gabe von Loperamid wieder beendet werden.

Wenn sich der Durchfall 24 bis 48 Stunden nach der Einnahme von Loperamid nicht gebessert hat, kommen weitere Medikamente zum Einsatz. Auch eine stationäre Behandlung im Krankenhaus kann dann sinnvoll oder erforderlich sein.

Bei fortbestehenden Beschwerden können die behandelnden Ärzte die Dosis der Durchfall verursachenden Krebsmedikamente verringern oder eine Behandlungspause einlegen.

Was Sie selbst tun können

Wenn sich Ihr Stuhlgang in Richtung Durchfall verändert, informieren Sie unbedingt Ihre Ärztin oder Ihren Arzt, damit notwendige ärztliche Maßnahmen frühzeitig eingeleitet werden können.

Durchfall kommt nicht nur bei Krebspatienten vor; deshalb sind Ihnen die einschlägigen Verhaltenstipps möglicherweise schon vertraut. Auf jeden Fall sollten Sie viel trinken, um den Flüssigkeitsverlust auszugleichen. Am besten sind Wasser oder ungesüßter Kräuter- oder Früchtetee.

Verteilen Sie das Essen nicht auf drei Mahlzeiten, sondern auf mehrere kleine Portionen pro Tag. Bei Durchfall gilt es – anders als sonst – Vollkornbrot, Müsli und andere ballaststoffreiche Kost zu meiden. Auch frisches Obst oder getrocknete Früchte sind in dieser Zeit tabu. Empfehlenswert sind Lebensmittel, mit denen Flüssigkeit gebunden wird, beispielsweise Weißbrot, Reis oder Nudeln. Auch Hüttenkäse, Magerquark, Naturjoghurt und fettarmer Käse sind bei Durchfall geeignet. Außerdem Bananen, geriebener Apfel und Apfelmus sowie gekochte Eier. Ein Ernährungstagebuch hilft Ihnen herauszufinden, welche Lebensmittel bei Ihnen den Durchfall nicht verstärken oder sogar lindern.

Häufiger Durchfall kann die Haut am Darmausgang reizen. Die sorgfältige Reinigung des Anus mit warmem Wasser und die Pflege mit Wundsalben sind in diesem Fall empfehlenswert.

Nicht infektiöse Lungenerkrankung

In sehr seltenen Fällen können einige Krebsmedikamente eine nicht infektiöse Lungenerkrankung (auch interstitielle Lungenerkrankung oder kurz ILD genannt) hervorrufen. Es handelt sich nicht um eine durch Erreger verursachte Lungenentzündung, sondern um einen mehr oder weniger stark entzündlich ausgeprägten Umbau des Lungengewebes. Betroffen ist zunächst das Zwischengewebe der Lunge, häufig auch als Lungengerüst bezeichnet, da es der Lunge ihre Form gibt. Aber auch die Lungenbläschen, die zuständig sind für den Sauerstoffaustausch in der Lunge, werden in Mitleidenschaft gezogen. Der Gewebeumbau führt in letzter Konsequenz dazu, dass der Sauerstoffaustausch nicht mehr funktioniert.

Diese Nebenwirkung ist jedoch sehr selten. Beschrieben ist sie unter anderem für das Antikörper-Wirkstoff-Konjugat Trastuzumab Deruxtecan, für immuntherapeutisch eingesetzte Antikörper wie Pembrolizumab und Nivolumab und auch für CDK4/6-Inhibitoren.

Die anfänglichen Beschwerden lassen nicht eindeutig auf eine ILD schließen, sondern ähneln denen vieler anderer Lungenerkrankungen. Husten und Luftnot bei Belastung (etwa beim Treppensteigen) sind die ersten Symptome. Beim Abhören der Lunge mit dem Stethoskop klingen die Ein- und Ausatemgeräusche wie das langsame Öffnen eines Klettverschlusses.

Ärztliche Maßnahmen gegen ILD

Wenn Ärzte eine interstitielle Lungenerkrankung diagnostizieren, wird das auslösende Medikament in der Regel so lange ausgesetzt, bis sich die Erkrankung zurückgebildet hat. Unterstützend können die Ärzte geeignete Kortisonpräparate einsetzen.

Worauf Sie selbst achten sollten

Patientinnen und Patienten, die mit den oben genannten Medikamenten behandelt werden, sollten besonders aufmerksam auf Beeinträchtigungen der Atemwege achten. Informieren Sie Ihre Ärzte möglichst sofort, wenn bei Ihnen Husten und Luftnot bei Belastung auftreten.

Knochenbeschwerden, Gelenkschmerzen

Schmerzen in den Knochen, besonders in der Wirbelsäule, können bei Brustkrebspatientinnen durch bestimmte Krebsmedikamente ausgelöst werden, weil sie die Knochendichte herabsetzen und das Frakturrisiko erhöhen. Knochenschmerzen in der Wirbelsäule können aber auch ein Zeichen für das Wachstum von Knochenmetastasen sein, weshalb die genaue Abklärung solcher Beschwerden enorm wichtig ist. Brustkrebspatientinnen, deren Erkrankung mit einem Aromatasehemmer behandelt wird, klagen darüber hinaus häufig über Gelenkschmerzen, die eine typische Nebenwirkung dieser Medikamentenklasse sind.

Knochenbeschwerden: Osteoporose

Die krankhafte Abnahme der Knochendichte bezeichnen Ärzte als Osteoporose. Östrogene, also weibliche Geschlechtshormone, wirken knochenstärkend.

Wenn die Östrogenwirkung beispielsweise durch eine Antihormontherapie blockiert wird, oder wenn Brustkrebspatientinnen medikamentös frühzeitig in die Wechseljahre versetzt werden und damit die Östrogenproduktion blockiert ist, droht die Entwicklung einer Osteoporose. Besonders gefährdet sind Frauen, die auch vor ihrer Erkrankung schon ein hohes Osteoporoserisiko hatten, beispielsweise weil sie …

- Raucherinnen sind beziehungsweise waren,
- bereits Frakturen von Wirbelkörpern erlitten haben,
- langfristig in Ihrer Beweglichkeit eingeschränkt oder bettlägerig waren,
- an einem nachgewiesenen Mangel an Kalzium und Vitamin D leiden oder gelitten haben.

Aber auch ohne diese zusätzlichen Risikofaktoren werden Ihnen Ihre behandelnden Ärzte zusätzliche Untersuchungen zur Knochenfestigkeit empfehlen, wenn Sie eine Antihormontherapie erhalten, medikamentös in die Wechseljahre versetzt worden sind oder langfristig kortisonhaltige Medikamente bekommen. Solche Untersuchungen umfassen die Messung der Knochendichte, gegebenenfalls Untersuchungen mit bildgebenden Verfahren oder auch die Überprüfung des individuellen Sturzrisikos aufgrund anderer Erkrankungen.

Ärztliche Maßnahmen bei bestehendem Osteoporoserisiko

Ist Ihr Osteoporoserisiko erhöht, wird Ihnen Ihre Ärztin oder Ihr Arzt raten, täglich bis zu 1000 Internationale Einheiten Vitamin D3 einzunehmen. Sollten Sie Ihre Kalziumversorgung nicht allein über die Ernährung sicherstellen können, kann auch hier eine zusätzliche Versorgung sinnvoll sein. Möglicherweise ist auch eine spezielle Ernährungsberatung empfehlenswert.

Wenn Ihre Knochendichte niedrig ist und Sie sich einer Antihormonbehandlung mit Unterdrückung der Östrogenwirkung oder -produktion unterziehen müssen, ist die Einnahme spezieller Medikamente ratsam, die den Knochenabbau hemmen. Empfohlen sind in diesem Zusammenhang sogenannte Bisphosphonate oder der Antikörper Denusomab. Nähere Angaben zur Wirkungsweise finden Sie im Abschnitt BV.4.

Beide Medikamente setzen eine sehr gute Versorgung mit Kalzium voraus. Ihre Ärztin oder Ihr Arzt wird daher den Kalziumspiegel in Ihrem Blut regelmäßig überprüfen. Beide Medikamente haben allerdings auch ihrerseits Nebenwirkungen. Patientinnen klagen beispielsweise häufig über Magen-Darm-Beschwerden sowie Kopf- und Gliederschmerzen.

Bisphosphonate und Denosumab können darüber hinaus eine sogenannte Kiefernekrose auslösen, eine zwar seltene, aber schwerwiegende Therapie-Nebenwirkung. Ärzte bezeichnen sie auch als Osteonekrose des Kiefers. Das Knochengewebe unter den Zähnen stirbt dabei ab. Im Verlauf der Erkrankung kann es geschehen, dass Kieferknochen freiliegen.

Wie häufig eine Kiefernekrose tatsächlich ist, können selbst Fachleute nicht eindeutig sagen. Die Angaben schwanken sehr stark, weil die zugrunde liegenden Studien mit Patientinnen in sehr unterschiedlichen Erkrankungssituationen durchgeführt wurden. Von 100 mit Bisphosphonaten oder Denosumab behandelten Patientinnen können schätzungsweise eine bis fünf eine Kiefernekrose entwickeln.

Das individuelle Risiko ist umso größer, je höher die im Therapiezeitraum verabreichte Gesamtdosis der Medikamente ist. Werden die Substanzen vorbeugend oder zur Behandlung einer Osteoporose verabreicht, ist die Dosis meist geringer als beim Einsatz zur Behandlung von Knochenmetastasen. Auch die Verabreichung als Infusion erhöht im Vergleich zur Tabletteneinnahme das Risiko für eine Kiefernekrose. Bereits bestehende Zahnfleischentzündungen, schlecht sitzende Zahnprothesen oder mangelnde Mundhygiene gelten ebenfalls als Risikofaktoren.

Vor Beginn einer Behandlung mit Bisphosphonaten oder Denosumab sollten Sie deshalb Ihre Zahnärztin oder Ihren Zahnarzt aufsuchen, um den Zahnstatus beurteilen zu lassen und gegebenenfalls notwendige Zahnsanierungen durchführen zu lassen. Auch während der Behandlung mit diesen Medikamenten ist eine regelmäßige Konsultation ratsam. Außerdem sollten Sie große Sorgfalt auf Ihre tägliche Mundhygiene verwenden.

Was Sie selbst tun können

Die wichtigste vorbeugende Maßnahme gegen Osteoporose ist körperliche Aktivität. Bleiben Sie in Bewegung, tun Sie etwas für sich. Ausführliche Tipps dazu finden Sie in Abschnitt BVI.4, ebenso Ratschläge für eine gesunde Ernährung. Speziell zur Osteoporose-Vorbeugung sollten Sie auf eine ausreichende Kalziumzufuhr achten, beispielsweise in Form von Hartkäse.

Knochenbeschwerden: Knochenmetastasen

Knochenmetastasen können entstehen, wenn sich Tumorzellen aus der Brust über Lymph- und/oder Blutbahnen im Körper verbreiten, sich im Knochen ansiedeln und sich dort weiter teilen. Die Behandlung von Knochenmetastasen besprechen wir im Abschnitt CIII.4. In der medikamentösen Therapie von Knochenmetastasen spielen Bisphosphonate und Denosumab ebenfalls eine wichtige Rolle. Sie werden dann aber in höherer Dosierung angewendet als bei der Behandlung der Osteoporose.

Knochenbeschwerden: Gelenkschmerzen

Luminale Mammakarzinome wachsen hormonabhängig, das heißt, die weiblichen Sexualhormone Östrogen und Progesteron fördern die Teilung dieser Brustkrebszellen. Das ist der Grund, warum eine Antihormontherapie – also die Ausschaltung der Hormonwirkung und/oder der Hormonproduktion – wirksam ist im Kampf gegen luminale Mammakarzinome.

Der Östrogenentzug hat allerdings negative Auswirkungen auf gesundes Gewebe. Es kommt typischerweise zu Wechseljahresbeschwerden wie Hitzewallungen oder Schleimhauttrockenheit. Auch auf die Gelenkschleimhäute wirkt die Antihormontherapie, speziell wenn Medikamente aus der Klasse der Aromatasehemmer angewendet werden. Jede zweite so behandelte Frau klagt über Gelenkbeschwerden. Sie setzen meist in den ersten sechs Monaten der Therapie ein. Frauen, deren Wechseljahre noch nicht lange zurückliegen, oder Frauen, bei denen die Wechseljahre medikamentös herbeigeführt wurden, sind offenbar besonders betroffen[12].

Mögliche ärztliche Maßnahmen gegen Gelenkschmerzen

Eine individuell abgestimmte Therapie mit Schmerzmitteln oder entzündungshemmenden Medikamenten kann die Beschwerden lindern. Aus dem Bereich der Komplementärmedizin ist gemäß der S3-Leitlinie Komplementärmedizin (Abschnitt BVI.5) eine Akupunkturbehandlung empfehlenswert. Entzündungshemmende Enzymzubereitungen können ebenfalls hilfreich sein. In den Empfehlungen der Arbeitsgemeinschaft Gynäkologische Onkologie ist ausdrücklich eine Mischung aus den Enzymen Bromelain und Papain mit dem Spurenelement Selen und dem pflanzlichen Eiweiß Lektin genannt.

Besprechen Sie diese Optionen mit Ihrer Ärztin oder Ihrem Arzt und nehmen Sie die Substanzen nicht ein, ohne Ihr Behandlungsteam zu informieren.

Was Sie selbst tun können

Ob körperliche Aktivität die Beschwerden lindern kann, ist bislang nicht ausreichend untersucht. Ein insgesamt gesunder Lebensstil mit geeigneten Maßnahmen aus den Bereichen Bewegung, Ernährung und Entspannung (Abschnitt BVI.4) ist immer empfehlenswert, wirkt aber nicht gezielt auf Gelenkbeschwerden. Gemeinsam mit Ihrer Ärztin oder Ihrem Arzt können Sie auch über Möglichkeiten der komplementären Medizin reden. Weitere Infos dazu unter Abschnitt BVI.5.

Wechseljahresbeschwerden

Luminale Mammakarzinome wachsen hormonabhängig, das heißt, die weiblichen Sexualhormone Östrogen und Progesteron fördern die Teilung dieser Brustkrebszellen. Das ist der Grund, warum eine Antihormontherapie – also die Ausschaltung der Hormonwirkung und/oder der Hormonproduktion – wirksam ist im Kampf gegen luminale Mammakarzinome.

Antihormontherapie nicht abbrechen!

Der Östrogenentzug hat allerdings negative Auswirkungen auf gesundes Gewebe. Es kommt typischerweise zu Wechseljahresbeschwerden wie Hitzewallungen oder Schleimhauttrockenheit. Zwar sind die Begleiterscheinungen einer Antihormontherapie für sich betrachtet nicht so schwerwiegend wie die Nebenwirkungen einer Chemotherapie, aber: Eine Antihormontherapie soll mindestens fünf und bei erhöhtem Rückfallrisiko sieben bis zehn Jahre lang durchgeführt werden und schränkt somit die Lebensqualität langfristiger ein als jede andere Therapie. Mit einem Abbruch der Antihormontherapie tun sich Betroffene allerdings keinen Gefallen, denn keine andere Medikamentenklasse wirkt so gut gegen das Wiederauftreten einer luminalen Brustkrebserkrankung.

Hormontabletten sind tabu!

Wer versucht, Symptome des Östrogenentzugs mit Hormontabletten zu lindern, stellt die Behandlungsziele auf den Kopf, weil damit Hormone, die krankheitsfördernd wirken, zusätzlich zugeführt werden. Leider enthalten auch pflanzliche Extrakte aus Soja oder Rotklee hormonähnlich wirkende Substanzen, sodass die Arbeitsgemeinschaft Gynäkologische Onkologie sie ausdrücklich nicht empfiehlt, wenn es um die Linderung von Wechseljahresbeschwerden geht.

Gele und Salben gegen Schleimhautaustrocknung

Viele Patientinnen, die sich einer Antihormontherapie unterziehen müssen, leiden unter der Schleimhautaustrocknung, speziell unter der Scheidentrockenheit, die ihr Sexualleben beeinträchtigt. Nicht hormonelle Vaginalgele können in dieser Situation hilfreich sein. Wenn das nicht ausreicht, um starke Beschwerden zu lindern, kann Ihnen Ihre Ärztin oder Ihr Arzt auch östrogenhaltige Vaginalcremes verschreiben. Die zeitlich begrenzte lokale Verwendung führt nicht zu vermehrtem Krebswachstum. Auch eine Sexualberatung gemeinsam mit dem Partner oder der Partnerin ist empfehlenswert.

Lebensstil anpassen

Bei Wechseljahresbeschwerden allgemein sind darüber hinaus weitere komplementäre Verfahren wirksam. Regelmäßige Bewegung, die Spaß macht, sowie Elemente der sogenannten Mind-Body-Medizin können hilfreich sein. Dazu gehören Meditation, die achtsamkeitsbasierte Stressreduktion (Mindfulness

Based Stress Reduction), außerdem Tai-Chi beziehungsweise Qigong und Yoga sowie eine Kombination dieser Verfahren (siehe Abschnitt EIV).

Fatigue

Die Behandlung von Brustkrebs ist anstrengend und kann sehr kräftezehrend sein. Kein Wunder, so denken viele Patientinnen, dass sie sich häufig müde und erschöpft fühlen und ein großes Schlafbedürfnis haben.

Diese Einschätzung ist nicht falsch, aber tatsächlich gibt es bei Krebspatienten eine fast dauernd spürbare Erschöpfung, die sich auch mit körperlicher Schonung und viel Schlaf nicht lindern lässt. Wenn Sie außerdem keine Lust auf irgendetwas haben, wenn Sie möglicherweise sogar Angst vor alltäglichen Aktivitäten wie Einkaufen und Haushaltsarbeiten verspüren oder wenn Ihnen schon die morgendliche Körperpflege und das Ankleiden zu viel sind, dann leiden Sie möglicherweise unter einer Abgespanntheit, die bei Krebspatientinnen sehr verbreitet ist: die Fatigue (sprich: fatieg). Das Wort ist die französische Übersetzung für Erschöpfung.

Wenn Sie bei sich solche Symptome wahrnehmen, sollten Sie Ihren behandelnden Ärzten darüber berichten. Möglicherweise werden Sie dann systematisch nach Ihren genauen Beschwerden gefragt, um genauer zu erfahren, woran Sie leiden. Typische Fragen können sinngemäß lauten:

- »Wie schätzen Sie Ihre körperliche Fitness im Vergleich zur Zeit vor Ihrer Erkrankung ein?«
- »Können Sie sagen, wann Ihre Müdigkeit oder Erschöpfung beginnt und wann sie endet?«
- »Hat sich Ihr Konzentrationsvermögen verändert?«
- »Welche konkreten Auswirkungen hat Ihre Erschöpfung auf Ihren Alltag?«

Ärzte unterscheiden zwischen akuter Fatigue und chronischer Fatigue sowie einer Fatigue bei fortgeschrittener Erkrankung. Die akute Fatigue tritt während oder kurz nach Ende einer Krebsbehandlung auf und endet kurze Zeit nach dem Ende der gesamten Therapie. Die chronische Form kann dagegen noch Monate oder Jahre nach der Krebsbehandlung anhalten. Eine Fatigue bei fortgeschrittener Erkrankung gilt als besonders schwierig zu behandeln, denn sie wird genährt durch die zunehmenden Begleiterscheinungen der Krebserkrankung wie Gewichtsverlust, allgemeine Schwäche, Schlaflosigkeit, Beeinträchtigung des Bewusstseins und Begleiterkrankungen.

Die Ursachen der Fatigue sind fast genauso vielfältig wie die Ausprägung ihrer Symptome. Chemotherapie, Bestrahlung und Immuntherapie gelten als potenzielle Fatigue-Auslöser. Bestimmte Nebenwirkungen von Medikamenten, etwa Blutarmut, Übelkeit und Erbrechen, können die Fatigue verstärken. In eine Art Teufelskreis geraten viele Patienten mit Fatigue, weil sich während ihrer Therapie gewohnte Tagesrhythmen und -strukturen verändern. Es gibt keinen Anlass, morgens aufzustehen, Mahlzeiten werden nur unregelmäßig eingenommen, es fällt schwer, sich zu irgendetwas aufzuraffen, man bewegt sich weniger und spürt die psychischen Belastungen der Erkrankung stärker.

Mögliche ärztliche Maßnahmen gegen Fatigue

Eine medikamentöse Therapie gegen Fatigue existiert nicht, und die einfache Gabe von Mitteln gegen Müdigkeit hat keine nachhaltige Wirkung. Ärzte bemühen sich in erster Linie darum, möglicherweise bestehende Begleiterkrankungen, etwa an Herz oder Lunge, zu therapieren. Außerdem werden sie sicherstellen, dass die Patientin schmerztherapeutisch angemessen versorgt ist. Da eine Fatigue auch durch die Nebenwirkungen anderer Medikamente verstärkt werden kann, ist die Bekämpfung von Übelkeit und Erbrechen oder von Blutarmut ebenfalls eine wichtige ärztliche Option. Essenziell ist zudem das ausführliche Gespräch mit betroffenen Patienten, denen möglicherweise auch die Konsultation eines Psychoonkologen weiterhilft.

Was Sie selbst gegen Fatigue tun können

Die immer wieder gehörte Empfehlung, sich aufzuraffen und mehr Sport zu treiben, greift bei den allermeisten Patienten zu kurz. Denn ihr Problem besteht ja gerade darin, dass sie sich für eine solche Eigenaktivierung viel zu schlapp und antriebslos fühlen. Möglicherweise gelingt es Ihnen aber, klein anzufangen: Versuchen Sie, für einen ausgeglichenen Schlaf-Wachrhythmus zu sorgen. Stehen Sie jeden Morgen zur selben Zeit auf, und gehen Sie zur selben

Zeit schlafen. Geben Sie Ihrem Tag Struktur, indem Sie feste Zeiten für Mahlzeiten und kleine Aktivitäten festlegen. Delegieren Sie Aufgaben, die Sie nicht bewältigen können, an Ihre Umgebung, falls möglich.

Zu gegebener Zeit schaffen Sie es dann vielleicht auch, regelmäßig einen kleinen Spaziergang zu machen, für eine ausgewogene und vollwertige Ernährung zu sorgen und Zeiten für Entspannungsübungen einzuplanen. In vielen Fällen ist diese stufenweise Aktivierung für Patientinnen jedoch eine Überforderung. Es ist dann unbedingt ratsam, sich professionelle Hilfe, beispielsweise bei einer Psychoonkologin oder einem Psychoonkologen zu holen.

Kognitive Beschwerden

Etwa jede fünfte Krebspatientin klagt im Verlauf der Therapie über Gedächtnis- und Konzentrationsprobleme. Schwierigkeiten bei der Koordination unterschiedlicher Aufgaben, verlangsamte Auffassung und verringerte Merkfähigkeit sind offenbar typische Beschwerden. Der Symptomenkomplex wird häufig auch unter dem Schlagwort Chemobrain zusammengefasst.

Allerdings ist es trotz vieler Studien in diesem Bereich bislang nicht gelungen, einen ursächlichen Zusammenhang mit der medikamentösen Krebstherapie zu zeigen. Viele Patientinnen klagen über entsprechende Beschwerden auch schon nach Mitteilung der Diagnose und nicht erst im Verlauf der medikamentösen Behandlung.

Die Beschwerden sind allerdings sehr ernst zu nehmen. Offensichtlich hängen sie mehr mit der psychischen Belastung durch die Erkrankung insgesamt als mit der medikamentösen Therapie zusammen. Für Betroffene haben sich ein leichtes Gedächtnistraining und körperliche Aktivität als wirksam erwiesen. Verharren Sie nicht in einer Art Man-kann-ja-doch-nichts-machen-Haltung. Werden Sie schrittweise aktiv. Anregungen dazu finden Sie im nächsten Abschnitt und in Abschnitt EIV. Falls Ihnen die Selbstaktivierung nicht gelingen will, suchen Sie sich psychoonkologische Unterstützung. Reden Sie darüber mit Ihren behandelnden Ärzten. Die Einnahme von Medikamenten gegen kognitive Beschwerden wird derzeit aber ausdrücklich nicht empfohlen.

4. Bewegung, Ernährung, Entspannung

Brustkrebs verändert alles. Möglicherweise fühlen Sie sich – nicht zuletzt nach der geballten Informationsflut zu Therapien und belastenden Symptomen, die wir Ihnen bis hierher zugemutet haben – ein wenig überfordert und haben Sorge, etwas zu übersehen oder eine mögliche Chance auf eine optimale Behandlung zu verpassen. Seien Sie versichert: Ihre behandelnden Ärzte haben all diese Informationen im Blick. Sie als Patientin können sich auf die Expertise Ihrer Behandler verlassen. Aber diese sind darauf angewiesen, von Ihnen sorgfältig berichtet zu bekommen, wenn Sie bestimmte Beschwerden haben, die möglicherweise auf die Erkrankung oder ihre Behandlung zurückzuführen sind. Deshalb die detailreiche Schilderung möglicher Nebenwirkungen im vorigen Kapitel.

In diesem Kapitel möchten wir Ihnen ein paar allgemeine Tipps zur Steigerung Ihres Wohlbefindens geben. Möglicherweise finden Sie es nicht angemessen, die Worte Wohlbefinden und Krebs in einem Atemzug zu nennen. Aber tatsächlich ist es für die meisten Brustkrebspatientinnen möglich, ein weitgehend »normales« Leben zu führen, und da gehört die Fürsorge für das eigene Wohl unbedingt dazu.

Was können Sie nun ganz konkret tun? Am meisten Einfluss haben Sie auf Ihren ganz persönlichen Lebensstil, also beispielsweise auf das, was Sie essen, wie intensiv und wie häufig Sie sich bewegen und was Sie tun, um wirklich zu entspannen. Die meisten Patientinnen fragen sich nach der Brustkrebsdiagnose übrigens genau das: Was kann ich anders, besser machen als vor der Erkrankung? Wie schaffe ich es, meinen Alltag weniger hektisch zu organisieren? Sollte ich meine Ernährung umstellen? Wäre es nicht gut, mehr Sport zu machen?

In jeder Buchhandlung gibt es zu all diesen Themen regalmeterweise Ratgeber, die für viele Patientinnen sicherlich hilfreich sind. Wir können und wollen Ihnen allerdings keine detaillierten Rezepte für ein »besseres Leben« an die Hand geben, sondern stattdessen auf drei wesentliche Bereiche eingehen, die für das Wohlbefinden erfahrungsgemäß essenziell sind: Bewegung, Ernährung und Entspannung. Wenn Sie hier etwas tun, dann nehmen Sie Ihre Gesundheit selbst in die Hand, statt schicksalsergeben auf das zu warten, was noch kommen mag. Und Sie werden sehen: Allein das Gefühl, selbst aktiv zu werden, wirkt sich positiv auf Ihre Gemütslage und damit letztlich auch auf den Therapieerfolg aus.

Krebs lähmt – Bewegung wirkt belebend

Beginnen wir also mit der Bewegung. Gemeint ist damit nicht ein Jogginglauf pro Woche oder das Erklimmen eines Berggipfels einmal im Monat. Nicht sporadische Höchstleistungen, sondern regelmäßige körperliche Aktivität, die Ihre Ausdauer fördert – das ist es, wovon Sie am meisten profitieren. Beginnen Sie beispielsweise mit einem täglichen Spaziergang von 20 bis 30 Minuten. Wenn Sie damit gut zurechtkommen, haben Sie vielleicht Lust, sich ein kleines Bewegungsprogramm zusammenzustellen. Finden Sie heraus, welche Aktivität für Sie die passende ist. Neben den Ausdauer-Klassikern wie Nordic Walking, Radfahren, Schwimmen oder Stretching können Sie auch Gartenarbeit, Tanzen oder sogar Klavierspielen in Ihr persönliches Bewegungsprogramm einbauen. Denn entscheidend für die gesundheitsfördernde Wirkung ist nicht, was Sie tun, sondern wie viel Energie Sie bei einer körperlichen Aktivität verbrauchen.

Als Maßeinheit für diesen Energie- beziehungsweise Sauerstoffverbrauch hat sich das sogenannte metabolische Äquivalent oder kurz MET durchgesetzt. Eine Stunde einer bestimmten Tätigkeit hat einen bestimmten MET-Wert. Und ein bestimmter MET-Wert pro Woche gilt als gesundheitsfördernd. Für Krebspatienten wird eine wöchentliche Aktivität von 9 bis 18, bei guter Verfassung auch bis zu 25 MET empfohlen. Anhand der folgenden MET-Wert-Tabelle können Sie nun Ihr individuelles Bewegungsprogramm zusammenstellen.

Durchschnittliche MET-Werte (Energieumsatz und Sauerstoffverbrauch pro Stunde) bei verschiedenen Sport- und Bewegungsarten:

Aerobic	8,0	Segeln	3,0
Basketball	6,0	Schwimmen	6,0
Eislaufen	7,0	Skiabfahrt	5,0
Fußball	7,0	Skilanglaufen	7,0

Gartenarbeit	5,0	Spazierengehen	3,0
Golf	4,5	Stretching	2,5
Gymnastik	4,0	Tanzen	4,5
Hockey	8,0	Tennis	7,0
Jazz-Tanz	6,0	Walken	4,0
Joggen	8,0	Wandern	6,0
Klavierspielen	2,5	Wassergymnastik	4,0
Radfahren	6,0	Yoga	2,5
Rasen mähen	5,5		

Wenn Sie beispielsweise dreimal in der Woche jeweils eine halbe Stunde spazieren gehen, sich zweimal eine Stunde lang mit Gartenarbeit beschäftigen und eine halbe Stunde Rad fahren, sieht Ihre wöchentliche MET-Bilanz folgendermaßen aus:

1,5 Stunden spazieren gehen	=	4,5 MET
2 Stunden Gartenarbeit	=	10 MET
0,5 Stunden Radfahren	=	3 MET
MET-Bilanz	=	17,5 MET

Insgesamt kämen Sie in unserem Beispiel also auf wöchentlich 17,5 MET. Und davon würden Sie in mehrfacher Hinsicht profitieren: Körperliche Aktivität erhöht nicht nur das Wohlbefinden, sie wirkt auch nachweislich gegen den Krebs. Regelmäßige Bewegung kann die Wahrscheinlichkeit für das Wiederauftreten der Erkrankung senken. Darüber lassen sich auch die belastenden Symptome während der Behandlung positiv beeinflussen. Bewegung wirkt aber erst dann, wenn sie regelmäßig stattfindet. Sie brauchen also einen langen Atem, um von körperlicher Aktivität zu profitieren. Allein aus diesem Grund ist es wichtig, sich die Aktivitäten herauszusuchen, die einem wirklich Spaß machen.

Gibt es auch ein Zuviel an Bewegung? Ja, auf jeden Fall. Beachten Sie unbedingt Ihre persönliche Belastungsgrenze und überfordern Sie sich nicht. Wer sich überanstrengt, wird nicht stärker, sondern schwächer. Bei Ausdauerbelastung sollte Ihr Puls nicht mehr als 120-mal pro Minute schlagen. Sollten Sie schon vor der Krebserkrankung Herzkreislaufprobleme gehabt haben, ist zusätzlich Vorsicht geboten. Und es gibt auch Situationen, in denen Sport tabu ist: Fieber oder Infektionen der Atemwege beziehungsweise des Magen-Darm-Trakts und eine herzbelastende Chemo- oder Antikörpertherapie vertragen sich auch nicht mit Ausdauerbelastung.

Im Zweifelsfall halten Sie Rücksprache mit Ihren behandelnden Ärzten. Sie können Ihnen auch weiterhelfen, wenn Sie sich für ein – beispielsweise von einem Physiotherapeuten – professionell erstelltes Bewegungsprogramm interessieren. Falls Sie sich stattdessen oder darüber hinaus für Sport in der Gruppe interessieren, gibt es auch hier ein attraktives Angebot: In Deutschland sind mittlerweile mehr als 2000 Krebssportgruppen aktiv. Fragen Sie bei örtlichen Sportvereinen oder beim zuständigen Landessportbund nach einer solchen Gruppe in Ihrer Nähe.

Kulinarische Köstlichkeiten mit Freunden genießen

Mit dem Thema Ernährung setzen sich die meisten Patientinnen nach ihrer Diagnose sehr intensiv auseinander. Viele wollen die vermeintlich schlechten Ernährungsgewohnheiten aus der Zeit vor der Diagnose hinter sich lassen. Dagegen ist nichts zu sagen. Wir möchten Sie allerdings ermutigen, nicht zu streng mit sich zu sein und sich nicht selbst unter Druck zu setzen. Messen Sie nicht Fett- oder Kohlenhydratgehalte Ihrer Lebensmittel. Essen Sie das, was Ihnen wirklich schmeckt, seien Sie neugierig auf neue Rezepte und achten Sie darauf, hochwertige Zutaten zu verwenden. Bevorzugen Sie Obst und Gemüse sowie bekömmlich zubereitete Vollwertprodukte. Fleisch ist keineswegs verboten. Essen Sie weniger, aber qualitativ höherwertiges Fleisch; zwei Portionen pro Woche sind völlig in Ordnung. Und vielleicht entdecken Sie für sich, wie schmackhaft Seefisch ist.

Wenn Sie sich während einer anstrengenden Therapie nicht in der Lage fühlen, ihr Essen selbst zuzubereiten, seien Sie nachsichtig mit sich selbst. Bitten Sie andere Mitbewohner Ihres Haushalts um Unterstützung oder fragen Sie Freunde und Bekannte in Ihrer Umgebung. Sprechen Sie auch Ihre behandelnden Ärzte auf die Möglichkeit einer persönlichen Ernährungsberatung an oder suchen Sie beispielsweise Unterstützung bei *Eat what you need* – einem gemeinnützigen Verein, der Sie auch über das Internet berät (https://was-essen-bei-krebs.de/fernbegleitung).

Dort und bei allen anderen Ernährungsfachleuten werden Sie außerdem eine wichtige Botschaft vermittelt bekommen: Sie können mit einer angepassten Ernährung sich selbst etwas Gutes tun und Ihre Behandlung wirkungsvoll unterstützen. Es gibt aber keinen Speiseplan und keine Rezeptsammlung, die direkt gegen Ihren Krebs wirkt. Eine Krebsdiät gibt es nicht. Wer Ihnen etwas anderes erzählt, ist entweder selbst schlecht informiert oder will Ihre existenzielle Notlage ausnutzen und damit nur Geld verdienen. Lassen Sie sich nicht beeindrucken von bunten Prospekten und scheinbar verständnisvollen Verkäufern. Ernährungsvorschriften wie die Ketogene Diät sind für Sie gesundheitsschädlich und am Ende lebensgefährlich. Seien Sie auch kritisch und vorsichtig, wenn es um vegane Ernährung oder Intervallfasten geht. Detailliertere Infos dazu finden Sie unter Abschnitt EIV.2.

Was aber geht, auch wenn es zu Zeiten der intensiven Therapie vielleicht noch unmöglich klingt, ist ein gemeinsames Essen mit Angehörigen und/ oder guten Freunden, spätestens am Ende der Akuttherapie. Es hebt die Stimmung und vermittelt allen Beteiligten so etwas wie Normalität. Vielleicht haben Sie an Ihrem Wohnort ja auch die Gelegenheit, einen Kochkurs zu besuchen, der sich speziell an Menschen mit Krebs richtet. Auch diesbezüglich hat sich in den vergangenen Jahren viel getan. In vielen Brustzentren und onkologischen Praxen gibt es entsprechende Angebote, und auch Rezeptsammlungen speziell, aber nicht nur für Tumorpatienten sind empfehlenswert.[13]

Ein paar Tipps für Ihren Speiseplan

Wichtiger als das strikte Befolgen von Ernährungsplänen ist die Erhaltung Ihrer Genussfähigkeit. Lassen Sie sich also nicht allzu sehr einengen. Die folgenden Angaben sind Durchschnittswerte. Selbstverständlich dürfen Sie auch mal Ausnahmen machen.

- nach Möglichkeit jeden Tag Obst und Gemüse
- Vollkornprodukte – geschrotet sind sie besser verträglich
- täglich Milch und Milchprodukte inklusive Hartkäse
- nicht mehr als zwei Fleischportionen (à 150 g) pro Woche
- ein- bis zweimal pro Woche frischen Fisch
- maßvoll bei Knabbergebäck und Süßigkeiten
- Wasser, ungezuckerte Tees und Säfte nach Lust und Laune, Soft Drinks vermeiden
- pro Woche nicht mehr als 2 Gläser à 0,2 Liter Wein oder drei Gläser à 0,3 Liter Bier.[14]

Entspannen und Kraftquellen finden

Ständige Anspannung, das Gefühl, immer auf der Hut sein zu müssen, und wiederkehrende Ängste: Sehr wahrscheinlich kennen Sie diese Gemütszustände nur allzu gut. Und möglicherweise haben Sie auch schon die Erfahrung gemacht, dass das Gefühl, selbst etwas zu tun, für eine gewisse Gelöstheit sorgen kann. Zusätzlich ist es ratsam, eigene Kraftquellen – auch aus Ihrem Leben »vor dem Krebs« – freizulegen: Versinken Sie beim Singen, Musizieren, Malen, Lesen oder Puzzeln in andere Welten. Gönnen Sie sich diese Auszeiten, in denen Ihre Erkrankung keine Rolle spielt.

Daneben gibt es Entspannungstechniken, die sich als hilfreich erwiesen haben. Das Spektrum reicht von der Atemschulung über die Progressive Muskelentspannung nach Jacobson und autogenes Training bis hin zu Übungen aus Yoga, Qigong oder Tai-Chi. Allerdings: Wirklich wirksam können diese

Entspannungstechniken nur sein, wenn sie unter fachkundiger Anleitung erlernt und dann möglichst jeden Tag 10 bis 20 Minuten lang konsequent durchgeführt werden. Am meisten nutzt das, was Ihnen Spaß macht. Schnuppern Sie also rein in entsprechende Kurse: Volkshochschulen, Familienbildungsstätten, Rehakliniken, Physiotherapeuten oder auch Beratungsstellen für Krebskranke halten entsprechende Angebote bereit.

5. Komplementäre Behandlungsverfahren

Gibt es zur Behandlung meiner Erkrankung mehr als das, was die Schulmedizin zu bieten hat? Hunderttausende von Patientinnen und Patienten mit Krebs stellen sich regelmäßig diese Frage. Und viele Brustkrebspatientinnen haben gute Erfahrungen gemacht mit Akupunktur, Meditation, Tai-Chi Qigong und Yoga oder mit speziellen Massagen. Andere möchten auf Anwendungen aus der Traditionellen Chinesischen Medizin oder dem indischen Ayurveda nicht verzichten. Und nicht wenige berichten, dass ihnen die Einnahme bestimmter Kräutermischungen oder Mineralien hilft, die Strapazen der Therapie, ihre Stimmungsschwankungen oder ihre Ängste besser zu ertragen.

Gehören all diese Methoden tatsächlich zur Krebsmedizin dazu? Lassen sich ihre Wirkungen wissenschaftlich belegen? Grenzt das nicht alles an Scharlatanerie? Fragen wie diese haben sich in der Vergangenheit in erster Linie Ärztinnen und Ärzte gestellt, die, klassisch ausgebildet, allen Methoden jenseits der sogenannten wissenschaftlich begründeten Medizin eher misstrauisch gegenüberstanden.

Und allein aus diesem Grund verschweigen Patientinnen und Patienten ihren behandelnden Ärzten gegenüber häufig auch heute noch, dass sie komplementäre, das heißt ergänzende, Behandlungsverfahren nutzen. Sie befürchten vielfach, nicht ernst genommen oder schlimmer noch, als Opfer von Scharlatanen hingestellt zu werden. Abgesehen davon, dass solche Befürchtungen nicht für ein vertrauensvolles Arzt-Patienten-Verhältnis sprechen, kann eine solche Einstellung auch gefährlich sein; denn manche biologischen

Therapien oder Mittel beeinträchtigen die Wirkung von Krebsmedikamenten massiv, andere können sie verstärken und damit zu unvorhergesehenen Nebenwirkungen führen. Wirklich wirksam und erfolgversprechend ist eine Brustkrebstherapie nur dann, wenn Sie Ihrem Behandlungsteam, sprich Ihrer Ärztin, Ihrem Arzt, Ihrer Breast Care Nurse oder Ihrer onkologischen Pflegekraft lückenlos mitteilen, was Sie alles in Eigenregie tun, um den Krebs zu bekämpfen.

Auf der anderen Seite sind Ärztinnen und Ärzte aufgefordert, die Wünsche ihrer Patientinnen nach mehr direkter Beteiligung an der Behandlung ernst zu nehmen. Denn die Attraktivität der Komplementärmedizin ist in erster Linie nicht ihrer objektiven Wirkung geschuldet. Vielmehr geht es der Mehrheit der Patientinnen darum, selbst etwas tun zu können, um wieder gesund zu werden oder den Krebs in Schach zu halten. Die Kostenübernahme für komplementärmedizinische Behandlungen seitens der Krankenversicherungen ist allerdings keine Selbstverständlichkeit. Fragen Sie im Zweifelsfall bei Ihrer Krankenkasse nach.

Komplementärmedizin – eine Annäherung

Speziell in der Onkologie ist die Komplementärmedizin dabei, ihr ursprüngliches Nischendasein zu verlassen. Nicht zuletzt die Wünsche und Erfahrungen von Patienten haben dazu geführt, dass auch konventionell ausgebildete Ärzte sich heute mit komplementären Behandlungsverfahren auseinandersetzen. In den USA eröffneten die großen und weltweit berühmten Krebszentren in New York, Boston und Texas um die Jahrtausendwende eigene medizinische Abteilungen, die sich auf den Einsatz von Verfahren außerhalb der eigentlichen Schulmedizin spezialisierten. Bereits 1999 wurde mit dem *National Center for Complementary and Integrated Health* zudem ein eigenes, staatlich finanziertes Gesundheitsinstitut gegründet, und seit 2003 ist die US-amerikanische ärztliche *Society for Integrative Oncology* aktiv. Diese Fachgesellschaft plädiert dafür, komplementäre Verfahren in die konventionelle Krebsmedizin zu integrieren und Patientinnen an der Therapie aktiv zu beteiligen.

Auch in Deutschland hat sich eine Menge getan: Seit 2010 beschäftigt sich

PRIO (Prävention und Integrative Onkologie) – eine eigene Arbeitsgemeinschaft der Deutschen Krebsgesellschaft (DKG) – mit der Rolle der Komplementärmedizin in der Krebsbehandlung. Und auch die auf Brustkrebs bezogenen Empfehlungen der Arbeitsgemeinschaft Gynäkologische Onkologie in der DKG enthalten sehr konkrete Empfehlungen zur Komplementärmedizin. Sie bewertet beispielsweise die Akupunktur positiv als ergänzende Behandlung von Übelkeit und Erbrechen, die Akupressur zur ergänzenden Fatigue-Behandlung oder die achtsamkeitsbasierte Stressbewältigung während der Behandlungsphase. Für PatientInnen sind die Empfehlungen auch in Form eines eigenen Booklets[15] und als App verfügbar. Im Sommer 2021 schließlich ist die erste verbindliche S3-Leitlinie[16] zur Rolle der Komplementärmedizin in der Krebsbehandlung erschienen. Bereits im September 2021 ist ein Update veröffentlicht worden.

Ergänzung, aber keine Alternative

Allen Empfehlungen und Leitlinien ist eines gemeinsam: Sehr eindeutig definieren sie komplementäre Verfahren als mögliche und in einigen Bereichen auch sehr sinnvolle Ergänzungen zur wissenschaftlich begründeten, evidenzbasierten Medizin. Verfahren aus der Naturheilkunde, aus fernöstlichen Medizinsystemen, spezielle Massagen, Diäten oder pflanzliche Heilmittel dürfen jedoch nie als Alternative zu evidenzbasierten Behandlungsverfahren zum Einsatz kommen. Wer so handelt, gefährdet Menschenleben.[17]

> Mit anderen Worten: Das wesentliche Ziel komplementärer Behandlungsverfahren besteht darin, die zum Teil aggressiven, aber wirksamen medizinischen Therapien so erträglich zu machen, dass Patientinnen sie auch wirklich konsequent zu Ende führen können. Und in diesem Sinne gehören Lebensstilanpassungen in Sachen Bewegung, Ernährung und Entspannung durchaus auch zu komplementärmedizinischen Verfahren.

Risiken und Nebenwirkungen

Auch wenn komplementärmedizinische Verfahren häufig mit »sanfter Naturmedizin« gleichgesetzt werden, bergen sie dennoch Risiken. Und selbst wenn die Wirkmechanismen plausibel erscheinen, können manche Präparate in der Praxis unwirksam oder sogar schädlich sein. L-Carnitin beispielsweise, eine Verbindung der beiden Aminosäuren Methionin und Lysin, wird häufig als wirksam gegen die Chemotherapie-induzierte Polyneuropathie (CIPN, siehe Seite 174) beschrieben. Theoretisch erscheint dieses Konzept einleuchtend, denn in bestimmten Zellbestandteilen (den Mitochondrien) ist L-Carnitin an der Eliminierung giftiger Stoffwechselprodukte beteiligt, und über einen Zwischenschritt spielt es eine wichtige Rolle beim Schutz von Nervenzellen. Es hat sich jedoch herausgestellt, dass L-Carnitin nach 12-wöchiger Anwendung eine CIPN gar nicht positiv beeinflusst und sie nach 24-wöchiger Anwendung sogar verschlimmert.

Auch die Wechselwirkungen bestimmter pflanzlicher Heilmittel mit Chemotherapeutika können gefährlich werden. Pflanzliche Heilmittel beeinflussen beispielsweise die Verstoffwechselung von Chemotherapeutika in der Leber. Johanniskraut und Knoblauch schwächen die Chemotherapiewirkung. Baldrian, Ginseng und Gelbwurz (Kurkuma) verstärken sie dagegen. Die in der folgenden Übersicht aufgeführten Heilmittel, Extrakte und Säfte dürfen deshalb während einer Chemotherapie gar nicht oder nur in sehr geringen Mengen angewendet, also auch nicht gegessen oder getrunken werden.

Übersicht: Pflanzliche Heilmittel und Extrakte, die während einer Chemotherapie nicht angewandt beziehungsweise verzehrt werden dürfen, weil sie die Chemotherapiewirkung abschwächen oder verstärken.[18]

Johanniskraut	Echinacea-Präparate
Ingwer	Soja
Knoblauch	Rotklee
Baldrian	Pfefferminzöl
Ginseng	Grapefruit
Gelbwurz (Kurkuma)	

Welche Behandlungsverfahren sind komplementär?

Die in der Onkologie verbreiteten ergänzenden Behandlungsverfahren stammen aus den unterschiedlichsten Bereichen. Viele von ihnen haben ihren Ursprung in **eigenen Medizinsystemen**: Akupunktur und Akupressur sind, ebenso wie bestimmte Massagetechniken, Instrumente der Traditionellen Chinesischen Medizin. Auch Anwendungen aus dem indischen Ayurveda schätzen viele Patientinnen und Patienten. Aus der Anthroposophischen Medizin von Rudolf Steiner und Ita Wegmann werden vor allem Kunsttherapien, rhythmische Massagen und äußere Anwendungen wie Wickel, Einreibungen und Bäder eingesetzt. Die Homöopathie von Samuel Hahnemann spielt in der Komplementärmedizin ebenso eine Rolle wie die klassischen Naturheilverfahren mit den Teilbereichen Pflanzentherapie, Wassertherapie sowie Ernährungs-, Bewegungs- und Ordnungstherapie.

Von den aus eigenständigen Medizinsystemen übernommenen Methoden werden in der Komplementärmedizin die Verfahren der sogenannten **Mind-Body-Medizin** abgegrenzt. Diese nutzt den wechselseitigen Einfluss von Psyche, Körper und individuellem Verhalten. Zu ihren Instrumenten gehören die Meditation, die sogenannte achtsamkeitsbasierte Stressreduktion (Mindfulness Based Stress Reduction), Tai-Chi beziehungsweise Qigong und Yoga sowie eine Kombination dieser Verfahren.

Zu den sogenannten **Manipulativen Körpertherapien** zählen unterschiedliche passive Therapieformen, bei denen es im weitesten Sinn um die Beeinflussung des Bewegungsapparates geht, ohne dass der Patient selbst aktiv wird. Klassische Massagen und Fußreflexzonenmassagen werden ebenso hier eingeordnet wie Verfahren aus der Osteopathie, Chirotherapie und Chiropraktik. Auch die – aus der traditionellen chinesischen Medizin stammenden – Massagetechniken Tuina und Shiatsu zählen, ebenso wie Reiki, eine japanische Form der Energieheilung durch Handauflegung oder berührungsfreie Sendung von Energie, zu den manipulativen Körpertherapien. Auch Sport und Bewegung lassen sich dieser Kategorie zuordnen.

Als **Biologische Therapien** bezeichnet man in der Komplementärmedizin Substanzen, die Patienten einnehmen können. Vitamine, Vitaminkombinationen, Spurenelemente sowie Mineralstoffe gehören dazu ebenso wie Arzneimittel aus Pflanzen oder Pflanzenteilen, sogenannte Phytotherapeutika. Bekannte Vertreter der Phytotherapeutika sind Baldrian, Ingwer, Mistel, das Johanniskraut sowie die sekundären Pflanzenstoffe Curcumin aus der Gewürzpflanze Kurkuma, die häufig aus Soja gewonnenen Isoflavone und Lycopin aus Tomaten.

Wie eindeutig können Empfehlungen sein?

Behandlungsverfahren der Komplementärmedizin stammen aus unterschiedlichen Bereichen, die häufig unter dem Begriff Erfahrungsmedizin zusammengefasst werden. So vielfältig die unterschiedlichen Anwendungen sind, so wenig eindeutig sind die Empfehlungen zu ihrer Nutzung. Die im Juli 2021 erstmals erschienene S3-Leitlinie zur Komplementärmedizin in der Behandlung von Patientinnen und Patienten mit Krebs bewertet zwar sehr viele Verfahren in unterschiedlichen therapeutischen Situationen, eindeutig positiv oder eindeutig negativ sind allerdings nur wenige bewertet (siehe Tabelle).

Eindeutig klassifizierte komplementärmedizinische Behandlungsverfahren. Adaptiert nach der S3-Leitlinie Komplementärmedizin in der Behandlung von onkologischen PatientInnen (September 2021)[19]. Die Leitlinien-Terminologie unterscheidet starke Empfehlungen oder Einschränkungen (»soll« oder »soll nicht«) von einfachen Empfehlungen oder Einschränkungen (»sollte« oder »sollte nicht«).

<table>
<tr><th>Methode</th><th>Empfehlungsstärke</th><th>Betroffene</th><th>Beschwerden</th></tr>
<tr><td rowspan="2">Akupunktur</td><td>Sollte</td><td>Brustkrebspatienten</td><td>Gelenkschmerzen durch Aromatase-Inhibitoren</td></tr>
<tr><td>Sollte</td><td>Krebspatienten</td><td>(Tumor-)Schmerzen</td></tr>
</table>

Methode	Empfeh-lungs-stärke	Betroffene	Beschwerden
Körperliche Aktivität	Soll	Krebspatienten	Fatigue
	Soll	Krebspatienten	Eingeschränkte Lebensqualität
Tai-Chi / Qigong	Sollte	Krebspatienten	Ein- und Durchschlafstörungen während und nach Abschluss von Chemo-/Radiotherapie
	Sollte	Krebspatienten	Fatigue während und nach Abschluss von Chemo-/Radio-therapie
Yoga	Sollte	Krebspatienten	Fatigue während und nach Abschluss von Chemo-/Radio-therapie
Aloe Vera (Cremes, Lotions, Gele)	Soll nicht	Krebspatienten	Vorbeugung Radiodermatitis
Carnitin	Soll nicht	Krebspatienten	Taxan-induzierte peripherer Polyneuropathie
Isoflavone (aus Soja)	Soll nicht	Brustkrebs-patienten	Hitzewallungen
Vitamin E plus Vitamin A	Soll nicht	Patienten mit Kopf-Hals-Tumoren	Eingeschränkte Lebensqualität während Strahlentherapie
Vitamin E	Soll nicht	Brustkrebs-patienten	Hitzewallungen
	Soll nicht	Patienten mit Kopf-Hals-Tumoren	Mukositis während Strahlen-therapie
	Soll nicht	Krebspatienten	Chemotherapie-induzierte peri-phere Polyneuropathie, Cispla-tin-induzierte Ototoxizität
Zink	Soll nicht	Krebspatienten	Chemotherapie-bedingte Muko-sitis

Methode	Empfehlungsstärke	Betroffene	Beschwerden
Bioenergiefeld-Therapien (Reiki, Handauflegen)	Sollte nicht	Krebspatienten	Angst, Ängstlichkeit, Depressivität, Fatigue, schlechter Lebensqualität, Schmerzen, Übelkeit
Guarana-Trockenextrakt	Sollte nicht	Krebspatienten	Fatigue-bedingte Einschränkung der Lebensqualität
Vitamin B12 und Folsäure	Sollte nicht	Lungenkrebspatienten im fortgeschrittenen Stadium	Lebensqualität und Neutropenie während Chemotherapie, auch nicht zur Erreichung normwertiger Vitamin-B12-/Folsäure-Spiegel
Vitamin C und E in Kombination	Sollte nicht	Patienten mit Kopf-Hals-Tumoren	Strahlentherapie-induzierte Xerostomie
Vitamin E	Sollte nicht	Krebspatienten	Chemotherapie-induzierte Mukositis

Den größten Anteil in der Leitlinie machen Verfahren aus, die für die individuelle Patientin von Nutzen sein können (aber nicht müssen).

Wer aber entscheidet nun, was dem oder der einzelnen Betroffenen nützt und was nicht? Das ist im Wesentlichen sicher die Aufgabe kompetenter und seriöser Anbieter von komplementären Behandlungsverfahren. Das können spezialisierte Ärzte, aber auch andere Therapeuten sein. Leider gibt es in diesem Bereich aber nicht nur seriöse, auf das Wohl der Patientin bedachte Anbieter. Ein Blick auf den Ausbildungsweg des Therapeuten kann da helfen, reicht aber häufig nicht aus, um Klarheit zu gewinnen. Was seriöse Anbieter komplementärmedizinischer Verfahren in der Krebsbehandlung auszeichnet, lässt sich aber in einem Kriterienkatalog zusammenfassen, den das Kompetenznetzwerk Komplementärmedizin in der Onkologie (KOKON) erarbeitet hat. Danach zeichnen sich seriöse Anbieter dadurch aus, dass sie:

- Diagnose und bisherige Therapie besprechen;
- mögliche Wechselwirkungen zwischen komplementärmedizinischer Behandlung und Krebstherapie erläutern;
- den Nutzen einer vorgeschlagenen komplementärmedizinischen Behandlung belegen;
- Möglichkeiten und Grenzen der vorgeschlagenen Behandlung aufzeigen;
- Ziele, Inhalte, Dauer und Kosten der geplanten Maßnahme und Möglichkeiten der Kostenerstattung besprechen;
- Bedenkzeit einräumen;
- die Entscheidung für oder gegen die Behandlung respektieren;
- nachvollziehbare Behandlungsrechnung vorlegen.

Die Entscheidung für oder gegen ein konkretes Verfahren oder für oder gegen einen Therapeuten oder eine Therapeutin liegt letztlich bei Ihnen ganz persönlich. Wichtig ist, dass Sie über Ihre Aktivitäten nicht Stillschweigen bewahren, sondern Ihren Arzt oder Ihre Ärztin informieren, wenn Sie über komplementäre Behandlungsverfahren nachdenken oder sie bereits nutzen. Sehr wahrscheinlich werden Sie im Therapieverlauf auch immer mal wieder gefragt, ob Sie solche Methoden in Erwägung gezogen haben oder künftig nutzen wollen. Beantworten Sie diese Fragen bitte ganz offen, oder suchen Sie gegebenenfalls auch selbst das Gespräch. Nur so lässt sich ein optimaler Therapieerfolg sicherstellen.

VII. Wie finde ich ein kompetentes Zentrum?

Wer sich krank fühlt, geht zu einem Arzt oder einer Ärztin. Und dort wird ihm oder ihr geholfen. So einfach ist die Sache allerdings nur, wenn auch die Beschwerden vergleichsweise einfach zu diagnostizieren und zu behandeln sind. Eine Brustkrebserkrankung ist aber keine Erkältung und auch keine einfache Entzündung, die mit ein paar Tagen Bettruhe und der Gabe bestimmter Medikamente in den Griff zu bekommen ist. Und Brustkrebs ist auch keine Erkrankung, die nur von einem einzigen Arzt oder einer einzigen Ärztin behandelt werden kann. Brustkrebstherapie ist Teamarbeit.

Notwendig ist ein Netzwerk aus Expertinnen und Experten; Frauenärzten, Onkologen, Fachleuten für Gewebeuntersuchungen (Pathologen), Chirurgen, Strahlentherapeuten, Spezialisten für medikamentöse Tumortherapie, Psychologen, speziell geschulten Krankenpflegekräften, Sozialarbeitern und Reha-Fachkräften: Ihre koordinierte Arbeit stellt sicher, dass die Erkrankung korrekt diagnostiziert und mit der größten Aussicht auf Erfolg behandelt wird. Dass alle Beteiligten sich am aktuellen Stand der Forschung ausrichten und sich selbst darüber hinaus regelmäßig weiterbilden, versteht sich von selbst.

1. So ist die Brustkrebsbehandlung in Deutschland organisiert

Tatsächlich ist die Behandlung von Patientinnen mit Brustkrebs in Deutschland heute wie ein solches Netzwerk organisiert, und zwar in speziellen Brustzentren. Gut 300 solcher Zentren stellen die flächendeckende Versorgung hierzulande sicher. Sie arbeiten nach den Prinzipien der evidenzbasierten Medizin, das heißt, es kommen Behandlungsverfahren zum Einsatz, deren Nutzen in großen Studien belegt worden ist und die Eingang in die regelmäßig aktualisierten Leitlinien zur Behandlung von Brustkrebs gefunden haben. Ein Brustzentrum darf sich nur so nennen, wenn ihm durch ein Zertifikat bescheinigt worden ist, dass alle Abläufe qualitätsgesichert und nach dem neuesten Stand des Wissens organisiert sind. Das Zertifikat gilt drei Jahre lang.

Selbstverständlich werden Sie, beispielsweise wenn Sie einen Knoten in der Brust ertastet haben, zunächst Ihre Frauenärztin oder Ihren Frauenarzt aufsuchen, um die Ursache abklären zu lassen. Sollte sich der Verdacht auf Brustkrebs dort allerdings weiter erhärten, ist es sinnvoll, sich an ein zertifiziertes Brustzentrum überweisen zu lassen. Ein gut strukturiertes und regelmäßig aktualisiertes Verzeichnis aller Brustzentren in Deutschland finden Sie im Internet unter https://www.oncomap.de/centers. Ihre Frauenärztin oder Ihr Frauenarzt werden vom Zentrum über den Verlauf der Behandlung regelmäßig informiert.

2. Evidenzbasierte Medizin

Zertifizierte Brustzentren sind Teil einer Initiative zur Verbesserung der Versorgungsqualität von Krebspatienten, die seit Mitte der 1990er-Jahre in Deutschland an Bedeutung gewonnen hat. Die Entwicklung der evidenzbasierten Medizin und die Erarbeitung von Behandlungsleitlinien auf evidenzbasierter Grundlage waren wichtige Voraussetzungen für die Entstehung der Brustzentren.

Die ärztliche Therapiefreiheit ist in Deutschland ein hohes Gut. Ärzte sind allein dem Wohl ihrer Patientinnen verpflichtet, wenn es um die Entscheidung für oder gegen eine konkrete Behandlung geht. Dafür sind sie ausgebildet, und dazu haben sie sich verpflichtet. Was aber ist die beste Behandlung für eine bestimmte Patientin? Dazu im Einzelfall die optimale Entscheidung zu treffen ist in Zeiten sehr komplexer Therapieverfahren immer schwieriger geworden.

Über die Therapie einer Brustkrebspatientin entscheidet deshalb nicht eine Ärztin oder ein Arzt allein auf Grundlage ihrer oder seiner fachlichen Kompetenz. Ärzte sind vielmehr verpflichtet, bei der Entscheidungsfindung alle dazu geeigneten wissenschaftlichen Erkenntnisse gewissenhaft zu prüfen und gegebenenfalls zu berücksichtigen. Und selbstverständlich geht in der konkreten Behandlung nichts gegen den Willen der Patientin.

Damit sind die drei Säulen der sogenannten evidenzbasierten Medizin genannt:

- **Klinische Erfahrung:** Dieser Teil der Evidenz stützt sich auf die Kompetenz des behandelnden Arztes oder der behandelnden Ärztin. Sie sind in der Lage, die Situation der Patientin zu beurteilen und daran orientiert einen Therapievorschlag zu machen.
- **Forschungsergebnisse:** Evidenz bedeutet in diesem Zusammenhang, dass ein bestimmtes Vorgehen sich mit besonders hochwertigen Studien begründen lässt. Hochwertig sind Studien beispielsweise dann, wenn das geplante Vorgehen randomisiert in zwei Gruppen geprüft worden ist. Das bedeutet, dass die Mitglieder beider Gruppen in allen Merkmalen (Alter, Geschlecht, Vorerkrankungen, Krankheitsstadium etc.) möglichst übereinstimmen, außer in einem, nämlich dem zu prüfenden Vorgehen.
- **Patientenwunsch:** Nichts geht gegen den Willen der Patienten. Nach verständlicher Aufklärung über die Zusammenhänge des geplanten Vorgehens erklärt eine Patientin oder ein Patient sich mit dem geplanten Vorgehen einverstanden oder nicht.

3. Leitlinien

Eng verknüpft mit der Entwicklung der evidenzbasierten Medizin in Deutschland ist die Entstehung medizinischer Leitlinien. Sie übersetzen sozusagen die evidenzbasierte Medizin in den klinischen Alltag. Leitlinien geben konkrete Auskunft zu den im Behandlungsverlauf anstehenden Entscheidungen.

Leitlinien werden meist von mehreren medizinischen Fachgesellschaften erarbeitet. Die ärztliche »S3-Leitlinie zur Früherkennung, Diagnostik, Therapie und Nachsorge des Mammakarzinoms« beispielsweise ist federführend von der Deutschen Gesellschaft für Gynäkologie und Geburtshilfe (DGGG) und von der Deutschen Krebsgesellschaft (DKG) erarbeitet worden. Zusätzlich waren 34 weitere Fachgesellschaften sowie 27 namentlich genannte Expertinnen und Experten in beratender Funktion beteiligt.

Nicht alle Leitlinien haben denselben Stellenwert. Sie werden in drei Entwicklungsstufen eingeteilt und nach ihrer Evidenz bewertet:

- S1-Leitlinien sind Handlungsempfehlungen von Expertengruppen, die in einem informellen Verfahren entstanden sind und damit den geringsten Stellenwert haben.
- S2k-Leitlinien sind von einem repräsentativen Gremium verfasst worden, bei der Konsensfindung wurde strukturiert vorgegangen.
- S2e-Leitlinien sind evidenzbasiert, da ihnen eine systematische Recherche, Auswahl und Bewertung wissenschaftlicher Literatur zugrunde liegt.
- S3-Leitlinien schließlich sind evidenz- und konsensbasiert, von einem repräsentativen Gremium verfasst, und zwar nach systematischer Recherche, Auswahl und Bewertung internationaler Literatur. Bei der Konsensfindung wird strukturiert vorgegangen.

Für das Mammakarzinom gibt es in Deutschland neben der immer über mehrere Jahre hin gültigen S3-Leitlinie auch die jährlich aktualisierten evidenzbasierten AGO-Empfehlungen. Herausgeberin ist die Kommission Mamma der Arbeitsgemeinschaft Gynäkologische Onkologie (AGO), die basierend auf den aktuellen Empfehlungen jeweils jährlich auch einen Patientenratgeber publiziert (https://www.ago-online.de/leitlinien-empfehlungen/leitlinien-empfehlungen/kommission-mamma).

Seit der Entstehung der ersten Mammakarzinom-Leitlinie sind fast 20 Jahre vergangen. Auch wenn die Medizin nach Leitlinien manchmal kritisiert wird, weil sie angeblich die ärztliche Therapiefreiheit einschränkt: Zusammen mit den Fortschritten in der Therapie haben solche Leitlinien und die Organisation der Patientenbetreuung in Zentren zu einem Quantensprung in der Versorgungsqualität geführt. Leitlinien bilden den anerkannten Standard der Behandlung ab. Und in ihnen finden sich auch Bewertungen zu Therapieverfahren, die von den Zulassungsbehörden (noch) nicht zugelassen sind. In solchen Fällen können behandelnde Ärzte die evidenzbasierten Empfehlungen der Leitlinie als Argumentationshilfe nutzen, wenn es darum geht, bei der Krankenversicherung einer Patientin die Übernahme der Behandlungskosten für solche Therapien zu beantragen.

4. Krebsmedizin in Zentren

Erst die evidenzbasierte Medizin ermöglicht also die Entwicklung von Leitlinien für die Patientenversorgung. Soweit die Theorie. Wie lässt sich aber in der Praxis sicherstellen, dass die Behandlung von Krebspatienten tatsächlich so umgesetzt wird, wie die S3-Leitlinien es vorsehen? Seit Beginn der 2000er-Jahre findet die derart qualitätsgesicherte Krebsmedizin in speziellen Zentren statt. Sie sind in aller Regel an Kliniken angesiedelt und müssen die Qualität ihrer Arbeit gegenüber einem externen Prüfergremium regelmäßig nachweisen. Nach bestandener Prüfung erhalten sie ein Zertifikat, das für eine begrenzte Zeit gültig ist. Danach ist eine erneute Zertifizierung notwendig. Die Zentren sind so organisiert, dass deutschlandweit eine flächendeckende, qualitätsgesicherte Krebsbehandlung möglich ist. Dabei werden drei Kategorien von Zentren unterschieden:

In sogenannten **Organkrebszentren** arbeiten Fachleute für eine bestimmte Krebsart zusammen. Sie haben den Auftrag, Krebspatienten wohnortnah qualitätsgesichert zu versorgen, und sind meist an Kliniken angesiedelt. Es gibt beispielsweise Brustkrebszentren, Darmkrebszentren oder Lungenkrebszentren. Auch ärztliche Expertinnen und Experten, die niedergelassen in einer Praxis arbeiten, können sich an Organzentren beteiligen.

Große Kliniken verfügen meist über mehrere Organzentren, die dann häufig gemeinsam ein **Onkologisches Zentrum** bilden. Wie die Organzentren müssen sich auch Onkologische Zentren regelmäßig einer Überprüfung unterziehen und belegen, dass die Zusammenarbeit zwischen den einzelnen Organzentren gut organisiert ist.

Während Organzentren und Onkologische Zentren sich auf Diagnostik und Therapie bestimmter Krebserkrankungen spezialisieren, haben **Onkologische Spitzenzentren** den Auftrag, Patienten mit allen, auch sehr selten vorkommenden Krebserkrankungen evidenzbasiert zu behandeln. In Deutschland sind sie immer Teil einer Universitätsklinik. Vorbild dieser Zentren sind die im angelsächsischen Raum verbreiteten Comprehensive Cancer Center, häufig als CCC abgekürzt. Comprehensive steht für dabei für umfassend. Ein CCC bietet also alle verfügbaren Möglichkeiten hinsichtlich Diagnostik, Therapie und weitergehender Versorgung. CCC wird ein universitäres Zentrum nur, wenn es zusätzlich herausragende Forschungsleistungen im Bereich der Onkologie nachweisen kann. Auch ein Onkologisches Spitzenzentrum muss die Qualität seiner Arbeit in regelmäßigen Überprüfungen nachweisen.

Die fachliche Überprüfung und Zertifizierung der Zentren ist in Deutschland im Wesentlichen die Aufgabe der Deutschen Krebsgesellschaft (DKG). Selbstverständlich sind die Abläufe bei einer solchen Überprüfung standardisiert und laufen qualitätsgesichert ab. Das Spektrum reicht vom Ausfüllen und Einreichen spezieller Erhebungsbögen über den Nachweis eines professionellen Datenmanagements bis zum Besuch von Prüfungskommissionen in der jeweiligen Einrichtung. Die DKG hat das Mandat für die Zertifizierung auf ein eigenes Institut, die OnkoZert GmbH, übertragen. OnkoZert stellt unter https://oncomap.de ein Verzeichnis aller zertifizierten Organzentren und Onkologischen Zentren zur Verfügung. Die Onkologischen Spitzenzentren sind unter https://www.ccc-netzwerk.de/spitzenzentren.html gelistet.

Eine im Vergleich zu den CCCs noch engere Verknüpfung zwischen Forschung und Krankenversorgung will das Nationale Centrum für Tumorerkrankungen, kurz NCT, als internationales Spitzenzentrum realisieren. Das NCT formuliert seinen Anspruch folgendermaßen: Jede Patientin und jeder Patient soll individualisierte Therapien erhalten, und zwar über die Grenzen der traditionellen medizinischen Fachrichtungen und akademischen Abteilungen hinweg. Im NCT gewinnen damit neben der Medizin auch Fächer wie Biologie und Bioinformatik an Bedeutung und Gewicht. Und auch außeruniversitäre Forschungsinstitute können Partner im NCT sein. Der erste NCT-Standort ist 2004 in Heidelberg gegründet worden. Ab 2015 sind weitere Standorte hinzugekommen.

5. Was ein zertifiziertes Brustkrebszentrum auszeichnet

Brustkrebstherapie ist Teamarbeit. In einem zertifizierten Brustzentrum arbeiten die beteiligten Expertinnen und Experten eng zusammen, und sie sind in aller Regel auch räumlich nicht weit voneinander entfernt. Kurze Wege für Patientinnen und die Möglichkeit des schnellen informellen Austausches der Fachleute untereinander sind nur zwei Vorteile der Behandlung in einem Brustzentrum. Und: In einem zertifizierten Brustzentrum werden jährlich mindestens 100 neue Brustkrebsfälle behandelt. Jeder Brust-Operateur eines solchen Zentrums operiert zudem mindestens 50 Patientinnen pro Jahr. In einem Brustzentrum arbeiten also formal hoch qualifizierte Fachleute, die außerdem über eine große praktische Erfahrung verfügen.

Zu einem Brustzentrum gehören darüber hinaus nicht nur Ärztinnen und Ärzte. Psychologen, beziehungsweise speziell ausgebildete Psychoonkologen, sind dort ebenso aktiv wie Physiotherapeuten, speziell ausgebildete Pflegekräfte wie zum Beispiel Breast Care Nurses, Sozialarbeiter und Seelsorger. Sie sind zwar nicht immer am Zentrum selbst angestellt, kümmern sich aber als feste Kooperationspartner um die Patientinnen des Zentrums.

Interdisziplinäre Fallbesprechung im Tumorboard

Wenn viele Fachleute zusammenarbeiten, muss klar sein, wie Entscheidungen über die Behandlung zustande kommen und wie sie umgesetzt werden. Alle an der Behandlung einer Patientin beteiligten Expertinnen und Experten treffen sich deshalb regelmäßig zu interdisziplinären Fallbesprechungen, sogenannten Tumorkonferenzen oder Tumorboards.

In diesen Besprechungen wird verbindlich festgelegt, wie im Einzelfall vorzugehen ist. Richtschnur des Handelns sind die verfügbaren Behandlungsleitlinien und die Prinzipien der evidenzbasierten Medizin. Der Behandlungsplan wird schriftlich dokumentiert. Wenn eine Ärztin oder ein Arzt im Verlauf der Therapie von diesem Plan abweichen möchte, wird auch das schriftlich festgehalten und begründet.

Teilnahme an klinischen Studien

Ein entscheidender Vorteil für Patientinnen in Brustzentren besteht in der Möglichkeit, sich im Rahmen von klinischen Studien behandeln zu lassen. Wer an Studien teilnimmt, trägt nicht nur zum medizinischen Fortschritt bei, sondern profitiert auch ganz persönlich, weil man so zu den ersten Patientinnen gehören kann, die eine neue, allgemein noch nicht verfügbare Therapie erhalten. Dazu ein praktisches Beispiel: Viele Medikamente werden nach erfolgreich abgeschlossenem Studienprogramm zunächst für Frauen mit fortgeschrittenem oder bereits metastasiertem Brustkrebs zugelassen. Selbst wenn zu erwarten ist, dass diese Medikamente auch bei Frauen mit frühem Brustkrebs wirken werden, sind wieder erst umfangreiche Studien notwendig, bevor die Behörden diese Medikamente auch für diese Patientinnengruppe zur Therapie zulassen. Und für solche Studien werden dann geeignete Patientinnen mit frühem Brustkrebs gesucht.

So kann es sein, dass man Sie in Ihrem Brustzentrum auf die Möglichkeit einer Studienteilnahme anspricht. In einem solchen Gespräch können Sie Vor- und Nachteile gemeinsam mit Ihrer Ärztin oder Ihrem Arzt sorgfältig abwägen und am Ende frei entscheiden. Und auch im Studienverlauf haben Sie jederzeit das Recht, ohne Begründung aus der Studie auszusteigen.

Einem häufig vorgebrachten Argument gegen eine Studienteilnahme möchten wir allerdings schon hier entgegentreten: Selbst wenn Sie in einer Studie nicht mit dem zu prüfenden Wirkstoff, sondern mit einem Scheinmedikament – einem Placebo – behandelt werden, entsteht Ihnen kein Nachteil: Zum einen erhalten selbstverständlich alle an der Studie Beteiligten eine leitliniengerechte Behandlung, und alle Therapieschritte außerhalb der eigentlichen Studie folgen den Vorgaben des für Sie zuständigen Tumorboards. Die Sicherheit der Studientherapie und der Ablauf der Studie werden außerdem durch Behörden und Ethikkommissionen geprüft. So können Sie sicher sein, dass Sie in einer Studie auf dem neuesten Stand des Wissens behandelt werden. Zum anderen werden Studienteilnehmerinnen besonders engmaschig betreut, haben also immer die Möglichkeit, auftretende Beschwerden oder Bedenken zu äußern.

Unterstützung durch die Breast Care Nurse

Die Behandlung von Brustkrebs ist eine komplexe Sache. Manchmal kommen einem Fragen erst, wenn das Gespräch mit den behandelnden Ärzten schon beendet ist. Alle Patientinnen benötigen darüber hinaus Unterstützung bei der Bewältigung der neuen, ganz praktischen Herausforderungen wie Verbandswechsel oder Terminvereinbarung mit dem Physiotherapeuten, dem Sozialdienst oder der Psychoonkologie.

In all diesen Fällen steht in vielen Brustzentren eine sogenannte Breast Care Nurse an der Seite der Patientinnen. Die häufig auch einfach als Brustschwester bezeichnete Pflegekraft hat eine entsprechende Zusatzausbildung. Sie kann eine wichtige Mittlerrolle zwischen Ärztin beziehungsweise Arzt und Patientin einnehmen und weiß über alle Abläufe und Zusammenhänge bestens Bescheid. In vielen Brustzentren ist sie schon beim Aufnahmegespräch dabei und sorgt dafür, dass im Behandlungsverlauf möglichst alle Fragen der Patientin beantwortet werden. Auch nach dem Ende der Therapie haben Patientinnen im Allgemeinen die Möglichkeit, mit der Breast Care Nurse in Verbindung zu bleiben.

Auch wenn Sie es beim Lesen dieser Zeilen vielleicht noch nicht glauben können: Es kommt der Tag, an dem auch Ihre Therapie, zumindest vorläufig, zu Ende ist. Sie haben möglicherweise schon vor der Operation eine medikamentöse Therapie erhalten und nach der Entlassung aus dem Krankenhaus dann weitere Medikamente verordnet bekommen. Sie sind vielleicht eine Zeit lang noch zur ambulanten Therapie in die Klinik gefahren oder haben sich in die Obhut einer niedergelassenen Ärztin oder eines niedergelassenen Arztes begeben. Aber irgendwann ist die Therapie beendet, und Sie fragen sich möglicherweise: »Was jetzt?« Jetzt beginnt die Zeit der Nachsorge. Und wenn Sie bisher noch keine Rehabilitationsmaßnahme absolviert haben: Jetzt wäre die Zeit dazu. Mehr zu all dem lesen Sie im nächsten Abschnitt.

VIII. Das Ende der Therapie – und jetzt?

Auf diesen Moment haben Sie lange gewartet und auch selbst aktiv darauf hingearbeitet: Die Zeit der anstrengenden Behandlungen ist vorbei, und Ihr Kalender wird nicht mehr von Arzt- oder Therapeutenterminen dominiert, sodass Sie wieder mehr selbstbestimmte Zeit haben, auch wenn Sie möglicherweise noch regelmäßig Medikamente einnehmen müssen. Mit anderen Worten: Die Akuttherapie ist zu Ende, die unmittelbare Bedrohung durch die Krankheit ist vorbei.

1. Übergang in den neuen Alltag

Wahrscheinlich spüren Sie jetzt neben aller Erleichterung auch eine gewisse Unruhe, weil mit der Therapie die Zeit der engmaschigen Betreuung endet. Sie haben in den vorangegangenen Monaten viele Ansprechpartner kennen und schätzen gelernt, haben regelmäßig mit Ihren behandelnden Ärzten, Physiotherapeuten, Psychologen und spezialisierten Pflegekräften wie Ihrer Breast Care Nurse geredet. Sie haben Tipps bekommen und sich in der Gesellschaft der Expertinnen und Experten sicher gefühlt. Jetzt steht eine neue Veränderung an mit Ihrer Rückkehr in einen Alltag, der wohl nicht mehr so sein wird wie vor der Erkrankung. Dass Sie sich deshalb Sorgen machen, ist ganz normal und verständlich.

Eines vorweg: Halten Sie mit Ihren Gefühlen nicht hinter dem Berg. Sagen Sie, wenn Sie sich schlecht fühlen, oder wenn Sie die Befürchtung haben, es nach der Therapie allein nicht zu schaffen. Das müssen Sie auch nicht. Sie können beispielsweise weiterhin Termine mit Ihrer Psychoonkologin vereinbaren und auch die Ihnen vertraute Breast Care Nurse steht in den meisten Kliniken nach der Therapie noch für Gespräche und Beratungen zur Verfügung.

Fragen Sie ruhig auch schon vor dem Ende der Therapie danach, welche Unterstützung Ihre Betreuerinnen und Betreuer im Brustzentrum bei Ihrem Übergang in den »neuen Alltag« leisten können. Und sollten Sie zwischenzeitlich einem Gesprächskreis mit anderen Betroffenen beigetreten sein, können Sie dort nach den ganz konkreten Erfahrungen anderer Patientinnen fragen und dann für sich entscheiden, was Sie tun oder nicht tun wollen.

Gleichgültig, was Sie für sich selbst entscheiden, werden zwei weitere Dinge auf Sie zukommen: Ihre betreuenden Ärztinnen und Ärzte werden Ihnen erstens erläutern, in welchen zeitlichen Abständen welche Nachsorgetermine und Untersuchungen für Sie notwendig sind. Und zweitens bietet der Sozialdienst des Krankenhauses Ihnen sehr wahrscheinlich ein Gespräch über die sogenannte Onkologische Rehabilitation an, eine spezielle Kur für Tumorpatientinnen und Tumorpatienten, die heute meist als Rehabilitation nach Tumorerkrankungen bezeichnet wird.

2. Nachsorge und Langzeitbetreuung nach Brustkrebs

Wenn die Erstbehandlung einer Patientin, deren Brustkrebs bei Diagnosestellung noch nicht gestreut hatte, erfolgreich abgeschlossen ist, gilt diese Patientin als geheilt. Allerdings kann der Brustkrebs wiederkommen. Das geschieht bei etwa 20 Prozent der Betroffenen. Die Heilung von Brustkrebs ist also nicht zwangsläufig endgültig. Es gilt deshalb, wachsam zu bleiben. Also: Freuen Sie sich über den Behandlungserfolg, freuen Sie sich, dass dieser Krebs Ihren Alltag nicht mehr dominiert, aber verlieren Sie nicht den Respekt vor der Erkrankung. Das bedeutet unter anderem: Teilen Sie all Ihren betreuenden Ärzten mit, dass Sie Brustkrebspatientin waren oder sind, und zwar völlig unabhängig davon, welche Ärzte Sie aus welchem Grund besuchen.

Nachsorgetermine wahrnehmen!

Wachsam gegenüber der gerade überwundenen Erkrankung sein, bedeutet auch, die Angebote der Brustkrebsnachsorge tatsächlich wahrzunehmen. In den ersten drei Jahren nach Abschluss der Erstbehandlung haben Sie vierteljährlich Anspruch auf einen Nachsorgetermin. In aller Regel werden Sie dazu Ihren Frauenarzt, einen niedergelassenen Onkologen oder auch Ihren Hausarzt aufsuchen. Bei diesen Konsultationen geht es in erster Linie darum, einen eventuell neu auftretenden Tumor in derselben oder in der anderen Brust zu erkennen, um dann möglichst frühzeitig dagegen vorgehen zu können. Außerdem wird Ihre Ärztin oder Ihr Arzt regelmäßig prüfen, ob Beschwerden, die Sie möglicherweise äußern, mit Spätnebenwirkungen der Brustkrebstherapie zusammenhängen. Die dann eventuell notwendige Behandlung kann in der Nachsorgepraxis oder auch bei anderen Fachärzten stattfinden. Herzbeschwerden können beispielsweise als Spätfolgen einer Chemotherapie mit Anthrazyklinen auftreten, speziell dann, wenn die Patientin ohnehin schon ein Risiko für Herzkreislauferkrankungen hatte, beispielsweise bei Übergewicht, Bluthochdruck oder Zuckerkrankheit. Während der Nachsorge fragen Ärztinnen und Ärzte auch, ob die gegebenenfalls noch notwendige Medikamenteneinnahme – etwa Tamoxifen- oder Aromatasehemmer-Tabletten – planmäßig funktioniert, oder ob es Probleme mit der Verträglichkeit gibt.

Standardprogramm und individuell festgelegte Untersuchungen

Zum Standard jedes Nachsorgetermins gehören Tastuntersuchungen an der betroffenen und der gegenüberliegenden Brust sowie ein ausführliches Gespräch mit Ihrer Ärztin oder Ihrem Arzt. Einmal im Jahr ist zusätzlich die Brustbildgebung, zumeist eine Mammographie und/oder eine Ultraschalluntersuchung, vorgesehen. Eine Kernspintomographie (MRT) ist in der Nachsorge keine Leistung der Regelversorgung, kann aber bei bestimmten Fragestellungen sinnvoll und dann auch Kassenleistung sein. Das ist beispielsweise der Fall, wenn mit Mammographie und Ultraschall allein nicht eindeutig festzustellen ist, ob nach der Operation aufgetretene Veränderungen des Narbengewebes harmlos sind oder sich dahinter neues Tumorwachstum verbirgt.

Es hängt also von Ihrer individuellen Situation ab, wie umfangreich die Nachsorgetermine sind und welche Untersuchungen oder Maßnahmen sie beinhalten. Wie hoch ist das individuelle Rückfallrisiko? Sind Spätfolgen der Strahlentherapie oder der medikamentösen Therapie zu erwarten? Welchen zusätzlichen Gesundheitsrisiken ist die Patientin aufgrund anderer Vorerkrankungen ausgesetzt? Diese und weitere Fragen berücksichtigen Ärztinnen und Ärzte bei der Planung Ihrer individuellen Nachsorge. Fragen Sie nach einem persönlichen Nachsorgeplan, der die notwendigen Untersuchungen und die dazugehörigen Termine enthält.

Ausdrücklich nicht empfehlenswert ist die anlasslose Durchführung bildgebender Untersuchungen wie Computertomographie, Ganzkörper-MRT, Knochenszintigraphie oder Röntgen des Oberkörpers. Wenn jedoch ein hohes Rückfallrisiko besteht, kann es sinnvoll sein, in den ersten Jahren nach der erfolgreichen Therapie geplante Untersuchungen mit über Mammographie und Ultraschall hinausgehenden bildgebenden Verfahren durchzuführen. Inwieweit solche Untersuchungen bei Ihnen sinnvoll oder notwendig sind, besprechen Sie bitte mit Ihren behandelnden Ärzten.

Bei Veränderungen oder Beschwerden unverzüglich Termin vereinbaren

Nachsorgeuntersuchungen sind für den Zeitraum von insgesamt zehn Jahren nach Ende der Ersttherapie vorgesehen, in den ersten drei Jahren vierteljährlich, im vierten und fünften Jahr halbjährlich und danach jährlich. Nachsorge bedeutet aber auch Sorge für sich selbst: Achten Sie auf einen gesunden Lebensstil, auf eine angepasste Ernährung, die Gelegenheit zu echter Entspannung und vor allem: Bleiben Sie in Bewegung (siehe dazu auch Abschnitt EIV). Falls Sie zwischen den einzelnen Nachsorgeterminen Veränderungen an Ihrer Brust feststellen oder andere Beschwerden verspüren, vereinbaren Sie unverzüglich einen Termin bei Ihrer Frauenärztin oder Ihrem Frauenarzt. Warten Sie keinesfalls bis zum geplanten nächsten Nachsorgetermin.

Patientinnen, die an erblichem Brustkrebs erkrankt waren, können zusätzlich an einer intensivierten Früherkennung teilnehmen. Ansprechpartner dafür sind die bundesweit aktiven universitären Zentren des »Deutschen Konsortiums Familiärer Brust- und Eierstockkrebs« und ihre Kooperationspartner (https://konsortium-familiaerer-brustkrebs.de).

3. Rehabilitation

Nachsorgeuntersuchungen allein reichen allerdings nicht aus, um Sie nach Abschluss der Erstbehandlung wieder fit zu machen für Ihren Alltag. Eine spezielle Rehabilitation nach Tumorerkrankungen steht deshalb allen Krebspatienten zu, seien sie nun selbst kranken- beziehungsweise rentenversichert oder als Angehörige mitversichert. Diese onkologische Rehabilitation können Sie als dreiwöchigen Reha-Aufenthalt in einer entsprechenden Klinik oder – falls das Angebot an Ihrem Wohnort verfügbar ist – als ganztägige ambulante Leistungen in Anspruch nehmen. Eine Verlängerung über diese drei Wochen hinaus ist in begründeten Fällen möglich.

Das Ziel aller Maßnahmen besteht darin, sich den körperlichen und seelischen Folgen der Erkrankung zu stellen, sie zu beseitigen oder sie so abzumildern, dass man im Alltag damit klarkommt. Natürlich werden auch in der Reha alle Maßnahmen auf die individuellen Bedürfnisse der Patientinnen abgestimmt. Physiotherapeuten bemühen sich beispielsweise um die nach der Brustkrebsoperation häufig eingeschränkte Beweglichkeit der Arme und des Schultergürtels oder um die Mobilisierung des Lymphabflusses. Speziell behandelt werden auch Hautnebenwirkungen, die auf die Strahlentherapie zurückzuführen sind. Darüber hinaus gibt es selbstverständlich die Gelegenheit, gemeinsam mit Psychoonkologen die Bewältigung der Krankheit und die Angst vor einem Rezidiv aktiv anzugehen. Außerdem bekommen Sie viele Anregungen für einen gesundheitsfördernden Lebensstil, in dem auch der Genuss nicht zu kurz kommt. Darüber hinaus können Sie in der Reha-Einrichtung auch eine Sozialberatung in Anspruch nehmen. Darin geht es beispielsweise um Hilfen für den Wiedereinstieg in den Beruf, um die Beantragung finanzieller Unterstützungen wie Wohngeld oder Einmalhilfen oder die Organisation von Pflegeleistungen für zu Hause.

Onkologische Reha für alle

Rehabilitationsangebote stehen gemäß Sozialgesetzbuch IX (SGB IX) grundsätzlich nur solchen Patientinnen und Patienten zur Verfügung, die noch im Arbeitsprozess stehen und wieder fit gemacht werden sollen für ihren Job. Einzig in der onkologischen Rehabilitation besteht diese Einschränkung nicht. Entsprechende Maßnahmen werden auch Patienten genehmigt, die bereits eine Alters- oder Erwerbsunfähigkeitsrente beziehen. Auch erkrankte, aber nicht selbst versicherte Kinder von Versicherten oder Rentnern erhalten diese Reha, ebenso Stief- oder Pflegekinder sowie Enkel oder Geschwister von Versicherten, wenn sie – gegebenenfalls auch nur vorübergehend – im Haushalt des Versicherten leben oder von ihm versorgt werden.

Allerdings ist der Anspruch auf die onkologische Reha zeitlich begrenzt. Der Antrag muss spätestens ein Jahr nach Abschluss der Akutbehandlung gestellt werden. Bei schweren Einschränkungen kann diese Frist auch auf zwei Jahre verlängert werden.

Reha während der Therapie?

Eine laufende Chemotherapie verlängert diese Antragsfrist übrigens nicht; denn der Gesetzgeber ist der Ansicht, dass eine Chemotherapie prinzipiell in der jeweiligen Rehabilitationseinrichtung weitergeführt werden kann. Die Betonung liegt hier auf »prinzipiell«. Unserer Erfahrung nach sollten Chemotherapien wie auch Therapien mit Antikörpern und Antikörper-Wirkstoff-Konjugaten unter der Kontrolle des betreuenden Brustzentrums stattfinden, da dieses Behandlungsteam Sie am besten kennt. Dagegen lässt sich eine bereits begonnene Therapie mit oral einzunehmenden Medikamenten in der Reha-Einrichtung problemlos fortführen. Mit anderen Worten: Wir empfehlen Ihnen, die Reha-Maßnahme erst nach Ende der Chemotherapie zu beginnen. Sollte eine Therapie mit Antikörpern, beziehungsweise Antikörper-Wirkstoff-Konjugaten, noch nicht beendet sein, müssen Sie auf Ihre onkologische Reha trotzdem nicht verzichten. Häufig lässt sich das Intervall zwischen zwei Verabreichungen so weit verlängern, dass Sie die Reha-Maßnahme in der Behandlungspause absolvieren können.

Hilfeleistungen

Während Ihres Aufenthalts in der Rehaklinik oder auch während Ihrer ganztätig ambulant absolvierten Reha haben Sie in der Regel Anspruch auf die Zahlung eine Übergangsgeldes. Leben in Ihrem Haushalt Kinder unter zwölf Jahren, können Sie zulasten des Kostenträgers auch eine Haushaltshilfe oder eine Kinderbetreuung engagieren. Falls keine medizinischen Einwände bestehen, kann Ihr Kind Sie auch in die Rehaklinik begleiten, falls die Einrichtung ein entsprechendes Programm anbietet. Die Kosten für die Unterbringung dort werden nach einem individuell festgelegten Höchstsatz übernommen. In bestimmten Einrichtungen können Kinder, falls bei ihnen eine entsprechende Indikation vorliegt, auch selbst Reha-Leistungen in Anspruch nehmen.

Eine onkologische Reha kann einmal wiederholt werden. Eine solche Nach- oder Festigungskur ist innerhalb von zwei Jahren nach Ende der Erstbehandlung möglich, falls nach wie vor erhebliche Beeinträchtigungen durch die Tumorerkrankung selbst oder Spätfolgen der Therapie vorliegen.

Die Voraussetzungen zur Genehmigung einer Rehabilitationsmaßnahme über die gesetzliche Krankenversicherung sind immer gleich: Die Patientin oder der hauptversicherte Angehörige muss in den zwei Jahren vor der Erkrankung mindestens sechs Monatsbeiträge an die gesetzliche Rentenversicherung abgeführt oder die Mindestversicherungsdauer erreicht haben. Darüber hinaus muss die Patientin ausreichend belastbar, im Fachjargon »rehafähig« sein. Gleichzeitig muss sichergestellt sein, dass die geplante Rehabilitationsmaßnahme geeignet ist, den Gesundheits- beziehungsweise Erwerbsfähigkeitszustand zu stabilisieren. Vordrucke für den Antrag auf die onkologische Reha sind online direkt bei der Deutschen Rentenversicherung, bei den gesetzlichen Krankenkassen, den Versicherungsämtern und bei Versichertenberatern erhältlich. All diese Stellen sind auch beim Ausfüllen des Antrags behilflich.

Selbstständig und nicht gesetzlich rentenversichert?

Sollten Sie oder Ihr Hauptversicherter die Voraussetzungen der Deutschen Rentenversicherung nicht erfüllen – beispielsweise, weil Sie als Selbstständige nicht rentenversicherungspflichtig sind –, nehmen Sie Kontakt mit Ihrer Krankenversicherung auf, um die Übernahme der Reha-Leistungen dort zu erreichen. Suchen Sie in solchen Fällen unbedingt auch das Gespräch mit der Sozialberatung in Ihrem Brustzentrum oder mit einer Beratungsstelle der Deutschen Krebsgesellschaft bzw. einem der großen Sozialverbände wie SoVD oder VdK.

Auf einen Blick: Wichtige Fakten zur Rehabilitation

- Durchführung als dreiwöchige stationäre oder ganztägig ambulante Maßnahme, Verlängerung möglich.
- Individuell angepasstes Programm gegen körperliche und seelische Folgen von Krankheit und Therapie.
- Anspruch auf Reha haben auch Rentner sowie im Haushalt lebende Kinder und Enkel.
- Antrag innerhalb von einem Jahr nach Ende der Erstbehandlung stellen. In Ausnahmefällen Fristverlängerung auf zwei Jahre.
- Empfehlung: Maßnahme erst nach Abschluss der Chemotherapie beginnen. Andere Therapien können in Rehaklinik weitergeführt werden.
- Mögliche Zusatzleistungen: Übergangsgeld, Haushaltshilfe, Kinderbetreuung, Mitnahme von Kindern.
- Wiederholung der Reha auf Antrag möglich.
- Beratung im Vorfeld bei Sozialberatung in Ihrem Brustzentrum, Krebsberatungsstellen oder bei den großen Sozialverbänden SoVD und VdK.

C.

FORTGESCHRITTENES MAMMAKARZINOM

I.
Der Krebs ist zurück

Sie haben möglicherweise schon vor vielen Jahren Ihre Brustkrebsersterkrankung erfolgreich bekämpft. Sie kennen die Zeiten von Hoffen und Bangen. Sie haben geglaubt, den bösartigen Tumor endgültig besiegt zu haben – und jetzt das: Der Krebs ist zurück und mit ihm die Gefühle von Schwere, Angst und Traurigkeit. Wahrscheinlich spüren Sie auch Wut und Enttäuschung darüber, dass Sie »nun doch verloren« haben, und glauben, dass alles umsonst war. All diese Reaktionen sind verständlich und berechtigt. Und Sie sollten darüber auch ganz offen mit Ihrer behandelnden Ärztin oder Ihrem behandelnden Arzt reden. Sie oder er wird Ihnen Unterstützungsmöglichkeiten zur Bewältigung Ihrer ganz persönlichen Situation anbieten (mehr dazu finden Sie in Abschnitt E).

Aus ärztlicher Sicht gilt jedoch: Auch wenn ein zunächst überstanden geglaubter Brustkrebs zurückgekommen ist und selbst wenn er in andere Organe gestreut hat, ist Panik der schlechteste Berater. Und das nicht nur aus psychologischen Gründen, sondern wegen der Krankheit selbst, denn ein an gleicher Stelle zurückgekehrter Krebs, ein sogenanntes lokoregionäres Rezidiv, wird nach ähnlichen Strategien behandelt wie die Ersterkrankung. Und das Therapieziel lautet wie bei der Ersterkrankung Heilung. Die Diagnose metastasierter Brustkrebs bedeutet auch nicht, dass man in wenigen Wochen an der Erkrankung stirbt. Es gibt sehr viele Frauen, die jahrelang gut mit ihrem metastasierten Brustkrebs und den notwendigen Therapien leben.

Anders als bei der frühen, nicht metastasierten Erkrankung ist allerdings klar, dass metastasierter Brustkrebs zeitlebens behandelt werden muss, in erster Linie mit Medikamenten, manchmal auch mit einer Operation oder einer Strahlentherapie. Gemeinsam mit Ihren Ärzten werden Sie Strategien entwickeln, wie Sie mit dem Brustkrebs möglichst lange gut leben können. Betrachten Sie Ihren Brustkrebs als chronische Erkrankung, die man zwar nicht endgültig besiegen, aber durch Medikamente in Schach halten kann.

Die Behandlung unterscheidet sich danach, wie weit die Erkrankung fortgeschritten ist. Eine Patientin mit lokoregionärem Rezidiv wird anders behandelt als eine mit metastasierter Erkrankung. Eine dritte Gruppe bilden Patientinnen, bei denen der Brustkrebs zwar zum ersten Mal, allerdings bereits im metastasierten Stadium diagnostiziert worden ist (siehe Übersicht).

Übersicht: Fortgeschrittener Brustkrebs, Rezidiv oder Metastase?

Fortgeschrittener Brustkrebs bezeichnet als Sammelbegriff alle Brustkrebserkrankungen, die entweder zurückgekommen (rezidiviert) sind oder sich bereits in anderen Organen ausgebreitet, also Metastasen gebildet haben.

Rezidivierter Brustkrebs bedeutet, dass der Brustkrebs zurückgekommen ist. Eine neue bösartige Geschwulst wurde am Ort der Ersterkrankung diagnostiziert. Ärzte bezeichnen diese Geschwulst als Lokalrezidiv, wenn sie nahe am Ort des ursprünglichen Tumors auftritt, oder auch als lokoregionäres Rezidiv, wenn sie bis zu den umliegenden Lymphknoten vorgedrungen ist. Das Ziel der Behandlung lautet Heilung, genauso wie bei der Ersterkrankung.

Metastasierter Brustkrebs heißt, dass der Brustkrebs nicht nur am Ort der Ersterkrankung oder in der unmittelbaren Umgebung nachweisbar ist, sondern bereits in andere Organe gestreut, also Fernmetastasen gebildet hat. Metastasen finden sich am häufigsten in den Knochen sowie in Lunge, Leber und Gehirn. Das Ziel der Behandlung besteht darin, den

Krebs möglichst lang »in Schach zu halten«, also das Leben mit dem Brustkrebs möglichst lang und lebenswert zu erhalten.
Primär metastasierter Brustkrebs: Bei den betroffenen Patientinnen, wurde zwar erstmals Brustkrebs festgestellt, dieser hat aber bereits bei der Erstdiagnose in andere Gewebe und Organe gestreut, also Metastasen gebildet. Auch hier lautet das Behandlungsziel Lebensverlängerung bei guter Lebensqualität.

1. Lokalrezidiv und lokoregionäres Rezidiv

Wenn am Ort der Ersterkrankung oder in seiner unmittelbaren Umgebung wieder Krebszellen nachgewiesen worden sind, geht es zunächst darum, im ganzen Körper intensiv nach möglichen Metastasen zu suchen. Diagnostisch können dazu ein Computertomogramm (CT), eine Knochenszintigraphie, eine Kernspinuntersuchung (Magnetresonantomographie, MRT) oder auch ein sogenanntes PET/CT (keine Leistung in der Regelversorgung) zum Einsatz kommen. Nähere Informationen zu den einzelnen Untersuchungsverfahren finden Sie unter Abschnitt BIII.3.

Wenn fest steht, dass es im gesamten Körper keine Fernmetastasen gibt, wird die Behandlung genauso geplant wie bei einer Ersterkrankung ohne Metastasierung. Das Therapieziel lautet dann auch wieder Heilung. Dennoch können sich gegenüber der Ersterkrankung bestimmte Dinge verändert haben: Es kann sein, dass das Rezidiv biologisch gesehen eine andere Brustkrebsart darstellt als die Ersterkrankung (siehe Abschnitt BI.2). Es kann auch sein, dass der zurückgekommene Tumor aggressiver wächst als der Tumor bei der Ersterkrankung. Ihre behandelnden Ärzte werden das nach entsprechender Testung des Rezidivs berücksichtigen.

Das Tumorboard entscheidet dann, ob der Krebs lokal behandelt wird, ob die Patientin also operiert wird, und/oder sich einer Strahlentherapie unterziehen sollte. Auch die Frage, welche Medikamente in dieser Situation aussichtsreich sind, diskutieren die Expertinnen und Experten im Tumorboard. Häufig ist eine Verschärfung der therapeutischen Maßnahmen sinnvoll: Anstelle einer erneuten brusterhaltenden Operation ist möglicherweise die operative Entfernung der gesamten Brust sinnvoll. In der medikamentösen Therapie spielt unter Umständen neben der Therapie mit Antihormonen oder Antikörpern die Chemotherapie eine größere Rolle. Es kann aber auch sinnvoll sein, Medikamente noch einmal zu verordnen, die schon in der Erstbehandlung gewirkt haben. Ein solcher, von Ärzten auch als Re-Challenge bezeichneter zweiter Einsatz desselben Medikaments ist allerdings nur dann angezeigt, wenn die betroffene Patientin darauf zuvor gut angesprochen und das Medikament danach mindestens zwölf Monate lang nicht mehr benötigt hat.

> Wenn Sie an einem Rezidiv ohne Fernmetastasen erkrankt sind, stehen also alle Mittel zur Verfügung, die Sie aus der Therapie der Ersterkrankung bereits kennen. Alle weiteren für Sie wichtigen Informationen finden Sie demzufolge in Abschnitt B dieses Buches.

2. Metastasierter Brustkrebs

Die Strategien zur Behandlung von Patientinnen mit metastasiertem oder primär metastasiertem Brustkrebs unterscheiden sich nur unwesentlich voneinander. In beiden Fällen werden von den Metastasen im Rahmen einer Biopsie Gewebeproben genommen, bei primär metastasierter Erkrankung natürlich auch vom Ursprungstumor in der Brust. Die Antwort auf die Frage, ob der Krebs im Ursprungstumor und in der Metastase der Gleiche ist oder nicht, hat Auswirkungen auf die Therapieplanung. Darauf gehen wir in Abschnitt CII genauer ein.

Ein metastasierter Brustkrebs, der nach ursprünglich erfolgreich therapierter Ersterkrankung aufgetreten ist, neigt dazu, aggressiver zu sein als ein Brustkrebs, dessen Metastasen schon bei der Erstdiagnose vorhanden waren. Das hat auch Auswirkungen auf die Überlebenszeit ab dem Zeitpunkt der Metastasierung: Patientinnen mit primär metastasiertem Brustkrebs leben nach ihrer Diagnose in der Regel länger als Patientinnen, die nach ursprünglich erfolgreich therapierter Ersterkrankung – meist Jahre später – mit der Diagnose metastasierter Brustkrebs konfrontiert sind.

Wissenschaftler und Ärzte interpretieren diese Entwicklung folgendermaßen: Während der Erstbehandlung des frühen Mammakarzinoms hat eine Selektion stattgefunden. Die meisten Krebszellen sind durch die medikamentöse Behandlung zwar erfolgreich abgetötet worden, aber einige besonders aggressive Varianten haben sich der Bekämpfung erfolgreich entzogen und sind nun gegenüber den seinerzeit angewandten Medikamenten resistent. Diese besonders aggressiven Krebszellen haben zur Metastasierung der Erkrankung geführt. Das ist der Grund, warum einige besonders aggressive – und schwierig zu behandelnde – Brustkrebsvarianten heute vor allem bei Patientinnen mit metastasierter Erkrankung nach ursprünglich erfolgreich therapierter Ersterkrankung vorkommen.

Entscheidend ist jedoch nicht die isoliert betrachtete Überlebenszeit nach der Diagnose der metastasierten Erkrankung; sondern vielmehr die Überlebenszeit nach der erstmaligen Diagnose Brustkrebs. Und da sind die Patientinnen, bei denen nach ursprünglich erfolgreich therapierter Ersterkrankung metastasierter Brustkrebs diagnostiziert worden ist, denjenigen mit primär metastasierter Brustkrebserkrankung um Jahre voraus.

II.
Was jetzt geschehen sollte

Besteht der Verdacht, dass der Brustkrebs gestreut, also Metastasen in anderen Organen gebildet hat, geht es erst einmal um zweierlei: Die Diagnose muss zunächst mit geeigneten bildgebenden Verfahren und speziellen Labortests gesichert werden. Darüber hinaus ist im Tumorboard zu entscheiden, ob neben der medikamentösen Therapie auch lokale Behandlungsverfahren infrage kommen, also ob bestimmte Metastasen chirurgisch entfernt oder bestrahlt werden sollen oder können.

1. Sicherung der Diagnose

Um den metastasierten Brustkrebs optimal behandeln zu können, muss – wie bei der Ersterkrankung auch – zunächst das Ausmaß der Erkrankung geprüft werden. Folgende Fragen gilt es dabei zu klären:

- Wo genau im Körper sind Metastasen vorhanden?
- Welche Rezeptoren tragen die Tumorzellen in den Metastasen?
- Gibt es charakteristische genetische Veränderungen (Mutationen) der Tumorzellen in den Metastasen?

Wo genau im Körper sind Metastasen vorhanden?

Die Suche erstreckt sich über den ganzen Körper. Am häufigsten kommen Brustkrebsmetastasen in Knochen, in der Leber und in der Lunge vor. Zu ihrer Auffindung werden unterschiedliche bildgebende Verfahren eingesetzt:

Mithilfe der **Computertomographie (CT)** werden aus unterschiedlichen Richtungen aufgenommene Röntgenaufnahmen von Brust und Bauchraum zu einem dreidimensionalen Bild zusammengesetzt. Das Ganze geschieht innerhalb von Sekunden, und man erhält ein räumliches Bild des Körperinneren. Wie jede Röntgenuntersuchung ist auch die CT mit einer Strahlenbelastung verbunden.

Eine **Knochenszintigraphie** dient dazu, Metastasen im Skelett zu entdecken. Dazu wird der Patientin zunächst eine schwach radioaktiv markierte Substanz in eine Armvene gespritzt. Diese Substanz lagert sich vorzugsweise dort im Knochen ein, wo – wie bei Metastasen – Zellen verstärkt aktiv sind. Nach mehreren Stunden wird mit einer Kamera das von der Substanz ausgehende radioaktive Signal gemessen und das gesamte Skelett als Bild dargestellt. Diese Aufnahme dauert etwa 30 Minuten. Die radioaktiven Einlagerungen erscheinen im Knochengewebe dann als dunkle (bei manchen Geräten auch als helle) Bereiche. Allerdings kann die so gemessene Zellaktivität nicht nur durch Metastasen, sondern auch durch Entzündungen oder Gelenkerkrankungen bedingt sein.

Zur Untersuchung des ganzen Körpers können Ärzte auch ein **PET/CT** veranlassen, das allerdings keine Leistung innerhalb der Regelversorgung darstellt. PET/CT steht für Positronen-Emissions-Tomographie/ Computertomographie Das PET funktioniert ähnlich wie eine Knochenszintigraphie, kann aber Zellaktivität nicht nur im Knochen, sondern in allen Geweben nachweisen. Etwa eine Stunde nach Injektion der schwach radioaktiven Substanz wird das PET mit einer speziellen Kamera erstellt. Beim PET/CT entsteht gleichzeitig ein Computertomogramm, und beide Bilddarstellungen werden gewissermaßen übereinandergelegt. Man erhält damit nicht nur ein zweidimensionales, sondern ein räumliches Bild mit der genauen Lokalisation möglicher Metastasen. Da im PET/CT der Zuckerstoffwechsel einzelner Zellen dargestellt wird, ist es wichtig, nüchtern zur Untersuchung zu erscheinen.

Eine **Magnetresonanz-Tomographie** (MRT) des Kopfes ist zwar wie die PET/CT keine Routineuntersuchung, kann aber bei metastasiertem Brustkrebs oder entsprechenden Beschwerden sinnvoll sein.

Mit einer **Ultraschalluntersuchung** (Sonographie) lassen sich möglicherweise vorhandene Metastasen in der Leber aufspüren oder im Verlauf der Behandlung kontrollieren.

Unabhängig von der Suche nach Metastasen in anderen Organen werden beide Brüste mit geeigneten bildgebenden Verfahren untersucht. **Brust-Ultraschall**, **Mammographie** und **Brust-MRT** können dazu genutzt werden.

> Bildgebende Verfahren werden nicht nur bei der anfänglichen Suche nach Metastasen, sondern auch im weiteren Behandlungsverlauf immer wieder eingesetzt, um zu prüfen, ob und wie eine bestimmte Therapie gewirkt hat. Es ist deshalb wichtig, im gesamten Krankheitsverlauf möglichst dieselben bildgebenden Verfahren zu nutzen.

Welche Rezeptoren tragen die Tumorzellen in den Metastasen?

Es kommt nicht selten vor, dass sich die Eigenschaften von Ursprungstumor und Metastasen voneinander unterscheiden. Um keine Behandlungschance zu verpassen, ist es deshalb notwendig, eine Gewebeprobe der Metastasen genauer zu untersuchen. In erster Linie geht es dabei um die Bestimmung der Rezeptorausstattung der Tumorzellen in den Metastasen. Gesucht wird nach Östrogenrezeptoren, Progesteronrezeptoren und HER2-Rezeptoren.

Die jeweilige Rezeptorausstattung bildet die Grundlage für die therapeutische Strategie. Tumorzellen mit Östrogen- und/oder Progesteronrezeptoren werden als Hormonrezeptor-positive Zellen bezeichnet. Sie reagieren meist auf eine Antihormontherapie oder – in der metastasierten Situation – auf eine mit CDK4/6-Inhibitoren oder anderen zielgerichteten Medikamenten verstärkte Antihormontherapie. HER2-Rezeptoren machen eine Tumorzelle empfindlich für eine Therapie mit den Antikörpern Trastuzumab oder Pertuzumab beziehungsweise – in der metastasierten Situation – mit sogenannten Antikörper-Wirkstoff-Konjugaten, die als Antikörper ebenfalls Trastuzumab enthalten. HER2-positive

Brustkrebszellen sind auch gegenüber kleinen Wirkstoffmolekülen, sogenannten Tyrosinkinase-Inhibitoren (TKI), empfindlich. Detailinformationen zu den genannten Medikamenten finden Sie in Abschnitt BV (Seite 110).

Gibt es charakteristische genetische Veränderungen in den Metastasen?

Wenn die Rezeptorausstattung von Ursprungstumor und Metastasen geklärt ist, kommen gegebenenfalls weitere Untersuchungen in Frage, von deren Ergebnis die Therapieoptionen abhängen:

Test auf **BRCA1/2-Mutationen** (nur bei HER2-negativem metastasiertem Brustkrebs): Werden BRCA1/2-Mutationen nachgewiesen, kann der Einsatz eines PARP-Inhibitors (Olaparib oder Talazoparib) sinnvoll sein.

Test auf **PIK3CA-Mutation** (nur bei Hormonrezeptor-positivem und gleichzeitig HER2-negativem metastasiertem Brustkrebs): Werden PIK3CA-Mutationen nachgewiesen, ist möglicherweise der Einsatz von Alpelisib gemeinsam mit einer Antihormontherapie (Fulvestrant) angezeigt.

Prüfung des **PD-L1-Status** (nur bei tripelnegativem Brustkrebs). Werden PD-L1-positive Zellen nachgewiesen, kommt der Einsatz von Immuncheckpoint-Inhibitoren in Kombination mit einer Chemotherapie in Betracht.

2. Sind Operation oder Strahlentherapie eine Option?

Wenn Brustkrebs metastasiert, ist aus der lokalen Erkrankung in der Brust ein den ganzen Körper betreffendes Geschehen geworden, denn Metastasen können im gesamten Organismus präsent sein. Ärzte sprechen in diesem Zusammenhang vom systemischen Charakter der Erkrankung. Eine systemische Erkrankung muss auch mit systemisch wirksamen Instrumenten behandelt werden. Lokale Behandlungen durch Operation oder Strahlentherapie sind in den meisten Fällen nicht notwendig oder zumindest als alleinige Therapie nicht sinnvoll. Stattdessen tritt die medikamentöse Therapie in den Vordergrund, denn Medikamente, über die Vene oder auch als Tablette zugeführt, verteilen sich im gesamten Körper und entfalten ihre Wirkung deshalb auch an den dort verstreuten Metastasen.

Medikamente haben in der Bekämpfung von metastasiertem Brustkrebs deshalb den größten Stellenwert. Zum Einsatz kommen, je nach Brustkrebstyp, sowohl gezielt wirkende Medikamente wie Antihormone oder Antikörper als auch zellteilungshemmende Substanzen in Form von klassischen Chemotherapeutika.

Es gibt allerdings Situationen, in denen genau geprüft werden sollte, ob zusätzlich zur medikamentösen Therapie auch der Einsatz von Chirurgie oder Strahlentherapie sinnvoll sein kann. Entscheiden wird darüber nie eine einzelne Ärztin oder ein einzelner Arzt, sondern ein Team aus unterschiedlich spezialisierten Fachleuten im Rahmen des Tumorboards. Besonders sorgfältig zu erwägen ist der Einsatz lokaler Therapieformen bei

- einer Brustkrebserkrankung, die bereits bei der Erstdiagnose metastasiert ist, also einem primär metastasierten Brustkrebs;
- Vorliegen nur weniger Metastasen, von Ärzten oligometastasierte Erkrankung (OMD) genannt.

Lokale Behandlung von primär metastasiertem Brustkrebs

Die Häufigkeit von bereits bei Erstdiagnose metastasiertem Brustkrebs wurde jahrelang unterschätzt. Mittlerweile ist davon auszugehen, dass bis zu 20 Prozent der neu diagnostizierten Brustkrebstumore bereits gestreut haben. Die Frage, ob es sinnvoll ist, bei diesen Patientinnen den Primärtumor in der Brust oder auch Metastasen in Leber, Lunge und Knochen chirurgisch zu entfernen beziehungsweise zu bestrahlen, ist damit zwar eine drängende – sie lässt sich jedoch nach heutigem Stand des Wissens nicht pauschal beantworten. Umso wichtiger ist die Besprechung jedes Einzelfalls im Tumorboard.

Klar ist, dass eine lokale Beseitigung oder Behandlung von Primärtumor und/oder Metastasen dann sinnvoll sein kann, wenn der Tumor oder die Metastasen Symptome verursachen, die sich mit der medikamentösen Therapie allein nicht ausreichend behandeln lassen. Dazu gehören beispielsweise Schmerzen in den Knochen oder im Unterleib, außerdem Beschwerden wie Atemnot, dauerndes Unwohlsein oder Übelkeit und Erschöpfung.

Die chirurgische Entfernung des Ursprungstumors in der Brust bei primär metastasierter Erkrankung kann auch erwogen werden, wenn sich herausstellt, dass die Metastasen sich durch die medikamentöse Therapie nahezu vollständig zurückbilden. Auch auf ausdrücklichen Wunsch der betroffenen Patientin kann die Entscheidung zur Operation getroffen werden. Allerdings ist bis heute nicht eindeutig geklärt, ob ein solcher Eingriff auch das Leben der Patientin verlängert. Darüber müssen sich alle Beteiligten im Klaren sein.

Lokale Behandlung bei oligometastasierter Erkrankung

Wenn Brustkrebs Metastasen bildet, sich also Tumorzellen von der Brust in andere Organe absiedeln, sich dort teilen und Krebsgewebe bilden, ist das ein mehr oder weniger lang dauernder Prozess. Die Zahl der Metastasen und die Orte ihres Auftretens können von Fall zu Fall variieren.

Wenn nicht mehr als fünf Metastasen nachweisbar sind und diese in nicht mehr als zwei Organen vorkommen, sprechen Ärzte von oligometastasierter Brustkrebserkrankung, kurz OMD. Die Vorsilbe oligo ist griechischer Herkunft und bedeutet »wenig« oder »gering«. Eine oligometastasierte Brustkrebserkrankung ist also eine mit nur wenigen Metastasen. Bei dieser frühen Form der Metastasierung kann neben den Medikamenten auch eine lokale Behandlung infrage kommen, wenn die Metastasen für die entsprechenden Interventionen zugänglich sind und sie auf die Medikamente gut angesprochen haben. Alle diesbezüglichen Maßnahmen sind zunächst im Tumorboard und mit der betroffenen Patientin zu diskutieren. Zur Verfügung stehen gegebenenfalls spezielle Formen der Strahlentherapie und die unter Röntgenkontrolle durchgeführte chirurgische Entfernung von Metastasen. Ziel der lokalen Behandlung ist immer die Linderung oder die Vermeidung von Beschwerden; ob sie auch lebensverlängernd wirkt, ist bislang nicht eindeutig zu klären.

III.
Konkrete Therapieoptionen

Wenn aufgrund der Befunde aus den bildgebenden Verfahren die metastasierte Brustkrebserkrankung eindeutig diagnostiziert ist, sollte spätestens vier Wochen danach die Behandlung beginnen. Etwa alle zwei bis vier Monate wird kontrolliert, inwieweit der Tumor auf die medikamentöse Therapie angesprochen hat.

Sollten die Untersuchungsbefunde darauf hindeuten, dass die Erkrankung fortschreitet, werden alle Anstrengungen unternommen, um herauszufinden, wo sich eventuell neue Metastasen angesiedelt haben. Neben den CT-Untersuchungen ist für die Suche nach Knochenmetastasen auch ein Knochenszintigramm sinnvoll. Knochenmetastasen können speziell die Wirbelsäule so stark schädigen, dass Wirbelfrakturen auftreten. Diese Brüche können Nerven einklemmen oder einengen. Diese oft sehr schmerzhaften Beeinträchtigungen lassen sich mithilfe von Kernspinaufnahmen (Magnetresonanztomographie, MRT) sichtbar machen.

Eine MRT-Untersuchung des Kopfes ist angezeigt, wenn Patientinnen über Symptome klagen, die auf Hirnmetastasen hinweisen können. Dazu gehören Kopfschmerzen und Krampfanfälle, aber auch Erinnerungsstörungen, Wesensveränderungen, Lähmungen in Armen oder Beinen, Sprachstörungen oder Veränderungen beim Sehen, Riechen, Hören oder Tasten.

Bei metastasiertem Brustkrebs ist leider damit zu rechnen, dass es trotz einer engmaschig überwachten Behandlung irgendwann zum Fortschreiten der Erkrankung kommt. Aber selbst wenn das geschieht, stehen weitere Behandlungskonzepte mit anderen oder ähnlichen Medikamenten zur Verfügung. Ärzte sprechen in diesem Zusammenhang von den Linien der Therapie: Die Behandlung einer Patientin mit metastasiertem Brustkrebs beginnt mit der Erstlinientherapie. Wenn diese nicht mehr wirkt, die Erkrankung also trotz der Therapie weiter voranschreitet, folgt die Zweitlinientherapie, dann die Drittlinientherapie und so fort.

In den folgenden Abschnitten beschreiben wir Behandlungsstrategien jeweils nur bis zur Drittlinientherapie. Wenn eine solche Drittlinientherapie nicht mehr wirkt, sind die behandelnden Ärzte nicht zwangsläufig »am Ende ihres Lateins«. Es würde an dieser Stelle jedoch zu weit führen, die sich dann anschließenden sehr individuellen Konzepte im Einzelnen zu beschreiben. Wichtig ist für Sie folgende Botschaft: Auch wenn nach einer Drittlinientherapie die Krankheit voranschreitet, ist nicht alles verloren. Die Forschung bei Brustkrebs geht immer weiter. Durch jede Therapielinie gewinnen Sie Lebenszeit und auch die Chance, mit neu entwickelten Medikamenten behandelt zu werden.

Es wird im Behandlungsverlauf allerdings der Tag kommen, ab dem es nicht mehr darum geht, das Leben zu verlängern, sondern die Lebensqualität bestmöglich zu sichern, sprich Beschwerden zu lindern und unnötige Belastungen zu vermeiden. Möglicherweise wünschen Sie persönlich ab einem bestimmten Punkt auch keine für Sie belastende Therapie mehr. Besprechen Sie diese Gedanken und die damit wahrscheinlich verbundenen Ängste offen mit Ihren behandelnden Ärzten. Gemeinsam können Sie in dieser Situation das Therapieziel ändern und beschließen, dass Untersuchungen und Behandlungen auf das Notwendigste reduziert werden. Mehr zu diesem Thema finden Sie im Abschnitt Palliativmedizin (Abschnitt CV).

Wie sehen nun die konkreten Behandlungsmöglichkeiten für Patientinnen mit metastasiertem Brustkrebs aus? Sie richten sich, wie beim frühen Brustkrebs auch, nach der Biologie der Erkrankung. Deshalb geht es im Folgenden um die metastasierten Formen folgender Brustkrebstypen:

- luminaler Brustkrebs,
- HER2-positiver Brustkrebs,
- tripelnegativer Brustkrebs.

In einem weiteren Teil beschäftigen wir uns dann mit Metastasen in unterschiedlichen Organen und möglichen unterstützenden Behandlungsformen.

1. Metastasierter luminaler Brustkrebs

In diese Kategorie gehören alle Hormonrezeptor-positiven und gleichzeitig HER2-negativen metastasierten Brustkrebserkrankungen.

Luminaler Brustkrebs wächst hormonabhängig. Das heißt, die weiblichen Sexualhormone Östrogen und Progesteron regen luminale Tumorzellen zur Teilung an. In der metastasierten Situation muss deshalb, wie beim frühen Brustkrebs auch, sichergestellt sein, dass im Körper der Patientin die Produktion von Östrogenen und Progesteron vollständig zum Erliegen kommt. Patientinnen vor den Wechseljahren werden deshalb in die Menopause versetzt: entweder medikamentös mit sogenannten GnRH-Agonisten oder durch die operative Entfernung der Eierstöcke.

Wenn die Erkrankung trotz der medikamentösen Langzeitbehandlung mit Antihormonen (Tamoxifen oder Aromatasehemmern) metastasiert ist, sprechen Ärzte von einer endokrinen Resistenz, was nichts anderes bedeutet, als dass die Antihormontherapie nicht mehr anschlägt.

Erstlinientherapie

In der Erstlinientherapie der metastasierten luminalen Brustkrebserkrankung lässt sich diese Resistenz häufig mithilfe einer durch CDK4/6-Inhibitoren »verstärkten« Antihormontherapie durchbrechen. Als weitere Antihormonkomponente wird in der Regel Fulvestrant gegeben. Diese Kombination ist besser oder genauso wirksam wie eine Chemotherapie und dabei weniger nebenwirkungsträchtig.

Die Chemotherapie muss allerdings dann zum Einsatz kommen, wenn durch das Metastasenwachstum der Ausfall eines befallenen Organs droht.

Zweitlinientherapie

In der Zweitlinientherapie –, also wenn es trotz des Einsatzes von CDK4/6-Inhibitoren zum Fortschreiten der Erkrankung (Progression) gekommen ist, empfiehlt sich – falls nicht vorher schon geschehen – die spezielle genetische Testung der Tumorzellen. Kommen Mutationen im PIK3CA-Gen vor? Dann kann der Einsatz einer Kombination aus Fulvestrant und Alpelisib sinnvoll sein. Sind die Brustkrebsgene BRCA1 und/oder BRCA2 genetisch verändert? Dann spielen PARP-Inhibitoren eine Rolle in der weiteren Behandlung. Und wenn keine dieser Mutationen vorliegt? Dann kann sich ein weiterer Behandlungsversuch mit anderen antihormonell wirksamen Substanzen wie Exemestan oder Fulvestrant oder mit dem mTOR-Hemmer Everolimus lohnen. Eine Chemotherapie kommt erst dann in Betracht, wenn auch andere, bis dahin nicht eingesetzte Antihormone nicht mehr wirken (siehe Drittlinientherapie).

Drittlinientherapie

Auch die Drittlinientherapie besteht zunächst aus einer Antihormontherapie mit Substanzen, die bis dahin noch nicht zum Einsatz gekommen sind. Voraussetzung ist natürlich, dass der Tumor nach wie vor auf die Antihormontherapie reagiert, also endokrin empfindlich ist. Erst wenn auch diese Behandlung nicht mehr anschlägt, sind zellteilungshemmende Medikamente, also klassische Chemotherapeutika, notwendig.

Dies sind in der Regel die aus der Therapie der Ersterkrankung bereits bekannten Anthrazykline und Taxane. Weitere, vorzugsweise im metastasierten Stadium eingesetzte Substanzen sind Capecitabin, Eribulin oder Vinorelbin. In der Erstlinien-Chemotherapie ist auch der Antikörper Bevacizumab in Kombination mit einem Taxan oder mit Capecitabin zugelassen. Ausführlicher sind diese Zusammenhänge und auch die Eigenschaften der anderen genannten Substanzen in den Abschnitten BV und BVI beschrieben.

In welcher Reihenfolge Chemotherapeutika beim metastasierten luminalen Brustkrebs zum Einsatz kommen, hängt von den Voraussetzungen bei der einzelnen Patientin ab. Ihre Ärztin oder Ihr Arzt wird die konkrete Vorgehensweise mit Ihnen ausführlich erörtern. Grundsätzlich gilt, dass eher Einzelsubstanzen, gegebenenfalls nacheinander, verabreicht werden. Eine Kombinationstherapie aus verschiedenen Substanzen ist die Ausnahme.

Chemotherapie-Substanzen, die in einer früheren Therapielinie verabreicht wurden, können später noch einmal zum Einsatz kommen. Voraussetzung ist allerdings, dass die Krankheit nach dem vorherigen Einsatz der Chemotherapie-Substanz für mindestens zwölf Monate zum Stillstand gekommen ist. Eine Chemotherapie zur Behandlung von metastasiertem Brustkrebs ist zeitlich nur durch zwei Größen begrenzt, das heißt, sie endet oder wird modifiziert, wenn

- es während der Therapie zum Fortschreiten der Erkrankung gekommen ist oder
- die eingesetzte Substanz nicht mehr vertragen wird.

In solchen Fällen besprechen die behandelnden Ärzte mit Ihnen, welche nächste Therapie für Sie die vielversprechendste ist. Eine von vornherein festgelegte Anzahl von Chemotherapiezyklen wie bei der Ersterkrankung gibt es hier nicht. Das bedeutet auch, dass Sie nach Rücksprache mit den behandelnden Ärzten eine mehrwöchige Therapiepause einlegen können, um sich von den Strapazen der Behandlung zu erholen.

2. Metastasierter HER2-positiver Brustkrebs

In diese Kategorie gehören alle metastasierten HER2-positiven Brustkrebserkrankungen. Die Tumorzellen tragen an ihren Außenseiten sogenannte HER2-Rezeptoren. Viele dieser Zellen verfügen nicht über Hormonrezeptoren, sind also Hormonrezeptor-negativ. Es kommt aber auch vor, dass HER2-positive Tumorzellen zusätzlich Rezeptoren für Östrogen und/oder Progesteron ausbilden; in diesen Fällen handelt es sich also um Tumore mit HER2-positiven und Hormonrezeptor-positiven Tumorzellen.

Wie bei der Therapie der frühen HER2-positiven Brustkrebserkrankung besteht die medikamentöse Strategie in der Gabe von Antikörpern, die spezifisch HER2 erkennen, meist in Kombination mit einer Taxan-Chemotherapie. Im metastasierten Stadium kommen in der Zweitlinie dann sogenannte Antikörper-Wirkstoff-Konjugate zum Einsatz: Sie bestehen aus einem gegen HER2 gerichteten Antikörper, an den zusätzlich ein Chemotherapeutikum gekoppelt ist. Der Antikörper findet aufgrund seiner hohen Affinität zu HER2 den Weg zur Krebszelle, belegt dort den Rezeptor und wird mit dem angekoppelten Chemotherapeutikum in die Zelle aufgenommen. Die chemotherapeutische Substanz wirkt also genau dort, wo sie wirken soll: innerhalb der HER2-positiven Tumorzelle.

Erstlinientherapie

In der Erstlinientherapie der HER2-positiven metastasierten Brustkrebserkrankung erhält die Patientin – unabhängig vom Hormonrezeptorstatus der Zelle – die beiden gegen HER2 gerichteten Antikörper Trastuzumab und Pertuzumab, meist in Kombination mit einer Taxan-Chemotherapie. Die Chemotherapie sollte mindestens 12 bis 18 Wochen umfassen, falls sie vertragen wird. Danach werden die beiden Antikörper als sogenannte Erhaltungstherapie weitergegeben. Die Erhaltungstherapie soll den dann erreichten Zustand, nämlich den Stillstand der Erkrankung, möglichst lang erhalten. In ihrem Rahmen ist auch die Gabe von Antihormonen sinnvoll, falls der Tumor nicht nur HER2-positiv, sondern gleichzeitig auch Hormonrezeptor-positiv ist. Sollte die Patientin die Taxan-Chemotherapie (mit Docetaxel oder Paclitaxel oder nab-Paclitaxel) nicht vertragen, kann auf weniger belastende Substanzen wie Capecitabin oder Vinorelbin ausgewichen werden. Man geht davon aus, dass die Wirkung der Antikörper durch die Chemotherapie verstärkt wird. Falls eine Chemotherapie nicht möglich ist, können die gegen HER2 gerichteten Antikörper Trastuzumab und Pertuzumab auch allein (oder mit einer Antihormontherapie) zum Einsatz kommen. Welche Konsequenzen die Anpassung der Behandlungsschemata in Ihrem Fall gegebenenfalls hat, erläutern Ihnen Ihre behandelnden Ärzte im persönlichen Gespräch.

Wie bereits beschrieben, ist die Chemotherapie mit Taxanen und die Gabe von gegen HER2 gerichteten Antikörpern die Strategie der Wahl, auch in der Behandlung von Patientinnen mit einem frühen, noch nicht metastasierten HER2-positiven Brustkrebs. Der Einsatz derselben Medikamente in der metastasierten Situation ist nur dann sinnvoll, wenn die krankheitsfreie Zeit nach der erstmaligen Gabe der Medikamente mindestens zwölf Monate betragen hat. Falls ein HER2-positiver Brustkrebs nach der beschriebenen Therapie schon innerhalb der ersten zwölf Monate rezidiviert oder metastasiert, wird die Patientin direkt im Sinne der Zweitlinientherapie behandelt.

Zweitlinientherapie

In der Zweitlinientherapie metastasierter HER2-positiver Tumore erhält die Patientin erstmals Medikamente einer neuen Klasse, die bereits erwähnten Antikörper-Wirkstoff-Konjugate, kurz ADC (engl. Antibody Drug Conjugate). Beim metastasierten HER2-positiven Brustkrebs wird bei neu beginnender Therapie Trastuzumab Deruxtecan eingesetzt. Möglicherweise ist bei Ihnen schon vor längerer Zeit eine Therapie mit dem ADC Trastuzumab-Emtansin begonnen worden. Wenn diese Therapie gut wirkt, sollte sie auf jeden Fall fortgesetzt werden.

HER2-positive Tumore bilden (ähnlich wie tripelnegative Tumore) häufiger auch Metastasen im Gehirn. Auch wenn Sie als betroffene Patientin nicht unter verdächtigen Symptomen leiden – etwa Kopfschmerzen, Erinnerungs- oder Sprachstörungen, Veränderungen beim Sehen, Riechen, Hören oder Tasten –, wird Ihre Ärztin oder Ihr Arzt Sie auffordern, sich regelmäßig einer MRT-Untersuchung des Gehirns zu unterziehen, um mögliche Metastasen frühzeitig zu entdecken.

Die Bekämpfung von Hirnmetastasen wird von körpereigenen Schutzmechanismen erschwert, die verhindern, dass für das Nervensystem schädliche Substanzen in das Gehirn eindringen. Die sogenannte Blut-Hirn-Schranke ist eine dicht gepackte Zellschicht, die keine großen Moleküle wie

Chemotherapie-Substanzen oder Antikörper passieren lässt. Selbst wenn diese Schranke im Krankheitsverlauf wegen wachsender Metastasen im Gehirn nicht mehr als Barriere wirkt, ist eine zweite Kontrollinstanz nach wie vor wirksam: der aktive Rücktransport. Bestimmte Transportproteine sorgen dafür, dass Moleküle aus dem Blut nicht in die Gehirnzellen – und damit auch nicht in Hirnmetastasen – eindringen können.

Diese beiden Sicherheitsbarrieren sind für den Schutz des Gehirns zwar äußerst wertvoll, erschweren zumindest anfangs aber auch die Therapie von Hirnmetastasen. Nur Medikamente, deren Wirkstoff aus besonders kleinen Molekülen besteht, wie das zu den Tyrosinkinase-Inhibitoren gehörende Tucatinib, können die Barrieren problemlos überwinden. Zur Behandlung von Patientinnen mit Hirnmetastasen eines HER2-positiven Tumors wird Tucatinib deshalb mit der Chemotherapie-Substanz Capecitabin und dem gegen HER2 gerichteten Antikörper Trastuzumab kombiniert. Sobald Hirnmetastasen aufgetreten sind und auch lokal behandelt, das heißt operiert und/oder bestrahlt werden, wird die Blut-Hirn-Schranke allerdings immer durchlässiger. Auch Medikamente mit großen Molekülen wie Antikörper-Wirkstoff-Konjugate können dann eingesetzt werden.

Drittlinientherapie

In der dritten und in weiteren Linien der Therapie metastasierter HER2-positiver Tumore sind die bereits beschriebenen Substanzen in unterschiedlicher Kombination im Einsatz: Tucatinib, Capecitabin, Trastuzumab, Trastuzumab-Emtansin (T-DM1). Wie genau behandelt wird, ist von der einzelnen Patientin, ihren Vorbehandlungen und eventuell bestehenden Begleiterkrankungen abhängig. In bestimmten Fällen kann es sinnvoll sein, den Antikörper Trastuzumab selbst dann weiter einzusetzen, wenn die Krankheit auch während der Therapie mit Trastuzumab fortgeschritten ist. Ärzte sprechen dann von einer Behandlung mit Trastuzumab über die Progression hinaus (Trastuzumab beyond progression).

HER2-low Mammakarzinome

Erstmals im Sommer 2022 präsentierte Daten lassen es sinnvoll erscheinen, in naher Zukunft nicht nur zwischen HER2-positiven und HER2-negativen Brustkrebszellen zu unterscheiden, sondern eine dazwischen liegende dritte Kategorie, HER2-low Brustkrebszellen, einzuführen. Denn diese bei bis zu 55 Prozent aller Brustkrebsfälle nachweisbare Rezeptorausstattung bildet sehr wahrscheinlich schon bald die Grundlage für eine zusätzliche Behandlungsstrategie: Das schon jetzt bei der HER2-positiven metastasierten Brustkrebserkrankung in der zweiten Therapielinie zugelassene Antikörper-Wirkstoff-Konjugat Trastuzumab Deruxtecan wirkt offenbar auch bei HER2-low Brustkrebserkrankungen.

Was genau bedeutet »HER2 low«?

Die Ausstattung einer Brustkrebszelle mit HER2-Rezeptoren lässt sich mit immunhistochemischen Methoden (IHC) oder mit einer In-situ-Hybridisierung (ISH) messen. Mit IHC-Methoden lassen sich die HER2-Rezeptoren direkt nachweisen, mit ISH-Methoden sucht man gezielt nach den für diese Rezeptoren kodierenden Erbsubstanzabschnitten. Eine Brustkrebszelle gilt als HER2-positiv, wenn sie in der IHC-Untersuchung dreifach positiv ist (IHC3+) oder wenn sie in der IHC-Untersuchung zweifach positiv und in der ISH-Untersuchung positiv ist (IHC2+/ISH+). Eine Brustkrebszelle gilt als HER2 low, wenn sie IHC1+ oder IHC2+ in Verbindung mit einem negativen ISH-Ergebnis ist. Oder in aller Kürze:

- HER-positiv: IHC3+ oder IHC2+/ISH+
- HER2-low: IHC1+ oder IHC2+ mit ISH-

Mögliche Konsequenzen für die Therapie

Bei bis zu 55 Prozent aller Brustkrebspatientinnen lassen sich Krebszellen mit einer HER2-low-Rezeptorausstattung nachweisen, darunter auch solche, die außerdem noch Hormonrezeptoren tragen, oder solche, die als tripelnegativ eingeordnet werden. Für viele Patientinnen mit metastasierter Brustkrebserkrankung wird sich also möglicherweise eine neue Therapieoption ergeben, falls sich Studiendaten bestätigen, nach denen sich Krebszellen mit einer HER2-low-Ausstattung zielgerichtet medikamentös bekämpfen lassen.

3. Metastasierter tripelnegativer Brustkrebs

Wenn in Brustkrebszellen keine Östrogen-, keine Progesteron- und auch keine HER2-Rezeptoren nachweisbar sind, werden sie als tripelnegativ bezeichnet. Sie bilden biologisch zwar keine einheitliche Gruppe. Forscher unterscheiden bis zu sechs verschiedene Untergruppen, für die Planung der Behandlung ist diese Unterteilung bisher allerdings ohne Belang. Denn dort, wo keine Rezeptoren vorhanden sind, gibt es zunächst auch keine zielgerichtete Therapiemöglichkeit.

Erstlinientherapie

Für die Festlegung der Erstlinientherapie sind zwei andere messbare Eigenschaften von großer Bedeutung:

- **Sind die tripelnegativen Brustkrebszellen PD-L1-positiv?**

Wenn Abwehrzellen des Immunsystems oder die Brustkrebszellen an ihrer Außenseite Strukturen mit der Bezeichnung PD-L1 oder PD-1 ausbilden, kann das Immunsystem von den Krebszellen ausgebremst werden: Das passiert dann, wenn Abwehrzellen und Krebszellen sich über PD-L1 und PD-1 miteinander verbinden. Die Abwehrzelle stellt in diesen Fällen ihre gegen die Tumorzelle gerichtete Aktivität sofort ein. Die Bindung zwischen PD-L1 und PD-1 wirkt sozusagen wie ein Not-Ausschalter. Dieser Mechanismus ist wichtig, wenn es darum geht, gesunde Körperzellen vor Schäden durch die körpereigene Abwehr zu schützen, bei Tumorzellen ist dieser Effekt aber absolut unerwünscht. Mit Einführung der sogenannten Immuncheckpoint-Inhibitoren (mehr dazu in Abschnitt BV.3, Seite 143) in die Krebstherapie ist es bei vielen

Krebsarten gelungen, diesen Not-Ausschalter zu deaktivieren, indem man mit Antikörpern entweder PD-L1 oder PD-1 blockiert. Bei metastasiertem Brustkrebs greift diese Strategie derzeit nur bei tripelnegativen Tumorzellen, auf denen PD-L1 nachweisbar ist. Deshalb ist die Frage, ob metastasierte tripelnegative Tumore PD-L1-positiv sind oder nicht, für die Therapie so wichtig.

- **Ist in der Erbsubstanz der tripelnegativen Brustkrebszelle eine genetische Veränderung in den Brustkrebsgenen BRCA1 und BRCA2 nachweisbar?**

In der Erbsubstanz vieler tripelnegativer Brustkrebszellen sind außerdem charakteristische Veränderungen in den beiden Brustkrebsgenen BRCA1 und BRCA2 nachweisbar. Wenn solche Schädigungen vorliegen, ergibt sich ein Ansatz für die gezielte medikamentöse Behandlung mit sogenannten PARP-Inhibitoren. Sie sorgen – gemeinsam mit den geschädigten BRCA-Genen – dafür, dass Reparaturen an der geschädigten Erbsubstanz DNA der Krebszellen nicht mehr möglich sind. Das ist der zweite mögliche Ansatz einer Behandlung dieser ansonsten nur noch chemotherapeutisch anzugehenden Brustkrebsart. Mehr über die Wirkungsweise dieser Medikamente finden Sie in Abschnitt BV.2 dieses Buches.

Welche konkreten Therapieoptionen bestehen nun in den beschriebenen beiden Fällen?

Wenn die tripelnegativen Tumore PD-L1-positiv sind, besteht in der Erstlinientherapie eine Option zur Behandlung mit Immuncheckpoint-Inhibitoren in Kombination mit einer Chemotherapie. Zugelassen sind der PD-L1-Inhibitor Atezolizumab in Kombination mit der Chemotherapie-Substanz nab-Paclitaxel und der PD-1-Inhibitor Pembrolizumab in Kombination mit den Chemotherapie-Substanzen Paclitaxel, nab-Paclitaxel oder der Kombination von Carboplatin und Gemcitabin.

Falls eine Mutation, also eine genetische Veränderung, in den BRCA-Genen der tripelnegativen Brustkrebszellen nachweisbar ist, die Zellen aber gleichzeitig PD-L1-negativ sind, besteht eine Indikation für die Therapie mit einem PARP-Inhibitor. Sollte eine BRCA-Mutation vorliegen und der Tumor gleichzeitig PD-L1-positiv sein, können die beiden skizzierten Therapieschritte auch nacheinander erfolgen.

Falls die tripelnegativen Brustkrebszellen weder PD-L1 auf ihrer Außenseite tragen noch eine Mutation in den BRCA-Genen aufweisen, bleibt nur die Chemotherapie. In der Erstlinientherapie können Einzelsubstanzen eingesetzt werden, aber auch eine Kombination aus Paclitaxel (oder Capecitabin) und dem Antikörper Bevacizumab oder eine eine Kombinationschemotherapie. (Mehr zur Wirkungsweise von Bevacizumab lesen Sie unter Abschnitt BV.2, »Medikamente gegen tripelnegativen Brustkrebs«.)

Zweitlinientherapie

Für die Zweitlinientherapie, also nach Fortschreiten der Erkrankung auch unter Chemotherapie, ist 2021 ein weiteres Antikörper-Wirkstoff-Konjugat für die Behandlung zugelassen worden, das als Sacituzumab-Govitecan bezeichnet wird. Der Antikörper Sacituzumab bindet an sogenannte Trop-2-Strukturen auf der Oberfläche der tripelnegativen Brustkrebszellen. Er wird so gemeinsam mit dem Chemotherapeutikum Govitecan in die Zelle aufgenommen, die daraufhin nicht mehr in der Lage ist, ihre Erbsubstanz vor der Zellteilung zu verdoppeln. Die Zellteilung kommt dadurch zum Erliegen, und das Wachstum des tripelnegativen Tumors verlangsamt sich. Genaueres über dieses Medikament finden Sie in Abschnitt BV.

Wenn der tripelnegative Brustkrebs trotz dieser Therapie weiter fortschreitet, kommen in der nächsten Linie alle Chemotherapien infrage, die auch für die Behandlung von metastasiertem HER2-negativem Brustkrebs eingesetzt werden, etwa Eribulin, Capecitabin, Vinorelbin oder Carboplatin.

4. Nicht alle Metastasen sind gleich

Welche Beschwerden Metastasen verursachen, hängt wesentlich davon ab, in welche Organe und Gewebe die Brustkrebszellen sich absiedeln. Auch die Frage, inwieweit eine lokale Behandlung, sprich die operative Entfernung oder eine Bestrahlung, sinnvoll ist, hängt unter anderem vom Ort der Metastasierung ab. Wir besprechen deshalb an dieser Stelle die häufigsten von Brustkrebszellen gebildeten Metastasen in Knochen, Lunge, Leber und Gehirn im Einzelnen an.

Knochenmetastasen

Brustkrebszellen siedeln sich häufig in Knochen ab, denn Knochengewebe ist gut durchblutet und für Tumorzellen deshalb leicht erreichbar. Bei etwa drei Viertel aller Patientinnen mit metastasiertem Brustkrebs sind sie nachweisbar. Über alle Patientinnen betrachtet findet sich ungefähr die Hälfte aller Knochenmetastasen im unteren Bereich der Wirbelsäule, der Rest verteilt sich auf Becken-, Oberschenkel- und Armknochen.

Die Stabilität unserer Knochen ist dem dynamischen Gleichgewicht aus Knochenabbau und Knochenneubildung zu verdanken. Osteoklasten sind spezialisierte Zellen, die Knochengewebe abbauen. Den frei werdenden Raum nutzen anschließend Osteoblasten, das sind knochenaufbauende Zellen. Knochenmetastasen aktivieren durch die Ausschüttung von Signalstoffen meist die Aktivität von Osteoklasten. Sie fördern also den Knochenabbau. Manchmal kommt es auch vor, dass Metastasen die Osteoblastenaktivität stimulieren. Dann kann Knochensubstanz an Stellen entstehen, wo sie nicht hingehört.

Metastasen schwächen jedenfalls das Knochengewebe, sodass kleinste Krafteinwirkungen dann Knochenbrüche verursachen können. Ist die Wirbelsäule betroffen, kann es zu Nerven- oder Rückenmarksquetschungen kommen. Patientinnen klagen dann nicht nur über Knochenschmerzen, sondern auch über Empfindungsstörungen und gegebenenfalls sogar über Lähmungserscheinungen.

Durch die metastasenbedingte Zerstörung von Knochensubstanz wird vermehrt Kalzium freigesetzt. Im Blut steigt die Kalziumkonzentration deutlich an, Ärzte sprechen von einer Hyperkalzämie. Zahlreiche Stoffwechselvorgänge werden dadurch beeinträchtigt. Darüber hinaus gelangen Signalstoffe ins Blut, die auf Tumorzellen zellteilungsfördernd wirken; die Metastasen breiten sich weiter aus. Diesen sich selbst verstärkenden Teufelskreis gilt es durch eine geeignete Behandlung zu durchbrechen.

Wie werden Knochenmetastasen festgestellt?

Erste Anzeichen von Knochenmetastasen sind meist Knochenschmerzen an immer gleichen Stellen, die sich in Ruhe und Bewegung kaum verändern. Die Schmerzen entstehen, weil Metastasen die stark mit Nervengewebe durchzogene Knochenhaut schädigen. Umgekehrt bedeutet aber nicht jeder Knochenschmerz zwangsläufig eine Metastasierung. Wichtig ist in jedem Fall, dass Sie als Brustkrebspatientin sich, wenn Sie neu aufgetretene Schmerzen in den Knochen haben, die sich nicht durch einen Sturz, einen Unfall oder ähnliches erklären lassen, unverzüglich mit Ihren behandelnden Ärzten in Verbindung setzen.

Neben Knochenschmerzen, Gefühlsstörungen oder Lähmungserscheinungen können auch auf den ersten Blick ganz untypische Symptome auf Knochenmetastasen hindeuten: Die hohe Kalziumkonzentration im Blut kann starkes Durstgefühl verursachen und zu häufigem Wasserlassen führen. Weil durch die Kalziumausschwemmung auch die die Reizleitung am Herzen gestört ist, kann es zu Herzrhythmusstörungen bis hin zur Bewusstlosigkeit kommen. Eine Hyperkalzämie ist ein Notfall und muss unverzüglich behandelt werden!

Zu den ärztlich veranlassten diagnostischen Maßnahmen gehört die Durchführung einer Knochenszintigraphie. Dazu bekommen Sie eine schwach radioaktive Substanz gespritzt, die sich an Stellen anlagert, an denen starke Umbauprozesse stattfinden, wo also Osteoklasten und Osteoblasten sehr aktiv sind. Die gehäufte Anlagerung der Substanz lässt sich wegen ihrer leicht radioaktiven Strahlung dann in Form dunkler Flecken im Szintigramm erkennen. Wenn – wie beim Befall von Wirbelsäulenknochen – der Verdacht besteht, dass auch Nerven- und Muskelgewebe betroffen sein könnte, wird eine Magnetresonanztomographie (MRT) durchgeführt.

Wie werden Knochenmetastasen behandelt?

Schmerzen wirksam behandeln, Knochenbrüche vermeiden und das Metastasenwachstum verlangsamen oder zum Stillstand bringen – das sind die wesentlichen Ziele in der Bekämpfung von Knochenmetastasen. Eingesetzt werden dazu Schmerzmedikamente, außerdem Medikamente zur Hemmung der Aktivität knochenabbauender Zellen sowie die Strahlentherapie und auch operative Eingriffe, um Metastasen zu verkleinern oder zu entfernen.

Schmerzmedikamente

Knochenschmerzen sind meist die ersten Symptome beim Auftreten von Knochenmetastasen. Diese Schmerzen gilt es, so schnell und so wirksam wie möglich zu lindern. Dazu gehört natürlich auch die Bekämpfung der Metastasen als solche, beispielsweise mit Medikamenten, die den Knochenabbau verlangsamen. Auch sie wirken schmerzlindernd.

Wenn Schmerzen allerdings akut und kaum zu ertragen sind, werden sie nach den Grundsätzen der Weltgesundheitsorganisation (WHO), dem sogenannten WHO-Stufenschema, behandelt (siehe Abschnitt BVI.3, »Belastende Symptome«).

Gerade Schmerzen, die durch Knochenmetastasen verursacht werden, lassen sich häufig auch mit Medikamenten behandeln, die keine reinen Schmerzmittel sind und die Schmerztherapie sinnvoll unterstützen können. Dazu gehören Substanzen zur Therapie von Entzündungen, Nervenschmerzen oder Depressionen.

Medikamente zur Hemmung des Knochenabbaus

Der durch Knochenmetastasen beschleunigte Knochenabbau lässt sich mit Medikamenten verlangsamen, die direkt oder indirekt den Knochenabbau durch Osteoklasten hemmen.

Bisphosphonate üben mehrere Wirkungen auf den Knochen aus. Ihre Hauptwirkung rührt daher, dass Osteoklasten sie aktiv aufnehmen und dadurch ihre eigene Lebensdauer verkürzen. Das führt zur therapeutisch gewünschten Hemmung des Knochenabbaus. Indirekt bessern sich dadurch auch die Knochenschmerzen. Bisphosphonate können als Tabletten eingenommen oder als Infusionen verabreicht werden.

Während Bisphosphonate also direkt die Osteoklastentätigkeit beeinflussen, wirkt der Antikörper Denosumab, indem er das Signalprotein RANKL inaktiviert, das die Osteoklasten zum Abbau von Knochen anregt. Denosumab wird alle 4 Wochen unter die Haut gespritzt.

Bisphosphonate und Denosumab haben ähnliche Nebenwirkungen. Unter anderem können sie den Kalziumgehalt im Blut zu weit absenken. Da ein solcher Kalziummangel gefährlich ist, werden die Blutwerte während der Behandlung regelmäßig überwacht. Beide Präparate können in seltenen Fällen auch schwerwiegende Schäden am Kieferknochen verursachen. Das Risiko für solche Kieferosteonekrosen erhöht sich, wenn der Zahnstatus der Patientin schon vor der Behandlung nicht in Ordnung war oder ein operativer Eingriff im Kieferbereich erfolgt ist. Vor jedem Behandlungsbeginn mit Knochenabbau-hemmenden Medikamenten ist daher die Kontrolle des Zahnstatus zu empfehlen und gegebenenfalls eine notwendige Zahnsanierung durchzuführen. Auch während der Behandlung ist ein regelmäßiger Besuch beim Zahnarzt unbedingt anzuraten.

Bisphosphonate oder Denosumab werden auch als Knochenschutzpräparate eingesetzt, wenn Patientinnen eine Antihormontherapie erhalten und ihre Knochendichte infolge der unterdrückten Östrogenproduktion abnimmt. Die für eine solche Osteoporose-Vorbeugung eingesetzten Dosierungen sind allerdings wesentlich niedriger als bei der Bekämpfung von Knochenmetastasen.

Operation, Strahlentherapie und Radionuklidtherapie

Bei starken Schmerzen oder der Gefahr eines Knochenbruches sowie bei Oligometastasierung kann es sinnvoll sein, zusätzlich zu den Medikamenten eine lokale Therapie der Knochenmetastasen durchzuführen.

Einzelne Knochenmetastasen können operativ entfernt und die Stelle anschließend bestrahlt werden, zum Beispiel wenn ein Wirbel zu brechen droht oder bereits gebrochen ist. Das Auffüllen der Bruchstelle mit einer zementartigen Substanz kann zur Stabilisierung und damit auch zur Schmerzlinderung beitragen.

Die Bestrahlung von Knochenmetastasen erfolgt von außen oder mit Radionukliden. Die Bestrahlung von außen ist dann sinnvoll, wenn es um die Bekämpfung einzelner, räumlich begrenzter Metastasen geht. Liegen dagegen zahlreiche Knochenmetastasen vor, ist eine Behandlung mit Radionukliden sinnvoller. Das sind Atome, deren Kerne radioaktiv zerfallen und dabei Strahlung freisetzen. Als einmalige Spritze verabreicht, wirken die Radionuklide zwar im ganzen Körper, reichern sich aber vor allem in Knochenmetastasen an, sodass die Strahlenwirkung dort besonders ausgeprägt ist. Die Wirkung der Einzelspritze kann bis zu sechs Monaten anhalten. Allerdings kann dadurch die in den Knochen stattfindende Bildung von Blutzellen durch diese Behandlung stark gestört werden. In den ersten Tagen können die Schmerzen im Knochen auch zunächst zunehmen.

Lungenmetastasen

Atemnot ist das häufigste Symptom, wenn Metastasen in der Lunge vorliegen. Zunächst fällt den Betroffenen auf, dass sie unter Belastung schlechter Luft bekommen, im Krankheitsverlauf wird diese Atemnot auch in Ruhe stärker spürbar. Anhaltender trockener Husten, der nicht wieder abklingen will, kann ebenfalls auf Lungenmetastasen hinweisen. Zur Diagnose kommen die üblichen bildgebenden Verfahren wie die Computertomographie infrage.

Zusätzlich zur medikamentösen Behandlung können Lungenmetastasen in Einzelfällen auch operativ angegangen werden. Voraussetzung dafür ist – neben einer unter medikamentöser Therapie aktuell nicht fortschreitenden Erkrankung –, dass Metastasen ausschließlich in einem Lungenlappen und in keinem anderen Organ vorkommen, also auch in der Brust kein Rezidiv nachgewiesen worden ist. Aussichtsreich ist diese operative Behandlung darüber hinaus, wenn

- die bislang eingesetzten Medikamente gut gewirkt haben,
- der Brustkrebs Hormonrezeptor-positiv ist,
- die Patientin vor dem Auftreten der Lungenmetastasen mindestens zwei Jahre krankheitsfrei gewesen ist.

In Ausnahmefällen ist die Strahlentherapie eine mögliche Alternative. Zum Einsatz kommt dann die sogenannte stereotaktische Strahlentherapie. Eine hohe Strahlendosis wird dabei punktgenau auf einzelne Tumorherde gerichtet. Damit soll sichergestellt werden, dass in erster Linie Krebszellen getroffen, gesundes Gewebe aber geschont wird.

Lungenmetastasen können nicht nur Lungengewebe im engeren Sinn, sondern auch das sogenannte Brustfell oder das Lungenfell befallen. Das Brustfell ist eine dünne Haut, die den Brustkorb von innen auskleidet. Das Lungenfell liegt der Lunge auf. In der zwischen den beiden Häuten liegenden Pleurahöhle kann es zu krankhaften Flüssigkeitsansammlungen kommen.

FRONTALANSICHT

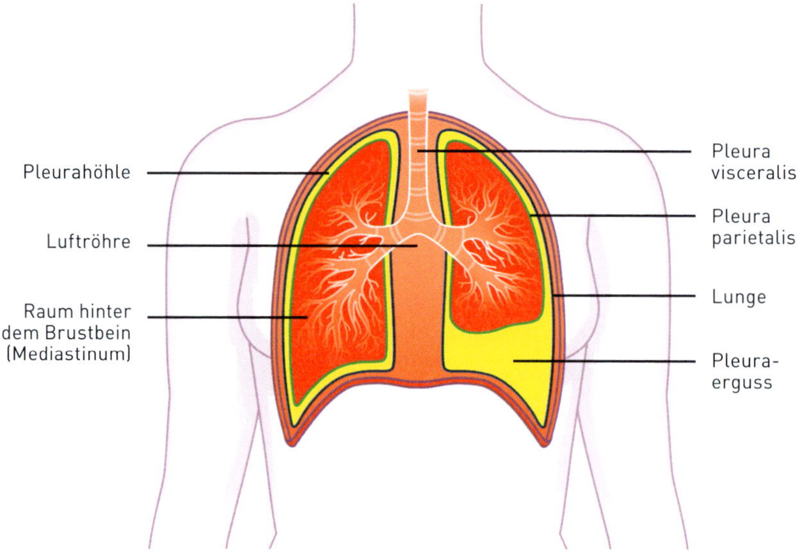

Die Pleurahöhle ist der Raum zwischen dem das Lungengewebe bedeckende Lungenfell (Pleura visceralis) und dem den Brustkorb auskleidenden Brustfell (Pleura parietalis). Dort kann es zu krankhaften Flüssigkeitsansammlungen kommen.

Ärzte bezeichnen die Flüssigkeitsansammlungen auch als Pleuraerguss. Um ihn in Zukunft möglichst sicher zu vermeiden, wird häufig eine sogenannte Pleurodese durchgeführt: Über kleine Hautschnitte verkleben Chirurgen Lungen- und Brustfell miteinander, die Pleurahöhle wird also geschlossen. Eine

Flüssigkeitsansammlung ist dort folglich nicht mehr möglich. Anstelle dieser dauerhaften Pleurodese kann es auch sinnvoll sein, die Flüssigkeit über einen dünnen Schlauch nach außen abzuleiten. Eine solche Drainage ist aber meistens nur eine vorübergehende Maßnahme.

Lebermetastasen

Metastasen in der Leber verursachen lange Zeit keine Beschwerden. Sie werden aus diesem Grund meist nicht aufgrund von speziellen Symptomen, sondern im Rahmen von Nachsorge- oder Vorsorgeuntersuchungen diagnostiziert. Trotzdem sollten Sie auf einige Warnsignale achten. Nehmen Sie Kontakt mit Ihrem behandelnden Arzt oder Ihrem Zentrum auf, wenn Sie

- innerhalb kurzer Zeit ungewollt Gewicht verlieren, Sie aber gleichzeitig das Gefühl haben, dass sich ein »dicker Bauch« bei Ihnen entwickelt,
- längere Zeit keinen Appetit haben,
- längere Zeit ohne erkennbaren Grund unter Übelkeit und Verdauungsproblemen leiden,
- eine Gelbfärbung Ihrer Augen und Ihrer Haut feststellen oder
- Schmerzen im rechten Oberbauch haben.

Schmerzen im rechten Oberbauch können durch eine Anspannung der Leberkapsel bedingt sein. Sie entsteht, wenn wachsende Metastasen das Volumen der Leber vergrößern und deshalb der Druck auf die äußere Leberkapsel zunimmt. Eine stark geschädigte Leber funktioniert nicht mehr richtig, deshalb kann es in solchen Fällen zu einer typischen Gelbfärbung von Augen und Haut kommen.

Bevor die genannten Symptome auftreten, sind Lebermetastasen aber meist schon mithilfe bildgebender Verfahren diagnostiziert worden. Je nach individueller Erkrankungssituation nutzen Ärzte dazu Ultraschall, Computertomographie (CT), Magnetresonanztomographie oder gegebenenfalls auch eine Kombination aus Positronen-Emissions-Tomographie und Computertomographie (PET/CT).

Ob neben der medikamentösen Therapie auch eine lokale Behandlung mit Operation oder Strahlentherapie sinnvoll ist, hängt unter anderem vom Ausmaß der Metastasierung ab. Bei einer oligometastasierten Erkrankung (OMD) und gutem Ansprechen auf die Medikamente ist eine lokale Behandlung aussichtsreich. Sichergestellt sein muss, dass der Tumor in kein anderes Organ gestreut hat, und dass es in der Brust zu keinem weiteren Rückfall gekommen ist.

Die operative Entfernung von Lebermetastasen empfehlen Ärzte in erster Linie, wenn zusätzlich folgende Voraussetzungen erfüllt sind: Der Krebs sollte Hormonrezeptor-positiv sein, und vor dem Auftreten von Lebermetastasen sollte die Patientin mindestens ein Jahr krankheitsfrei gewesen sein.

Wenn die metastasierte Erkrankung unter der eingesetzten medikamentösen Therapie stabil ist, können Ärzte ihren Patientinnen neben der Operation drei weitere lokale Verfahren anbieten:

- Die stereotaktische Bestrahlung, bei der eine hohe Strahlendosis punktgenau auf einzelne Metastasen gerichtet wird. Damit soll sichergestellt werden, dass in erster Linie Krebszellen getroffen, gesundes Gewebe aber geschont wird.
- Die sogenannte transarterielle Chemoembolisation (TACE). Hierbei werden Blutgefäße in der Metastase medikamentös verschlossen und anschließend spritzen Ärzte Chemotherapie-Medikamente in die Blutgefäße. Diese »lokale Chemotherapie« verlangsamt die Teilung der Tumorzellen vor Ort.
- Die Selektive Interne Radio-Therapie (SIRT). Über die Leberarterie werden dabei mehrere Millionen winzig kleine mit radioaktivem Yttrium-90 gefüllte Kügelchen in das Tumorgewebe der Leber eingebracht. Die radioaktive Strahlung ist ziemlich stark, hat aber nur eine Reichweite von 11 Millimetern und wirkt deshalb gezielt auf die Lebermetastasen.

Metastasen im Gehirn

HER2-positive und tripelnegative Tumore bilden häufig Metastasen im Gehirn. Zu den möglichen Symptomen gehören anhaltende Kopfschmerzen, Erinnerungs- oder Sprachstörungen, Veränderungen beim Sehen, Riechen, Hören oder Tasten. Auch Krampfanfälle, Wesensveränderungen oder dauernde Müdigkeit können auf Hirnmetastasen hinweisen. Welche Beschwerden tatsächlich auftreten, hängt davon ab, in welchem Teil des Gehirns die Metastasen auftreten.

Natürlich sind die Symptome einzeln betrachtet nicht zwangsläufig Warnsignale für eine Metastasenbildung im Gehirn. Doch nicht jede betroffene Patientin hat alle Beschwerden auf einmal. Sie sollten deshalb wachsam sein und auch einzelne Symptome oder Beschwerden immer mit Ihrer Ärztin besprechen.

Hirnmetastasen lassen sich mit bildgebenden Verfahren erkennen. Meist setzen Ärzte die Magnetresonanztomographie (MRT) des Kopfes ein, im weiteren Untersuchungsverlauf auch in Kombination mit einem zuvor gespritzten Kontrastmittel. Krebszellen können sich manchmal auch über den Liquor – das ist die Flüssigkeit, die Gehirn und Knochenmark umgibt – ausbreiten. Zur Untersuchung des Liquors entnimmt die Ärztin im Rahmen einer Lumbalpunktion etwas Flüssigkeit aus dem Rückenmarkskanal, die dann im Labor auf Tumorzellen untersucht wird.

Behandlung von Schwellungen im Gehirn

Speziell bei der Therapie von Hirnmetastasen ist es wichtig, nicht nur gegen die Metastasen als solche, sondern auch gegen eine möglicherweise durch sie verursachte Schwellung im Gehirn vorzugehen. Solche Schwellungen, auch Hirnödeme genannt, können starke Kopfschmerzen, Konzentrationsschwäche und andere Probleme verursachen.

Wirksame Medikamente gegen Hirnödeme sind beispielsweise Kortisonpräparate. Je nach individueller Symptomatik können noch Schmerzmedikamente, Mittel gegen Krampfanfälle und andere Medikamente hinzukommen. Die Hirnödem-bedingten Beschwerden lassen sich so meist rasch lindern.

Behandlung der Metastasen

Für die Therapie der Hirnmetastasen selbst kommen Medikamente und unter bestimmten Umständen auch Operation und Strahlentherapie infrage. Bei Vorliegen einer einzigen Metastase empfehlen die Leitlinien deren operative Entfernung und eine anschließende hoch dosierte Bestrahlung. Bei einzelnen kleinen Metastasen kann auch eine gezielte Bestrahlung ohne Operation sinnvoll sein. Eine Bestrahlung ohne vorherige Operation wird auch dann empfohlen, wenn zwei bis vier örtlich begrenzte Metastasen im Gehirn entdeckt wurden. Die Bestrahlung kann in einer einzigen Sitzung oder aufgeteilt auf mehrere Sitzungen stattfinden.

Bei mehr als vier Metastasen kommt neben der medikamentösen Behandlung noch eine Bestrahlung des gesamten Gehirns in Betracht. Sie kann die metastasenbedingten Beschwerden lindern und das Überleben der Patientin verlängern. Allerdings hat die Ganzhirnbestrahlung unter Umständen erhebliche Nebenwirkungen auf die geistigen Fähigkeiten der Betroffenen. Aufmerksamkeit, Erinnerungsvermögen, Konzentrationsfähigkeit, Orientierung und Vorstellungskraft können sich verschlechtern. In solchen Situationen kann auch der Verzicht auf eine direkt gegen den Tumor gerichtete Therapie eine Option sein. Es geht dann nicht mehr um eine Lebensverlängerung, sondern um die Sicherung der Lebensqualität in der verbleibenden Lebenszeit. Einzelheiten dazu beschreiben wir in Abschnitt CV.

Die medikamentöse Bekämpfung von Hirnmetastasen ist häufig eine Herausforderung. Das immer wieder angeführte Argument, bestimmte Substanzen könnten die Blut-Hirn-Schranke nicht überwinden, spielt zumindest im weiteren Krankheitsverlauf bei metastasiertem Brustkrebs keine Rolle. Bei metastasierter Erkrankung ist davon auszugehen, dass die Blut-Hirn-Schranke nicht mehr intakt ist und auch von größeren Arzneimittelmolekülen passiert werden kann. Trotzdem wirken einige Medikamente gegen Hirnmetastasen besser als andere, und es sollten nur solche zum Einsatz kommen, deren Wirksamkeit in Studien zweifelsfrei nachgewiesen ist.

5. Behandlungspläne zum metastasierten Mammakarzinom

Bei Vorliegen eines Lokalrezidivs und eines lokoregionären Rezidivs ist das Behandlungsziel – wie beim frühen Mammakarzinom – die Heilung. Wenn Krebszellen dagegen bereits in andere Organe gestreut haben, wenn also ein metastasierter Brustkrebs vorliegt, ist eine lebenslange Behandlung erforderlich, da Heilung nicht möglich ist. Die medikamentöse Therapie hat im metastasierten Stadium Vorrang vor der lokalen Therapie, also vor Operation oder Strahlentherapie.

> Unabhängig von der Biologie der Erkrankung gilt: Bei Auftreten von Knochenmetastasen werden Bisphosphonate oder der Antikörper Denosumab (in hoher Dosierung) verordnet.

Der konkrete Behandlungsplan hängt von mehreren Stellgrößen ab:

Vorbehandlung: Wenn ein frühes HER2-positives Mammakarzinom schon kurz nach der Behandlung mit Trastuzumab und Pertuzumab rezidiviert ist, muss ein anderes gegen HER2 gerichtetes Medikament eingesetzt werden.

Nebenwirkungen: Falls beispielsweise nach einer Chemotherapie mit Taxanen unerträgliche Nervenschmerzen (Neuropathien) aufgetreten sind, ist ebenfalls ein Substanzwechsel notwendig.

Therapiefreies Intervall: Hat die Behandlung mit einem bestimmten Medikament zu einer mindestens einjährigen krankheitsfreien Zeit geführt, dann kann dieses Medikament bei Fortschreiten der Erkrankung noch einmal eingesetzt werden (Re-Challenge).

Tumorbiologie: Unterschieden werden luminale, HER2-positive und tripelnegative Mammakarzinome. Seit Kurzem wissen wir, dass zusätzlich auch das Vorhandensein von wenigen HER2-Rezeptoren auf den Tumorzellen (HER2-low) therapierelevant ist, weil ein Medikament existiert, mit dem sich solche Zellen gezielt bekämpfen lassen (siehe Kasten Seite 249).

Da die Behandlung bei metastasiertem Mammakarzinom noch viel mehr auf die Bedürfnisse der einzelnen Patientin zugeschnitten ist als beim frühen Mammakarzinom, können wir hier für den Behandlungsplan nur grobe Anhaltspunkte liefern.

Luminale metastasierte Mammakarzinome

Die Behandlung erfolgt mit Antihormonpräparaten, solange sie wirksam sind. Ist eine Resistenz aufgetreten, lässt sie sich im Rahmen der **Erstlinientherapie** häufig mit CDK4/6-Inhibitoren in Kombination mit Fulvestrant durchbrechen.

Schreitet die Erkrankung trotzdem weiter fort, ist in der **Zweitlinientherapie** – bei Vorliegen entsprechender Mutationen – der Einsatz von Alpelisib oder PARP-Inhibitoren möglich. Wenn keinerlei Mutation vorliegt, lohnt sich ein weiterer Behandlungsversuch mit anderen antihormonell wirksamen Substanzen oder mit dem mTOR-Hemmer Everolimus.

Die **Drittlinientherapie** kann zunächst ebenfalls noch antihormonell-basiert sein, jedoch mit Substanzen, die bis dahin noch nicht verabreicht wurden. Wenn sie nicht mehr wirken, ist eine Chemotherapie indiziert. Die einzelnen Substanzen werden einzeln und nacheinander verabreicht, kommen aber nicht in Kombination zum Einsatz. Die Kombination mit dem Antikörper Bevacizumab ist möglich. In sehr kritischen Situationen mit starken Beschwerden oder bei drohendem Organausfall rückt die Chemotherapie in der Linienbehandlung nach vorn. Auch eine Kombinationschemotherapie ist dann möglich.

HER2-positive metastasierte Mammakarzinome

In der **Erstlinientherapie** können die duale Blockade (Trastuzumab plus Pertuzumab) zumeist in Kombination mit einem Taxan zum Einsatz kommen. Voraussetzung ist allerdings, dass die Patientin nach derselben Therapie zur Behandlung des frühen Mammakarzinoms zumindest ein Jahr lang krankheitsfrei war. In der **Zweitlinientherapie** ist das Antikörper-Wirkstoff-Konjugat Trastuzumab Deruxtecan (T-Dxd) indiziert. In der **Drittlinientherapie** ist die Kombination aus dem TKI Tucatinib mit Trastuzumab und Capecitabin möglich, außerdem auch das Antikörper-Wirkstoff-Konjugat Trastuzumab Emtansin (T-DM1) oder Lapatinib.

Tripelnegative metastasierte Mammakarzinome

Ist der Tumor PD-L1-positiv, besteht in der **Erstlinientherapie** die Option zur Behandlung mit Immuncheckpoint-Inhibitoren zusammen mit einer Chemotherapie. Ist der Tumor PD-L1-negativ bei gleichzeitigem Vorliegen einer BRCA-Mutation, ist die Behandlung mit einem PARP-Inhibitor indiziert. Bei fehlender BRCA-Mutation und PD-L1-negativen Tumoren bleibt die Chemotherapie, die gegebenenfalls mit dem Antikörper Bevacizumab kombiniert werden kann.

In der **Zweitlinientherapie** kommt das Antikörper-Wirkstoff-Konjugat Sacituzumab Govitecan zum Einsatz, in der **Drittlinientherapie** die Chemotherapie. Unabhängig von der Linie ist bei Nachweis einer BRCA-Mutation immer die Behandlung mit einem PARP-Inhibitor möglich.

HER2-low metastasierte Mammakarzinome

Bei bis zu 55 Prozent aller Brustkrebspatientinnen haben die Brustkrebszellen eine HER2-low-Rezeptorausstattung. Angesichts positiver Studiendaten für die zielgerichtete Bekämpfung von HER2-low Brustkrebszellen wird sich für viele Patientinnen mit metastasiertem Brustkrebs – auch für Frauen, deren Tumore derzeit ausschließlich als Hormonrezeptor-positiv oder tripelnegativ eingeordnet werden – eine neue Therapieoption ergeben. Das Antikörper-Wirkstoff-Konjugat Trastuzumab Deruxtecan verlängert bei Patientinnen mit metastasiertem HER2-low-Brustkrebs im Vergleich zu einer Chemotherapie das Überleben. Für HER2-positiven metastasierten Brustkrebs ist das Präparat bereits zugelassen. Die Zulassungserweiterung für HER2-low-Brustkrebs wird in Europa 2023 erwartet; in den USA gibt es sie bereits.

Hinweis: Alle Behandlungspläne sind als Algorithmus im Anhang ab Seite 389 aufgeführt.

IV. Molekulares Tumorboard

Die Vorstellung klingt ein bisschen nach Science-Fiction, doch sie ist in Teilen bereits Realität: Mit vertretbarem Aufwand ist es heute möglich, das gesamte Tumorgenom, also die komplette Erbsubstanz einer Tumorzelle, zu entschlüsseln und daraus Schlussfolgerungen für eine wirksame Therapie abzuleiten. Tatsächlich bestehen die technischen Möglichkeiten zur Analyse des Tumorgenoms bereits seit einigen Jahren. Auf der Grundlage von charakteristischen Veränderungen in der Erbsubstanz der Tumorzelle eine spezifische Therapie für die einzelne Patientin zu finden – das gelingt allerdings nach wie vor eher selten. Experten schätzen, dass bislang nur etwa zehn Prozent der Patientinnen, bei denen das Tumorgenom entschlüsselt wird, auch von der daraus abgeleiteten Therapie profitieren. In entsprechende Programme werden Brustkrebspatientinnen in der Regel dann aufgenommen, wenn zur Therapie ihrer metastasierten Erkrankung alle leitliniengerechten Standardoptionen ausgeschöpft sind.

1. Was ist ein Molekulares Tumorboard?

Die Planung und Durchführung von Erbsubstanzanalysen und erst recht die daraus abgeleitete Erarbeitung von Behandlungsempfehlungen sind eine komplexe Angelegenheit. Die beteiligten Expertinnen und Experten sind Molekularbiologen, Bioinformatiker, Pathologen und die behandelnden Ärzte. Sie koordinieren ihre Aktivitäten in einem sogenannten Molekularen Tumorboard. Ein Tumorboard – manchmal auch als Tumorkonferenz bezeichnet – hat die Aufgabe, eine Behandlungsempfehlung zu erarbeiten, und zwar auf Grundlage von klinischen Untersuchungen, bildgebenden Verfahren oder Gewebeuntersuchungen und unter Beachtung der jeweils geltenden Leitlinien.

Die Entschlüsselung der Tumor-DNA wird mithilfe molekularbiologischer Methoden realisiert; deshalb wird das Gremium, das diese Befunde bei der Besprechung und Festlegung des Therapieplans nutzt, als Molekulares Tumorboard bezeichnet. Häufig ist in diesem Zusammenhang auch von Präzisionsonkologie die Rede. Dieser Begriff steht für das Konzept, aus einer Veränderung in der Erbsubstanz einer Tumorzelle eine konkrete Therapieempfehlung abzuleiten, die Behandlung also präzise auf die individuelle Charakteristik der Tumor-DNA abzustimmen.

Molekular zielgerichtete Therapien, beispielsweise mit Antikörpern bei HER2-positiven Brustkrebserkrankungen, funktionieren nach einem ähnlichen Prinzip: Eine genetische Veränderung in der Krebszelle führt dazu, dass sich an ihrer Außenseite vermehrt HER2-Rezeptoren bilden. Und diese Rezeptoren bilden dann die Zielstruktur für die Behandlung.

Der Unterschied zur Arbeitsweise in einem Molekularen Tumorboard besteht in der Tiefe der Analyse: Die Expertinnen und Experten prüfen gegebenenfalls das gesamte Tumorgenom – also die gesamte Erbsubstanz DNA im Zellkern der Tumorzellen – auf Veränderungen, die möglicherweise mit der Entstehung der Krebserkrankung in Zusammenhang stehen.

2. Next Generation Sequencing (NGS)

Die dazu notwendigen Untersuchungen bedienen sich einer Methode, die als Next Generation Sequencing oder kurz NGS bezeichnet wird. Damit lassen sich Millionen von Erbsubstanz-Fragmenten gleichzeitig analysieren, was vor allem einen immensen Zeitgewinn bedeutet. Mit klassischen Methoden dauert es Jahre, um das gesamte Genom einer Zelle zu entschlüsseln, mit NGS reichen einige Tage. Erst das NGS macht es also möglich, im Tumorgenom einer

Patientin gefundene Veränderungen zur Grundlage von Behandlungsversuchen zu machen.

Die genaue Herangehensweise bei der Entschlüsselung der Tumor-Erbsubstanz ist abhängig von der zugrundeliegenden Fragestellung:

Sind die Gene, in denen krank machende Veränderungen vermutet werden, bereits bekannt? Dann reicht es, Gewebeproben einer Untersuchung zu unterziehen, in denen 40 oder auch 400 Gene in einem Arbeitsschritt analysiert werden.

Wird die krank machende Veränderung in irgendeinem Gen der Tumorzelle vermutet? Dann müssen alle DNA-Abschnitte entschlüsselt werden, die den Bauplan für ein Eiweiß in sich tragen, also alle kodierenden DNA-Bereiche. Die DNA der Tumorzelle wird in diesen Fällen einem sogenannten Whole-Exome Sequencing, kurz einem WEG, unterzogen. Als Exome bezeichnen Molekularbiologen die Gesamtheit aller kodierenden Bereiche der DNA einer Zelle.

Kann es sein, dass die krank machende Veränderung irgendwo in der DNA vorkommt? Also auch außerhalb der Exome, in sogenannten nichtkodierenden Bereichen? Dann besteht die Mammutaufgabe darin, das gesamte Genom, also alle DNA-Moleküle insgesamt zu entschlüsseln. Expertinnen und Experten bezeichnen diese Vorgehensweise als Whole-Genome Sequencing, kurz WGS.

Angesichts dieser komplexen Aufgaben wird klar, warum in einem Molekularen Tumorboard auch Bioinformatiker und Genetikspezialisten mitarbeiten. Am Ende des Next Generation Sequencing steht nicht unmittelbar das Bild der entschlüsselten Erbsubstanz. Das NGS produziert zunächst einmal riesige digitale Datenmengen, die nach bestimmten Regeln und Algorithmen geordnet und anschließend korrekt interpretiert werden müssen. Erst wenn das geschehen ist, können die behandelnden Ärzte das Ergebnis der Analyse tatsächlich »lesen« und sind damit in der Lage, nach möglichen Behandlungsoptionen zu suchen.

3. Welche ist die vielversprechendste Therapie?

Wie läuft nun die Suche nach einer geeigneten Behandlung ab? Zunächst wird diskutiert, welche gefundenen Veränderungen im Tumorgenom möglicherweise Grundlage für eine Therapie sein könnten. Dazu werden die weltweit verfügbaren Studienergebnisse gescannt: Gibt es zu dieser oder jener Veränderung bereits Veröffentlichungen anderer Forschergruppen? Ergeben sich daraus mögliche Ansätze für die Prüfung einer medikamentösen Behandlung?

Die beteiligten Experten beschränken sich bei dieser Suche nicht zwangsläufig auf Veröffentlichungen zum Mammakarzinom. Wenn sich eine Veränderung in der Erbsubstanz einer anderen Krebserkrankung als zugänglich für eine spezielle Therapie erwiesen hat, dann könnte dieselbe Vorgehensweise auch für die Bekämpfung von Brustkrebs-Tumorzellen aussichtsreich sein. Mit anderen Worten: Nicht die Erkrankung als solche setzt im Molekularen Tumorboard den Rahmen für die Suche nach Behandlungsoptionen, sondern die konkret gefundene Veränderung in der Erbsubstanz der untersuchten Tumorzellen.

Das bedeutet freilich nicht, dass die klinischen Merkmale der Erkrankung an Bedeutung verlieren. Die Berücksichtigung von Veränderungen in der Erbsubstanz ist lediglich ein zusätzliches Instrument bei der Suche nach der vielversprechendsten Behandlung. Dass dieses Instrument derzeit erst ganz am Ende der Behandlungskette eingesetzt wird, also dann, wenn alle anderen Optionen ausgeschöpft sind, wird in der wissenschaftlichen Community kontrovers diskutiert.

Molekulare Tumorboards sind in Deutschland noch nicht flächendeckend etabliert, und die dort erbrachten Leistungen gehören auch (noch) nicht zur Regelversorgung. Das heißt, Patientinnen können nicht selbst darauf bestehen, dass ihre Krankengeschichte in einem solchen Gremium besprochen wird oder dass ihre Krankenkasse die dort empfohlenen – für die Brustkrebstherapie aber meist noch nicht zugelassenen – Therapien tatsächlich auch finanziert.

Wie gelangen Patientinnen an ein Molekulares Tumorboard? In der Regel schlagen die behandelnden Frauenärzte oder Onkologen die Vorstellung der

Patientin beziehungsweise ihrer Erkrankung in einem solchen Gremium vor. Sie wissen auch, wo in der Region ein molekulares Tumorboard aktiv ist. Nicht selten ist ein molekulares Tumorboard an eines der onkologischen Spitzenzentren (Comprehensive Cancer Center, CCC) angegliedert. Denn dort ist gewährleistet, dass die zur Besetzung des Boards notwendigen Experten vorhanden sind, dass Studienangebote für (ansonsten nur off label, also außerhalb der zugelassenen Indikation verfügbare) zielgerichtete Therapien verfügbar sind und Patientinnen engmaschig überwacht werden können.

V.
Palliativmedizin

Metastasierter Brustkrebs begleitet eine Patientin bis an ihr Lebensende. Er ist ähnlich behandelbar wie eine chronische Erkrankung, und die Behandlung ist darauf ausgerichtet, das Leben der Betroffenen zu verlängern. Im Krankheitsprozess kommt aber schließlich eine Phase, in der nicht mehr die Lebensverlängerung im Mittelpunkt aller Bemühungen steht.

1. Wie unter einem schützenden Mantel

Stattdessen geht es darum, in der verbleibenden Zeit dafür zu sorgen, dass die Lebensqualität der Patientin sich möglichst nicht oder nur langsam verschlechtert. Im Vordergrund steht aus ärztlicher Sicht die würdevolle Begleitung des Menschen mit einer nicht heilbaren, lebensverkürzenden Erkrankung. Wie unter einem schützenden Mantel (lateinisch »pallium«) erfahren betroffene Patientinnen bei der Palliativbehandlung Unterstützung und Fürsorge: Ihre Beschwerden werden gelindert und Belastungen durch Untersuchungen und Behandlungen auf das Notwendigste reduziert. Die Selbstbestimmung der Patientin in dieser Phase ist das höchste Gut, dem sich Ärzte, Pflegende, Psychologen, Sozialarbeiter, Seelsorger und das gesamte palliativmedizinische Team verpflichtet fühlen.

Selbstbestimmung bedeutet auch, dass Patientinnen das Angebot erhalten, ihren letzten Lebensabschnitt nicht nur rein medizinisch mit zu planen. Falls Sie bislang noch nicht festgelegt haben, wer für Sie sprechen darf, wenn Sie selbst nicht mehr entscheiden können, dann ist jetzt die Zeit, eine Vorsorgevollmacht zu erstellen. Wenn Sie bislang noch nicht entschieden haben, welche ärztlichen oder pflegerischen Maßnahmen Sie am Lebensende zulassen möchten und welche nicht, dann können Sie das jetzt im Rahmen einer Patientenverfügung festlegen.

Wie gesagt, es handelt sich um ein Angebot. Niemand kann und wird Sie zwingen, sich so offen mit den vorletzten und auch den letzten Dingen des Lebens auseinanderzusetzen. Doch Studien zeigen, dass allein die Besprechung dieser Themen vielen Patientinnen guttut, weil sie sich dadurch auch in dieser Phase ihrer Erkrankung handlungsfähig fühlen. Es ist für die meisten Patientinnen besser, selbst zu entscheiden, was sein soll, als die Dinge einfach geschehen zu lassen. Detaillierte Informationen dazu haben wir in Abschnitt EVIII zusammengestellt.

Kuration, Palliation, Supportivtherapie, Palliativmedizin

Die Behandlungsziele in der Therapie einer individuellen Erkrankung sind abhängig von der Art der Erkrankung, vom Krankheitsstadium und natürlich von den individuellen Wünschen der Patientin.

Kurativ ist eine Behandlung dann, wenn Heilung das Ziel ist. Standardbeispiel: Eine Lungenentzündung heilt komplett wieder aus, wenn sie mit einem wirksamen Antibiotikum behandelt wurde. Die Kuration, also die Heilung, ist auch das Ziel der Behandlung von Patientinnen mit früher, also noch nicht metastasierter Brustkrebserkrankung. Auch bei Wiederauftreten der Erkrankung am gleichen Ort (lokalrezidiv) bleibt Heilung das Behandlungsziel.

Palliativ ist eine Behandlung nicht erst im Rahmen der Palliativmedizin. Als palliativ bezeichnen Ärzte alle Behandlungen, die nicht mehr zur Heilung führen (können). Das heißt, die Behandlung von Patientinnen mit metastasierter Brustkrebserkrankung ist definitionsgemäß immer pal-

liativer Natur. Diese Art der palliativen Behandlung ist aber zu großen Teilen etwas anderes als die Behandlung im Rahmen der Palliativmedizin. Denn bei der Behandlung einer metastasierten Brustkrebserkrankung geht es – anders als in der Palliativmedizin – sehr wohl auch um Lebensverlängerung.
Eine **Supportivtherapie** erhalten Patientinnen immer, wenn es darum geht, die Nebenwirkungen einer aggressiven Behandlung erträglich zu machen. Und das sowohl bei kurativen Therapien, die auf Heilung abzielen, wie beim frühen Mammakarzinom, als auch bei lebensverlängernden Therapien, wie beim metastasierten Mammakarzinom.
Palliativmedizin umfasst demnach Maßnahmen zur würdevollen Begleitung einer Patientin mit einer nicht heilbaren Erkrankung. Erklärte Ziele sind nicht Heilung und auch nicht Lebensverlängerung, sondern Linderung der Beschwerden und größtmögliche Selbstbestimmung bei möglichst hoher Lebensqualität. Palliativmedizinische Maßnahmen sind trotzdem auch parallel zu einer lebensverlängernden Therapie sinnvoll.

2. Palliativmedizin – nicht erst in der letzten Lebensphase

Vielleicht fragen Sie sich nach der Lektüre der Einführung zu diesem Abschnitt, warum so zentrale Werte wie die würdevolle Begleitung, die Linderung von Beschwerden oder die maximale Selbstbestimmung erst dann in den Vordergrund der Behandlung treten sollen, wenn das Ende des Lebens absehbar ist. Diese Frage ist berechtigt, und deshalb ist die Palliativmedizin auch nicht allein den Todgeweihten vorbehalten. Sie soll internationalen Leitlinien zufolge schon viel früher in die Behandlung einbezogen werden, nämlich immer dann, wenn klar ist, dass eine Erkrankung nicht mehr heilbar und deshalb lebensverkürzend ist. Das ist bei Brustkrebs der Fall, wenn er in andere Organe gestreut hat. Mit anderen Worten: Palliativmedizinische Maßnahmen können immer auch parallel zu einer lebensverlängernden Behandlung ergriffen werden. In welchem Ausmaß, das bestimmen Sie in Absprache mit Ihrer Ärztin oder Ihrem Arzt.

Die Begriffe Palliativmedizin oder Palliativversorgung wecken manchmal auch unter Ärzten ambivalente Gefühle. Denn palliative Versorgung bedeutet Versorgung bis zum Tod. Auch wenn die Nähe zum Tod unter Umständen zunächst Angst einflößend wirken mag, ist die Palliativversorgung etwas sehr Positives. Denn damit ist sichergestellt, dass Sie als Patientin nie allein gelassen werden, auch dann nicht, wenn Heilung und Lebensverlängerung nicht mehr möglich sind. Die konkreten Beschwerden und Bedürfnisse von Patientinnen mit nicht heilbaren Erkrankungen sind mehrdimensional. Eine Ärztin oder ein Arzt allein kann die Betreuung daher nicht leisten. Palliativmediziner kooperieren aus diesem Grund immer in einem Netzwerk mit unterschiedlichen Expertinnen und Experten. Dazu gehören unter anderem Schmerzspezialisten, Rehabilitationsmediziner, Psychologen, Seelsorger sowie speziell ausgebildete Pflegende und Physiotherapeuten. Gleichzeitig sind alle Beteiligten bemüht, dass für die Patientin und ihre Angehörigen möglichst immer derselbe Ansprechpartner die Koordination des Behandlungsteams übernimmt.

3. Um welche Beschwerden geht es?

Patienten mit lebensverkürzenden Erkrankungen haben besondere Bedürfnisse. Für die meisten hat dabei die Linderung belastender Beschwerden den höchsten Stellenwert. Palliativmedizinische Teams kümmern sich deshalb schwerpunktmäßig um die

- Linderung von Schmerzen,
- Beseitigung von Atemnot,
- Verbesserung von Magen-Darm-Störungen,
- Bearbeitung von Angst, Unruhe oder Depression,
- Unterstützung bei spirituellen Fragen,
- Betreuung in der Sterbephase.

Aber auch die Angehörigen benötigen sehr häufig Unterstützung. Palliativmedizinische Teams bieten Hilfestellungen bei praktischen Fragen zur Pflege oder zur Versorgung und geben Tipps zur Beschaffung von wichtigen Informationen, beispielsweise zur sozialen Absicherung. Mitarbeitende in palliativmedizinischen Teams stehen auch zur Verfügung, wenn Angehörige aufgrund ihrer eigenen seelischen Belastung Beratung und Hilfestellung wünschen.

Palliativmedizin ist vielschichtig. Und sie ist in der konkreten Situation umso erfolgreicher, je klarer die körperlichen, seelischen, sozialen und spirituellen Bedürfnisse von Patientinnen und ihren Angehörigen formuliert werden. Regelmäßige Gespräche über die konkrete Betreuung und darüber, ob die Bedürfnisse sich möglicherweise verändert haben, gehören deshalb zur Palliativversorgung immer mit dazu. Solche Gespräche können frei stattfinden, bergen dann aber das Risiko, dass bestehende Bedürfnisse vielleicht nicht geäußert werden. Von Zeit zu Zeit wird das Behandlungsteam daher standardisierte Fragebögen benutzen, um sich über notwendige Maßnahmen Klarheit zu verschaffen.

4. Organisation der Palliativversorgung in Deutschland

Hierzulande sind wir seit einigen Jahren in der glücklichen Lage, dass die Palliativversorgung von Erwachsenen und Kindern sowohl ambulant als auch stationär sehr gut organisiert ist. Flächendeckend sind in Deutschland Teams zur sogenannten spezialisierten ambulanten Palliativversorgung, kurz **SAPV-Teams**, unterwegs. Sie werden auf Veranlassung des Hausarztes aktiv, und die gesetzlichen Krankenkassen übernehmen alle anfallenden Kosten. Je nach dem ermittelten Unterstützungsbedarf kommen spezialisierte Pflegekräfte oder Ärzte auch mehrmals täglich ins Haus, um bei der Pflege zu unterstützen oder Medikamente zu verabreichen. Mitglieder von SAPV-Teams sind für Angehörige rund um die Uhr erreichbar. Die SAPV macht es für die Mehrzahl der Patientinnen und Patienten möglich, bis zum Tod zu Hause versorgt zu werden.

Falls eine ambulante Versorgung nicht infrage kommt oder nicht gewünscht ist, ist die Aufnahme auf eine **Palliativstation** möglich. Die Betreuung bis zum Ende des Lebens ist auf der Palliativstation nicht die Regel. Die Wiederentlassung nach Hause wird allgemein angestrebt, ist aber im Einzelfall nicht immer möglich.

Ist eine Betreuung zu Hause nicht möglich und kommt eine stationäre palliative Behandlung nicht mehr in Frage, dann kann ein **Hospiz** eine geeignete Alternative sein. In einem Hospiz werden die Patienten bis zum Ende des Lebens betreut. Sie beziehen dort ein Einzelzimmer, in das sie auch kleinere persönliche Einrichtungsgegenstände mitbringen können. Rund um die Uhr kümmern sich palliativmedizinisch geschulte Mitarbeiterinnen und Mitarbeiter um die Patienten. Gegebenenfalls kommen auch ambulante SAPV-Teams zur Betreuung in das Hospiz.

> **Hinweis:** Eine sehr gut strukturierte Datenbank zu SAPV-Teams, Palliativstationen und Hospizen bietet die Deutsche Gesellschaft für Palliativmedizin unter https://wegweiser-hospiz-palliativmedizin.de.

D.

BRUSTKREBS BEI SCHWANGEREN UND BEI MÄNNERN

I.
Brustkrebs während der Schwangerschaft

Es fühlt sich an wie ein Albtraum, doch es kommt vor: Auch schwangere Frauen können an Brustkrebs erkranken. Das Leid der Betroffenen ist groß, denn die Freude über die nicht selten lang ersehnte Schwangerschaft wird jäh durch die existenziellen Ängste um Mutter und Kind überlagert. Erschwerend kommt hinzu, dass für Diagnostik und Therapie der Brustkrebserkrankung bei Schwangeren nicht alle Werkzeuge zur Verfügung stehen oder infrage kommen. Die Ärzte im Behandlungsteam ermitteln individuell und in enger Abstimmung mit der Patientin mögliche Handlungsoptionen. Die Betreuung der Patientin und gegebenenfalls auch der Angehörigen übernimmt ein Team aus Brustkrebsspezialisten, ärztlichen Experten für die Geburtshilfe, Neonatologen – das sind Spezialisten für die frühe Entwicklung von Kindern – sowie Psychologen. Wichtig ist es, immer die optimale Therapie für beide Patienten zu finden: für die Mutter und ihr ungeborenes Kind.

1. Schwangerschaft als Ursache für Brustkrebs?

Kann eine Schwangerschaft die Ursache für die Entstehung einer Brustkrebserkrankung sein? Genaue Erkenntnisse liegen zu dieser Frage nicht vor. Vorstellbar ist, dass die hormonelle Sondersituation in der Schwangerschaft Zellen veranlasst, sich schneller zu teilen. Bei dieser schnellen Teilung können beim Kopieren der Erbsubstanz Fehler entstehen, die von einer Zellgeneration auf die nächste übertragen werden und so dazu beitragen, dass Zellen in der Brust zu Tumorzellen werden.

Während der Schwangerschaft entwickelt auch das Immunsystem der Mutter eine gewisse Toleranz gegenüber fremden Strukturen: Der Fötus in der Gebärmutter trägt ja zur Hälfte auch die Gene des Vaters in sich, das heißt, er ist für das Immunsystem der Mutter zumindest »halb« fremd, soll aber natürlich nicht bekämpft werden. Diese Toleranzentwicklung des mütterlichen Immunsystems könnte ebenfalls eine Rolle bei der Brustkrebsentstehung während der Schwangerschaft spielen. Eine Schwangerschaft deshalb als Brustkrebsrisiko zu bezeichnen, wäre allerdings völlig übertrieben. Brustkrebs entsteht sehr viel häufiger durch äußere Einflüsse wie Rauchen, ultraviolette Strahlen der Sonne oder durch Kontakt mit organischen Lösungsmitteln. Und etwa jeder zehnte Brustkrebs ist erblich bedingt.

Die genauen Ursachen für Brustkrebs während der Schwangerschaft sind also noch unklar. Gut belegte Zahlen gibt es hingegen zu seiner Häufigkeit: Bei etwa einer von 3000 Schwangerschaften erkrankt die Mutter an Brustkrebs. Da Frauen immer später in ihrem Leben Mutter werden und das Alter an sich auch ein Risikofaktor für die Entstehung von Brustkrebs darstellt, wird Brustkrebs während der Schwangerschaft insgesamt häufiger.

2. Diagnose von Brustkrebs während der Schwangerschaft

Während der Schwangerschaft finden in der weiblichen Brust viele Umbauprozesse statt, und Veränderungen werden eher auf die Schwangerschaft als auf eine mögliche Tumorerkrankung zurückgeführt. Bei schwangeren Frauen diagnostizieren Ärztinnen und Ärzte Brustkrebs deshalb häufig später als bei nicht schwangeren. Jeder neu aufgetretene Knoten in der Brust muss auch bei Schwangeren weiter abgeklärt werden. Wenn ein Verdacht auf Brustkrebs besteht, dürfen allerdings nur bestimmte technische Untersuchungsverfahren zum Einsatz kommen, um das Kind nicht zu gefährden:

Sonographie – Die Ultraschalluntersuchung ist bei schwangeren Patientinnen die Methode der Wahl. Tumore lassen sich damit ohne Strahlenbelastung gut erkennen.

Mammographie – Sie ist auch bei Schwangeren prinzipiell eine sichere Untersuchungsmethode. Die Strahlenbelastung für das Kind ist minimal. Allerdings ist das hormonell aktive Brustgewebe während der Schwangerschaft oft sehr dicht, so dass die Mammographie nur wenig Zusatzinformationen liefern kann.

Biopsie – Die Entnahme von Gewebeproben ist bei schwangeren Patientinnen kein Problem.

Nicht geeignet während der Schwangerschaft sind **Kernspinuntersuchungen** der Brust, also der Einsatz der Magnetresonanztomographie (MRT). Solche Untersuchungen bringen keine eindeutigen Ergebnisse, weil die Brust sehr stark durchblutet und die Aussagekraft des MRT deshalb sehr eingeschränkt ist. Darüber hinaus besteht das Risiko, dass Kontrastmittel über die Plazenta zum ungeborenen Kind gelangt. Ein Ganzkörper-MRT ohne Kontrastmittel ist prinzipiell möglich.

Wegen der sehr hohen Strahlenbelastung dürfen die Computertomographie (**CT**), die Kombination mit der Positronen-Emissions-Tomographie (**PET/CT**) und die **Knochenszintigraphie** während der Schwangerschaft nicht eingesetzt werden.

3. Brustkrebsarten und Therapie bei Schwangeren

Während der Schwangerschaft kommen in etwa dieselben Brustkrebsarten vor wie bei jungen nicht schwangeren Frauen. Sie entstehen fast alle in Milchgängen und breiten sich weiter aus. Es handelt sich also um invasiv duktale Karzinome of no special type (IDC-NST). Aggressive Varianten sind dabei meist vorherrschend: Etwa die Hälfte der Karzinome sind Hormonrezeptor-negativ, ein knappes Drittel ist HER2-positiv.

Die Diagnose Brustkrebs in der Schwangerschaft muss nicht zu einem Abbruch oder einem vorzeitigen Ende der Schwangerschaft führen. In der Regel kann die Geburt genauso geplant werden wie bei Frauen ohne Brustkrebs. Hierfür ist eine enge Absprache im Behandlungsteam aus Brustkrebsspezialisten und Geburtshelfern notwendig. Wie bei jeder anderen Patientin auch planen Ärztinnen und Ärzte die Behandlung von schwangeren Brustkrebspatientinnen individuell. Der Therapieplan orientiert sich so weit wie möglich an den Leitlinienempfehlungen für nicht schwangere Patientinnen. Welche Behandlungen wann während der Schwangerschaft möglich sind und welche nicht, fasst die folgende Abbildung zusammen.

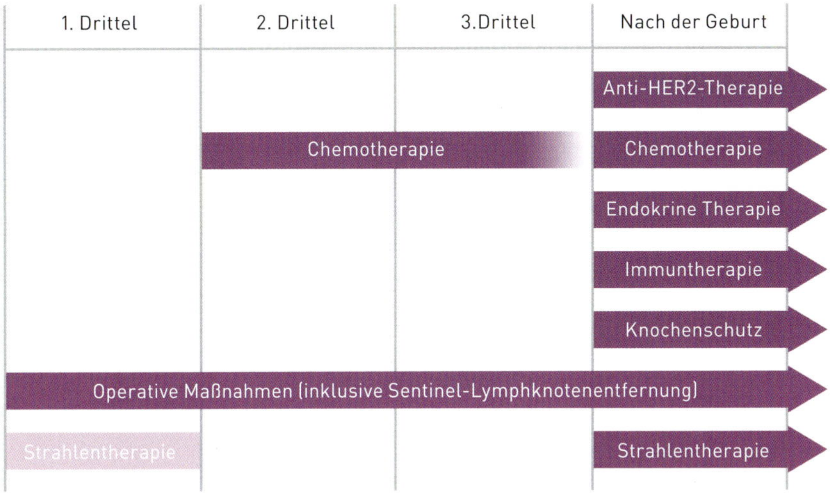

Therapeutische Optionen bei der Behandlung von Brustkrebs im Verlauf der Schwangerschaft. Die Strahlentherapie ist nur in absoluten Ausnahmefällen während des ersten Schwangerschaftsdrittels geeignet. Eine Chemotherapie sollte zwischen der 35. und 37. Schwangerschaftswoche für die Entbindung abgeschlossen sein.[1]

Die Entnahme von Gewebeproben (**Biopsie**) ist bei Schwangeren kein Problem. Auch die brusterhaltende Operation oder die chirurgische Entfernung der Brust (Mastektomie) ist für das ungeborene Kind unschädlich. Alle Operationen sind somit während der gesamten Schwangerschaft möglich.

Anders die **Strahlentherapie**: Die Bestrahlung der Brust kann beim Kind zu Fehlbildungen und neurologischen Auffälligkeiten führen. Auch das Risiko, das Kind zu verlieren, ist erhöht. Wenn das mit der Krankheit der Mutter verbundene Risiko höher einzuschätzen ist als das strahlenbedingte Risiko des Kindes und tatsächlich keine andere Behandlungsmethode in Frage kommt, können die behandelnden Ärzte theoretisch die Strahlentherapie in Erwägung ziehen – allerdings nur im ersten Schwangerschaftsdrittel. Zu dieser Zeit ist der Fetus noch so klein, dass die Entfernung zwischen ihm und dem Strahlenfeld ausreicht, um ihn vor strahlenbedingten Schäden zu bewahren. Voraussetzung sind natürlich eine optimale Bestrahlungstechnik und die wirksame Abschirmung des Bauchraums.

Unter den **medikamentösen Therapien** ist die Chemotherapie die einzige, die nach derzeitigem Wissensstand ab dem zweiten Schwangerschaftsdrittel möglich ist. In der 35. bis 37. Schwangerschaftswoche sollte die Chemotherapie wegen der bevorstehenden Entbindung abgeschlossen werden. Im ersten Schwangerschaftsdrittel, also in der Phase der Organentwicklung, kann eine Chemotherapie beim ungeborenen Kind immense und auch dauerhafte Schäden anrichten. Falls das Krankheitsrisiko der Mutter eine Chemotherapie schon im ersten Schwangerschaftsdrittel notwendig macht, muss deshalb über die Option eines Schwangerschaftsabbruchs gesprochen werden.

Die bei vielen Brustkrebserkrankungen in erster Linie eingesetzten Substanzen aus der Klasse der Anthrazykline und Taxane sind ab dem zweiten Schwangerschaftsdrittel auch bei Schwangeren möglich. Eine Nebenwirkung der Chemotherapie ist die Verminderung der weißen Blutkörperchen im Blut der Mutter. Etwa drei Wochen nach der Verabreichung der Chemotherapie-Substanz hat sich die Zahl der Blutkörperchen jedoch wieder normalisiert. Nach dem letzten Chemotherapiezyklus sollte die Schwangerschaft nach Möglichkeit daher noch drei Wochen andauern.

Alle anderen bei nicht schwangeren Patientinnen eingesetzten Medikamente sind während der Schwangerschaft kontraindiziert: Antihormonpräparate (Tamoxifen, Fulvestrant) blockieren die Wirkung von Östrogenen, die für die Entwicklung des Kindes unbedingt erforderlich sind. Auch der Einsatz von Knochenschutzpräparaten (Denosumab, Bisphosphonate) erübrigt sich damit.

Eine Behandlung mit gegen HER2 gerichteten Antikörpern (Trastuzumab, Pertuzumab) oder Antikörper-Wirkstoff-Konjugaten (Trastuzumab Derutecan, Trastuzumab Emtansin) ist ebenso ausgeschlossen wie der Einsatz von Tyrosinkinase-Inhibitoren (Tucatinib, Neratinib, Lapatinib).

Auch die bei tripelnegativen Brustkrebserkrankungen eingesetzten Immuncheckpoint-Inhibitoren (Atezolizumab, Pembrolizumab) und das Antikörper-Wirkstoff-Konjugat Sacituzumab-Govitecan dürfen bei schwangeren Patientinnen nicht angewandt werden.

Schwangere Brustkrebspatientinnen benötigen selbstverständlich auch Unterstützung bei der **Behandlung belastender Symptome**. Diesbezüglich gibt es während der Schwangerschaft im Allgemeinen keine wirklichen Einschränkungen (Abschnitt BVI).

4. Nach der Geburt: Komplettierung von Diagnostik und Therapie

Wenn das Kind einer Brustkrebspatientin geboren ist, folgen das Abstillen und die Komplettierung der Diagnostik (Brust- und Umgebungsuntersuchungen). Durch die Geburt unterbrochene Therapieschritte werden nun zu Ende gebracht. Unter Umständen wird erst jetzt endgültig ermittelt, in welchem Stadium der Erkrankung sich die Patientin befindet. Gemeinsam mit den behandelnden Ärztinnen und Ärzten entscheidet sie dann über den Fortgang ihrer Behandlung.

II.
Brustkrebs bei Männern

Auch Männer können an Brustkrebs erkranken, es geschieht allerdings etwa 100-mal seltener als bei Frauen. Jährlich sehen sich in Deutschland 650 bis 700 Männer mit der Diagnose Brustkrebs konfrontiert. Im gleichen Zeitraum erkranken etwa 70 000 Frauen. Mit anderen Worten: Etwa ein Prozent aller Brustkrebspatienten ist männlich.

Krebs kann entstehen, wenn die Erbsubstanz in einer Zelle durch äußere Einflüsse oder aufgrund bestimmter Stoffwechsellagen oder vererbter Anfälligkeit verändert wird. Normalerweise sorgt der Körper dafür, dass derart veränderte Zellen »repariert« oder zerstört werden. Wenn die entsprechenden Werkzeuge des Organismus überfordert oder die Veränderungen in der Erbsubstanz der Zelle zu massiv sind, wird die geschädigte Erbsubstanz jedoch mit jeder Zellteilung an die nächste Zellgeneration weitergegeben. Die geschädigten Zellen bilden ein Gewebe, und ein bösartiger Tumor ist entstanden (siehe Abschnitt BI).

1. Auch Männer haben Milchgänge in ihrer Brust

Brustkrebs entsteht häufig aus geschädigten Milchgangzellen, denn sie sind für eine krankmachende Veränderung ihrer Erbsubstanz besonders anfällig. Und Milchgänge werden bei Mädchen wie Jungen gleichermaßen angelegt. Erst in der Pubertät sorgen die weiblichen Sexualhormone bei Mädchen dafür, dass das Drüsengewebe und damit auch die Milchgänge wachsen. Bei Jungen dagegen bleibt es bei der rudimentären Anlage der Milchgänge. Erwachsene Männer haben deshalb auch Milchgangzellen in ihrer Brust, allerdings wesentlich weniger als Frauen. Das ist einer der wesentlichen Gründe, warum Brustkrebs bei Männern zwar auftreten kann, aber sehr viel seltener ist als bei Frauen.

Bei etwa einem Fünftel der betroffenen Männer kommen Brust- oder Eierstockkrebs auch bei Verwandten ersten Grades, sprich bei Geschwistern oder Eltern vor. Wenn das der Fall ist, sollte der Patient in einem Zentrum für familiären Brustkrebs und gynäkologische Tumorerkrankungen beraten werden. Die Expertinnen und Experten dort können prüfen, ob eine vererbbare Veränderung von Brustkrebsgenen vorliegt, von der auch andere enge Familienangehörige betroffen sein können. Ihnen wird dann die Teilnahme am sogenannten intensivierten Brustkrebs-Früherkennungsprogamm empfohlen (Abschnitt BIII.1).

2. Auch Männer produzieren Östrogen

Während also bei etwa 20 Prozent der betroffenen Männer eine erbliche Veranlagung für die Entstehung der Brustkrebserkrankung verantwortlich ist, spielt ansonsten das Sexualhormon Östrogen eine ursächliche Rolle. Denn geschädigte Milchgangzellen werden durch Östrogen zur Teilung angeregt. Östrogen ist zwar ein Sexualhormon, das im Wesentlichen bei Frauen vorkommt, aber auch der gesunde männliche Organismus produziert – allerdings vergleichsweise wenig – Östrogen. Wie bei Frauen auch entsteht es in Leber-, Haut- und Fettgewebe. Den letzten Schritt in dieser Synthese ermöglicht das Enzym Aromatase. Und auch die sogenannten Leydigzellen in den Hoden produzieren Östrogen. Etwa 80 Prozent des Östrogens im männlichen Körper entsteht in Leber-, Haut- und Fettgewebe und etwa 20 Prozent in den Leydigzellen.

Brustkrebs bei Männern entsteht meist durch eine krankmachende Überproduktion von Östrogenen. Viel Fettgewebe produziert viel Östrogen. Aber auch in einer kranken Leber entsteht zu viel Östrogen, ebenso bei Hodenerkrankungen. Risikofaktoren für das Entstehen von Brustkrebs bei Männern sind deshalb Fettleibigkeit sowie Leber- und Hodenerkrankungen.

3. Spätere Diagnose als bei Frauen

Die für Brustkrebs typischen Symptome sind bei Frauen und Männern ganz ähnlich: Tastbare Knoten weisen darauf hin, ebenso wie Entzündungen im Brustbereich, die nicht abheilen. In späteren Stadien kommen verhärtete oder vergrößerte Lymphknoten in der Achselhöhle hinzu. Wenn aus der Brustwarze Flüssigkeit abgesondert wird oder die Brustwarze sich einzieht, kann auch das auf Brustkrebs hindeuten.

Doch Männer rechnen nicht damit, an Brustkrebs zu erkranken, und auch Vorsorgeuntersuchungen sind für sie nicht vorgesehen. Brustkrebs wird bei Männern deshalb meist erst dann diagnostiziert, wenn die Erkrankung weiter vorangeschritten oder bereits in Lymphknoten vorgedrungen ist.

Bei Verdacht auf Brustkrebs absolvieren Männer und Frauen ein ganz ähnliches Untersuchungsprogramm. Die Ultraschalluntersuchung der Brust und – bei sich erhärtendem Tumorverdacht – die Entnahme einer Gewebeprobe sind die wichtigsten Maßnahmen. Der Stellenwert der Mammographie ist bei Männern allerdings geringer.

Speziell übergewichtige oder fettleibige Männer können im Alter eine hormonbedingte Brustschwellung, eine sogenannte Gynäkomastie, entwickeln. Die Östrogenproduktion im Fettgewebe ist dann so stark, dass das Drüsengewebe in der Brust – ähnlich wie bei Mädchen in der Pubertät – zu wachsen beginnt. Bei vier von zehn Männern mit Brustkrebs kommt die Gynäkomastie begleitend zur Krebserkrankung vor.[2] Abzugrenzen von der Gynäkomastie ist die Pseudogynäkomastie oder auch Lipomastie. Wie die Bezeichnung Lipomastie schon andeutet, wächst dabei nicht das Drüsengewebe der Brust, sondern es lagert sich vermehrt Fett in der männlichen Brust ein.

Ärzte können oft allein aufgrund einer Tastuntersuchung Brustkrebs von Gynäkomastie oder Lipomastie unterscheiden: Beim Mammakarzinom ist das Gewebe fest und ungleichmäßig, kommt aber nur in einer Brust vor. Drüsiges Gewebe wie bei der Gynäkomastie ist weich, elastisch und in beiden Brüsten gleichmäßig um den Warzenhof verteilt. Fettgewebe reichert sich bei der Lipomastie zwar auch auf beiden Seiten an, fühlt sich allerdings nicht elastisch an.

4. Meist luminale Tumore

Der Ursprung der Brustkrebserkrankung liegt bei Männern in genetisch veränderten Milchgangzellen. 85 bis 95 Prozent aller männlichen Brustkrebserkrankungen sind also duktalen Ursprungs. Im Befundbericht wird die Erkrankung als invasiv duktales Karzinom of no special type, kurz IDC-NST, bezeichnet. Lobuläre, also in den Drüsenläppchen entstehende, Karzinome kommen bei Männern dagegen kaum vor, weil die Brustdrüse bei Männern so gut wie gar nicht ausgebildet ist.

Brustkrebszellen bei Männern sind fast immer Hormonrezeptor-positiv, teilen sich also besonders rasch in Gegenwart von Östrogen. Brustkrebserkrankungen mit HER2-positiven Brustkrebszellen kommen bei weniger als zehn Prozent der betroffenen Männer vor, tripelnegative bei weniger als einem Prozent. Mit anderen Worten: Brustkrebserkrankungen bei Männern sind überwiegend den Luminal-A- oder Luminal-B-Erkankungen zuzuordnen (siehe Abschnitte BI.2 und BIII.5).

5. Therapiestrategien wie bei Frauen mit Brustkrebs

Die Therapiestrategien entsprechen denen bei Frauen mit Brustkrebs. Operativer Standard ist die komplette Entfernung des Tumors. Prinzipiell ist dieser Eingriff brusterhaltend möglich, in der Mehrzahl der Fälle ist aber der Tumor im Vergleich zur männlichen Brust so groß, dass eine komplette Entfernung der Brust, eine Mastektomie, notwendig wird. Ob auch Lymphknoten aus der Achselhöhle entfernt werden müssen, wird im Einzelfall anhand des Ergebnisses der Wächterlymphknoten-Entfernung entschieden. Eine Strahlentherapie im Anschluss an die Operation ist angezeigt, falls die Operation brusterhaltend durchgeführt wurde. Aber auch nach einer Mastektomie wird sie häufig verordnet, vor allem wenn Lymphknoten befallen waren, wenn der Tumor sehr groß war oder wenn er schon ins Muskelgewebe vorgedrungen ist.

Bei den Hormonrezeptor-positiven Brustkrebserkrankungen von Männern kommt eine Antihormontherapie zum Einsatz. Tamoxifen verhindert zuverlässig die wachstumsfördernde Östrogenwirkung in gegebenenfalls nach der Operation verbliebenen Tumorzellen. Eine Therapie mit Aromatasehemmern – die lediglich die Östrogenproduktion in Fett-, Haut- und Lebergewebe blockieren – reicht allein nicht aus, weil auch die Hoden Östrogen produzieren. Aromatasehemmer werden deshalb bei Männern immer in Kombination mit sogenannten GnRH-Analoga eingesetzt, denn Letztere blockieren die komplette Hormonproduktion in den Hoden. Ob eine Chemotherapie notwendig ist, um das Fortschreiten der Erkrankung zu verhindern, wird nach denselben Kriterien entschieden wie bei Frauen mit luminalen Brustkrebserkrankungen.

HER2-positive und tripelnegative Brustkrebserkrankungen werden bei Männern ebenso behandelt wie bei Frauen. Auch die Strategien der Behandlung nach Fortschreiten der Erkrankung sind bei Männern und Frauen gleich.

6. Männer in zertifizierten Brustzentren behandeln

Die Diagnostik und Behandlung von Männern mit Brustkrebs hat sich von Mitte der 1990er-Jahre bis 2010 sehr verbessert: Die Zahl der brustkrebsbedingten Todesfälle hat sich halbiert. Der Anteil der Männer, die fünf Jahre nach der Diagnose an ihrem Brustkrebs noch nicht verstorben war, lag 1995 bei 85 Prozent. Im Jahr 2010 war dieser Anteil auf 92 Prozent angestiegen.[3] In der Zwischenzeit hat sich eine Menge getan: Bei Frauen variieren die 5-Jahres-Überlebensraten, je nach Aggressivität der Erkrankung, heutzutage zwischen 95,6 Prozent und 99,6 Prozent.[4]

Die eindeutige Schlussfolgerung aus diesen Daten lautet: Auch Männer mit Brustkrebs sollten sich in einem zertifizierten Brustzentrum behandeln lassen. Die dort tätigen Expertinnen und Experten sorgen auch dafür, dass der behandelnde Urologe, Androloge oder Hausarzt in die Kommunikation mit einbezogen sind.

E.

BEWÄLTIGUNG DER BRUSTKREBSERKRANKUNG

Brustkrebs ist und bleibt eine lebensbedrohliche Erkrankung, selbst wenn es heute gelingt, acht von zehn Frauen mit früher, das heißt noch nicht metastasierter Erkrankung dauerhaft zu heilen. Brustkrebs gehört also zu den potenziell lebensverkürzenden Erkrankungen. Die Belastungen von Patientinnen mit Brustkrebs hängen einerseits mit der anstrengenden Behandlung und den Nebenwirkungen vieler medikamentöser Therapien zusammen. Was Sie tun können, um damit zurechtzukommen, haben wir im Abschnitt »Belastende Symptome« (BVI) beschrieben.

Andererseits geht es bei Krebspatientinnen zusätzlich auch darum, wie sie die Bedrohung bewältigen können, der sie sich ausgesetzt fühlen – gleichgültig in welchem Krankheitsstadium sie sich befinden. Betroffene berichten von Ängsten, die mal mehr, mal weniger ausgeprägt sind. Davon, dass die Welt um sie herum völlig aus den Fugen zu geraten scheint. Oder dass sie die Kontrolle über ihr Leben zu verlieren drohen.

Bewältigung ist einerseits etwas sehr Persönliches, und jede Patientin hat das Recht, ihren ganz eigenen Weg dabei zu gehen. Es gibt keine Patentrezepte. »Positives Denken« mag manchen helfen, aber man kann es nicht verordnen. Bestimmte Informationen gar nicht an sich heranzulassen, um sich zu schützen, ist für andere der bessere Weg, und man sollte sich vor einer vorschnellen Bewertung hüten.

Trotz aller individuellen Unterschiede haben wir uns entschlossen, der Krankheitsbewältigung einen größeren Abschnitt in diesem Buch zu widmen. Denn es gibt Strategien und Instrumente, die den allermeisten Patientinnen helfen, die Kontrolle über ihr Leben und ihren Alltag zurückzugewinnen. Damit Sie eine grobe Vorstellung davon gewinnen, mit welchen Wechselbädern der Gefühle im Lauf der Behandlung zu rechnen ist, beginnen wir mit der Beschreibung der Behandlungsphasen, so wie viele Patientinnen sie erleben.

Danach schauen wir uns einige zentrale Aspekte und wichtige Fragen der Krankheitsbewältigung genauer an:

- Was kann ich tun, wenn die Angst kommt?
- Was ist eigentlich Psychoonkologie?

- Welche Rolle spielen Lebensstilanpassung und ergänzende Therapieangebote, beispielsweise aus der Komplementärmedizin?
- Kann ich auch nach der Therapie eine zärtliche und sexuell erfüllende Partnerschaft leben?
- Welche Rolle spielen Partner, Kinder, andere Angehörige und Freunde?
- Welche staatlichen Unterstützungsmöglichkeiten gibt es? Wie kann ich meine wirtschaftliche Existenz sichern?

An Brustkrebs erkrankt zu sein bedeutet für die meisten Patientinnen auch, dass sie sich mit den vorletzten und den letzten Dingen des Lebens auseinandersetzen wollen oder müssen. Wir liefern am Ende dieses Abschnitts deshalb grundlegende Informationen zu den Themen Patientenverfügung, Vorsorgevollmacht und Betreuungsverfügung, ebenso wie einen kurzen Ausflug ins deutsche Erbrecht.

Die spirituellen oder religiösen Dimensionen der letzten Lebensphase lassen sich kaum allgemein besprechen. Gleichgültig aber, ob und wie Sie religiös gebunden sind, zwei Dinge sind uns wichtig:

- Der Krebs oder Krankheit allgemein ist keine »Strafe«. Sie trifft liebenswerte Zeitgenossinnen und gute Menschen ebenso wie Ekelpakete und böse Menschen. Keine überirdische Instanz straft mit Krankheit.
- Eine spirituelle oder religiöse Bindung kann für die Verarbeitung der Krankheit hilfreich sein; denn eine solche Bindung macht es Betroffenen häufig leichter, die Krankheit anzunehmen und sich mit allen verfügbaren Kräften dagegen zu wehren beziehungsweise für sich selbst einen Umgang mit dieser Erkrankung zu finden.

Nun zu den Phasen der Erkrankung, beziehungsweise der Behandlung, wie Patientinnen sie erleben. Brustkrebs ist eine komplexe Erkrankung und seine Therapie ein mehrere Wochen und unter Umständen Monate oder Jahre dauernder Prozess, der mit einem Wechselbad der Gefühle einhergeht.

I.
Überblick:
Drei typische Phasen der »Krankheitskarriere«

Die Eröffnung der Diagnose, die lange Phase der Behandlung mit Operation, Bestrahlung und medikamentöser Therapie, die Zeit nach Abschluss der Akuttherapie – alle diese Phasen bergen für Patientinnen mit Brustkrebs besondere Herausforderungen.

1. Von jetzt auf gleich: Nichts ist mehr, wie es war

Die ersten Tage nach Eröffnung der Diagnose haben Sie möglicherweise schon hinter sich, wenn Sie diese Zeilen lesen. Vielleicht fühlen Sie sich mit Informationen überschüttet, wissen nicht, wem Sie was von Ihrer Erkrankung erzählen wollen, haben sich bei Ihrem Arbeitgeber krankgemeldet und fühlen sich einfach nur elend. Eine starke Schulter zum Anlehnen wäre jetzt hilfreich. Wenn es keinen Partner oder Partnerin gibt, Sie nicht mit anderen Angehörigen sprechen wollen oder können und auch gerade kein guter Freund oder keine verständnisvolle Freundin zur Verfügung stehen, dann nehmen Sie Kontakt zu einer Krebsberatungsstelle oder zu einer Selbsthilfegruppe auf, die in Ihrer Nähe aktiv ist. Ein Verzeichnis dieser Stellen finden Sie unter https://www.krebsinformationsdienst.de/service/adressen/krebsberatungsstellen.php.

Es hilft in den ersten Tagen außerdem, sich Folgendes klarzumachen: Brustkrebs bedeutet kein Todesurteil. Ihr Leben ändert sich zwar massiv, aber es besteht Aussicht auf Heilung oder zumindest jahrelanges gutes Leben. Und es besteht jetzt kein Anlass zu Panik oder übertriebener Hektik, denn Brustkrebs ist keine Notfalldiagnose. Nehmen Sie sich die Zeit, eine Liste mit zu erledigenden Dingen anzulegen. Dazu könnte gehören:

Fragenkatalog vorbereiten: Eine solche nach Wichtigkeit sortierte Liste unterstützt Sie beim Gespräch mit behandelnden Ärzten und kann Sie im Verlauf der gesamten Behandlung begleiten. Notieren Sie sich jede Frage – und notieren Sie sich auch die zugehörige Antwort, sobald Sie eine bekommen haben. Wer Antworten auf Fragen erhält, gewinnt Sicherheit.

Information des persönlichen Umfelds: Wen wollen Sie wann ins Vertrauen ziehen? Brustkrebs ist keine Schande und keine Strafe. Trotzdem wollen Sie den Kreis der Eingeweihten vielleicht begrenzen. Machen Sie sich auch eine Liste von Leuten, von denen Sie sich Unterstützung erhoffen.

Umorganisation häuslicher Abläufe: Überprüfen Sie Ihr privates Netzwerk. Wer könnte sich zeitweise um die Kinder kümmern? Wer kann Hausarbeiten übernehmen oder bei Unterstützungsanträgen und beim Schriftwechsel mit Versicherungen zur Hand gehen? Von wem würden Sie sich wünschen, auf eine Tasse Tee besucht zu werden? Fragen Sie nach möglichst konkreten Hilfestellungen und bitten Sie um offene und verbindliche Antworten.

Suche nach psychologischer Unterstützung: Wer einen Psychologen als Ratgeber hat, ist nicht psychisch krank. Sie haben als Brustkrebspatientin Anspruch auf psychoonkologische Betreuung. In jedem zertifizierten Brustzentrum steht Ihnen eine Psychoonkologin oder ein Psychoonkologe zur Verfügung – fragen Sie in Ihrem Brustzentrum, an wen Sie sich wenden können. Der Krebsinformationsdienst des Deutschen Krebsforschungszentrums in Heidelberg bietet ein regelmäßig aktualisiertes Verzeichnis: https://www.krebsinformationsdienst.de/service/adressen/psychoonkologen.php.

Absprache mit dem Arbeitgeber: Fragen Sie sich, ob Sie Ihren Arbeitgeber ins Vertrauen ziehen wollen. Möglicherweise können Sie sogar während der

Behandlung zumindest stundenweise weiterarbeiten – aber selbstverständlich nur, wenn Sie das wirklich wollen.

Spätestens wenn Sie den Befundbericht erhalten haben, ist es Zeit, sich darüber Gedanken zu machen, ob Sie sich als Patientin in Ihrem betreuenden Brustzentrum gut aufgehoben fühlen. Falls Sie unsicher sind, machen Sie das bei Ihrer Ärztin oder Ihrem Arzt zum Thema. Wenn Sie fürchten, dass Ihre ärztlichen Gesprächspartner zu einem solchen Gespräch gar nicht bereit sind, dann suchen Sie selbst ein anderes Brustzentrum in Ihrer Nähe, um gegebenenfalls eine zweite Meinung einzuholen.

Nach zwei oder drei Wochen sollten Sie sich entschieden haben, wo Sie sich behandeln lassen wollen. Wenn dann zuhause alles einigermaßen vorbereitet und Ihr persönlicher Therapieplan besprochen ist, beginnt die zweite Phase.

2. Brustkrebstherapie: Der Körper ist der Boss

Über die Anstrengungen der Therapie und ihrer Nebenwirkungen haben wir im Kapitel »Belastende Symptome« bereits berichtet. Möglicherweise absolvieren Sie bereits vor der Operation eine mehrwöchige medikamentöse Therapie. Nutzen Sie alle Angebote, um die Nebenwirkungen dieser Behandlung zu minimieren. Bleiben Sie möglichst in Bewegung, ernähren Sie sich gesund und sorgen Sie für ausreichend mentale Entspannung. Denn für die gesamte Phase der Akutbehandlung gilt: Der Körper ist der Boss. Sie können nur das ertragen und auch nur das leisten, was Ihr Körper zulässt.

Wichtige Frage zu Anfang der Therapie: Ist bei Ihnen eine brusterhaltende Operation geplant, oder muss die gesamte Brust operativ entfernt werden? Im letzteren Fall lassen Sie sich über die Möglichkeiten des Brustaufbaus genau aufklären. Infrage kommt die Einlage eines Implantats oder die Rekonstruktion der Brust mit Eigengewebe. Näheres dazu lesen Sie im Abschnitt BIV.4.

Auch nach der Operation ist es wichtig, dass Sie bald wieder auf die Füße kommen, denn Bewegung gilt heute als das A und O in der Krebstherapie. Regelmäßige Bewegung kann unangenehme Nebenwirkungen wie chronische Erschöpfung (Fatigue) abmildern und fördert den Heilungsverlauf allgemein.

Wenn Sie schon vor der Brustkrebserkrankung Sport gemacht haben, können Sie wahrscheinlich selbst ganz gut einschätzen, wie weit Sie sich – beispielsweise auf einem Fahrradergometer – belasten können. Falls Sie ein »Sportmuffel« waren, sollten Sie auch jetzt körperliche Höchstleistungen vermeiden. Ein täglicher Spaziergang tut Ihnen sicher gut, und möglicherweise können Sie sich in Absprache mit Ihrer Ärztin oder Ihrem Arzt von einem Physiotherapeuten ein personalisiertes Bewegungsprogramm zusammenstellen lassen. Derartige Bewegungsprogramme sollten auch während der medikamentösen Therapie möglich sein, selbstverständlich immer angepasst an die persönliche Leistungsfähigkeit.

Das meiste von dem, was Sie vor der Erkrankung gerne gemacht haben, geht auch während der Therapie. Manche Dinge müssen vielleicht während einzelner Therapieschritte pausieren. Wenn Sie Fragen haben, berät Sie Ihre Breast Care Nurse gemeinsam mit den behandelnden Ärzten vom Brustzentrum gerne.

Fragen Sie aktiv nach Möglichkeiten, die Nebenwirkungen einer medikamentösen Therapie gering zu halten. Viele Brustzentren bieten beispielsweise die Möglichkeit, mit sogenannten CoolCaps, also speziellen Kühlhauben für den Kopf, den Chemotherapie-bedingten Haarausfall zu begrenzen. Zur Vorbeugung gegen das Taubheitsgefühl (Neuropathie) an den Fingerspitzen hat sich auch der Einsatz von Kältehandschuhen bewährt. CoolCaps und Kältehandschuhe werden während der Infusionstherapie angelegt. Die örtliche Kälte sorgt dafür, dass sich die Blutgefäße in Kopfhaut beziehungsweise Händen zusammenziehen, und deshalb nur vergleichsweise wenig Chemotherapie-Substanz an diese Stellen gelangt. An den Händen kann ein ähnlicher Effekt mit dem Anziehen etwas zu enger medizinischer Gummihandschuhe erreicht werden. Auch die Füße lassen sich kühlen. Bei welchen Therapien Kühlung sinnvoll ist, bespricht Ihr Behandlungsteam mit Ihnen.

Viele medikamentöse Therapien werden mittlerweile nicht mehr als Infusion, sondern in Form von Tabletten verabreicht. Zeitgleich zugeführte Medikamente können allerdings unerwünschte Wechselwirkungen haben. Ihre behandelnden Ärzte werden die größtmögliche Sorgfalt auf die Vermeidung solcher Wechselwirkungen legen. Es könnte für Sie aber zusätzlich sinnvoll sein, für die Dauer der Behandlung eine Apothekerin oder einen Apotheker mit einer besonderen Qualifikation an Ihrer Seite zu wissen, die sich auf das Management von Nebenwirkungen und Wechselwirkungen spezialisiert haben. Sie verfügen dann über ein sogenanntes ATHINA-Zertifikat. Das Akronym steht für Arzneimittel-Therapiesicherheit in Apotheken. Bei der für Ihren Wohnort zuständigen Landesapothekerkammer erfahren Sie, welche Apotheke in Ihrer Nähe ATHINA-zertifiziert ist.

Wenn keine derart zertifizierte Apotheke in Ihrer Nähe ist oder wenn Sie ohnehin schon eine Apothekerin oder einen Apotheker Ihres Vertrauens haben, dann ist es sinnvoll, in dieser einen Apotheke auch während der gesamten Behandlung zu bleiben und dort alle Medikamente zu besorgen, die Ihnen verordnet werden. Ihr Apothekenteam ist dann – auch unterstützt von entsprechenden Computerprogrammen – in der Lage, mögliche Wechselwirkungen im Vorfeld zu erkennen und Sie entsprechend zu beraten.

3. Zurück in die feindliche Welt?

Das Ende der Akuttherapie betrachten viele Patientinnen mit gemischten Gefühlen. Einerseits haben sie auf kaum etwas anderes so sehr gewartet. Andererseits entfällt jetzt der straffe Zeitrahmen der Behandlung. Und mit dem Wegfall dieses Rahmens kehrt bei manchen auch die Ungewissheit zurück: Ist der Krebs wirklich besiegt? Die Nachsorgeuntersuchungen finden in der Regel bei der Frauenärztin oder dem Frauenarzt der einzelnen Patientin statt. Und die Patientin fragt sich möglicherweise: Können meine neuen ärztlichen Ansprechpartner tatsächlich denselben Überblick haben wie die Expertinnen und Experten im Brustzentrum? Sie fühle sich wie ein Jungvogel, der aus dem Nest gefallen ist, so hat eine Patientin ihre Gefühlslage nach Ende der Therapie einmal beschrieben.

Gleichzeitig freuen sich Angehörige und Freunde gemeinsam mit der ehemaligen Brustkrebspatientin über den Erfolg der Behandlung. Und für viele ist es dann schwer zu verstehen, dass der Therapieerfolg zwar wunderbar ist, aber nicht unbedingt eine Garantie für eine lebenslange Heilung bedeutet.

Auch die Patientinnen selbst befinden sich in einem ähnlichen Dilemma. Sie freuen sich über das Ende der Therapie und möchten sich angesichts ihrer latenten Angst vor einem Wiederauftreten der Erkrankung manchmal selbst ermahnen: »Stell dich nicht so an! Du bist gerade von einer lebensbedrohlichen Erkrankung genesen.«

Angst ist ein wichtiges Stichwort: Krebspatientinnen kennen sie aus jeder Phase Ihrer Erkrankung. Deshalb beschäftigen wir uns ausführlicher damit im nächsten Abschnitt.

II.
Was tun, wenn die Angst kommt?

Angst ist nicht zwangsläufig ein ständiger Begleiter von Krebspatientinnen, aber sie kommt mit großer Sicherheit immer wieder hoch. Viele Betroffene klagen darüber, dass ihnen die Unbeschwertheit vergangener Tage abhandengekommen ist. An ihre Stelle tritt häufig ein Gefühl latenter Bedrohung, die mehr oder weniger regelmäßig in Angst umschlägt: Angst vor der ungewissen Zukunft, Angst vor Nebenwirkungen, Angst vor dem Scheitern der Therapie oder Angst davor, dass der Krebs nach der ersten Behandlung nicht vollständig verschwunden ist und wiederkommen könnte.

Kann man gegen diese Angst etwas tun? Die Antwort lautet wie so häufig: Im Prinzip ja, aber nicht jeder Frau hilft dasselbe. Allgemein gilt: Je diffuser die Angst ist, desto bedrohlicher wirkt sie. Deshalb hilft es, sich klarzumachen, was genau einen gerade ängstigt: Sind es die drohenden Nebenwirkungen der bevorstehenden Therapie? Ist es die Sorge um das Wohl von Angehörigen, die Angst vor dem wirtschaftlichen Ruin oder die Befürchtung, die eigene Unabhängigkeit und Selbstbestimmung zu verlieren? Viele Betroffene fühlen sich, wenn sie sich darüber Klarheit verschafft haben, in die Lage versetzt, konkret etwas gegen diese einzelnen Angst machenden Elemente zu tun. Sie informieren sich beispielsweise genauer über den Fortgang der Behandlung – so wie Sie es jetzt gerade mit der Lektüre dieses Buches tun. Sinnvoll ist es sicher auch, schon jetzt in einer Vorsorgevollmacht festzulegen, wer für Sie entscheiden soll, falls Sie es selbst nicht mehr können, oder in einer Patientenverfügung zu bestimmen, welche Behandlung Sie am Lebensende – das noch Jahre und Jahrzehnte entfernt sein kann – wünschen oder nicht. Die Regelung dieser Dinge entlastet viele Patientinnen enorm.

Vielfach hört man auch den Rat, »positiv« zu denken, um der Angst zu begegnen. Man solle einfach fest daran glauben, dass alles gut geht, und die dunklen Gedanken eines möglichen Scheiterns einfach zur Seite schieben. Für viele Patienten ist das eine hilfreiche Strategie, zumindest eine Zeit lang. Misstrauisch sollten Sie allerdings werden, wenn Sie aufgefordert werden, dunkle Gedanken gar nicht erst zuzulassen, weil sie Ihre Angst oder gar Ihre Erkrankung verschlimmern könnten. So wird positives Denken gewissermaßen zur Diktatur, in der Sie nicht mehr als ganzer Mensch gesehen werden. Um es ganz deutlich zu sagen: Negative Gedanken dürfen sein, und die Angst, dass die Heilung nicht gelingt, darf ausgesprochen werden. Sie beeinträchtigt auch nicht den Therapieerfolg.

Positives Denken hat ganz sicher seinen Wert, es darf nur nicht zu ideologischer Verengung führen. Vielleicht gefällt Ihnen ein anderer Gedanke besser: Setzen Sie der Angst die Kraft Ihrer Hoffnung entgegen. Sie sind zwar schwer erkrankt, aber es gibt Hoffnung auf Besserung. Sie mögen einwenden: Und was passiert, wenn die enttäuscht wird? Wenn meine Hoffnung auf Heilung sich zerschlägt? Die Antwort lautet: Die Hoffnung kann bleiben, sie verändert nur ihre Richtung. Hoffnung gibt es in jeder Lebenslage. Wenn die Hoffnung auf Heilung sich zerschlagen hat, kann trotzdem Hoffnung auf ein gutes Leben entstehen. Und auch in dieser Hoffnung steckt eine Kraft, die wirksam ist gegen die Angst.

Was kann man gegen die Angst außerdem noch tun? Sie können im wahrsten Sinne des Wortes aktiv werden, können der Angst Ausdruck und Ihrer Hoffnung Gestalt verleihen, indem Sie malen, singen, schreiben, Theater spielen, also kreativ werden. In Krebsberatungsstellen und Selbsthilfeorganisationen können Sie sich über entsprechende Angebote in Ihrer Nähe informieren. Und auch körperliche Aktivität ist nachweislich ein Mittel gegen die Angst. Nordic

Walking, Fahrradfahren oder schwimmen eignen sich sehr gut dazu, der Angst ein Schnippchen zu schlagen und die eigene Kraft zu spüren, Und auch das Erlernen einer Entspannungstechnik hilft vielen Patientinnen.

Falls die Angst allerdings Ihr ständiger Begleiter wird oder Sie dauerhaft das Gefühl haben, die Last der Erkrankung nicht mehr tragen zu können, dann suchen Sie sich bitte unbedingt professionelle Unterstützung. Wenden Sie sich an einen Psychoonkologen oder an eine Psychoonkologin.

III.
Was ist Psychoonkologie?

»Ich bin im Kopf doch ganz gesund. Ich brauche keinen Psychologen.« Auch heute noch reagieren viele Patientinnen so oder ähnlich auf das Angebot, sich psychoonkologisch betreuen zu lassen. Schon länger ist jedoch klar, dass Krebspatientinnen beides brauchen: eine Therapie zur Bekämpfung des Tumors und mentale Unterstützung zur Bewältigung der Erkrankung. Die Notwendigkeit einer Behandlung nach neuesten wissenschaftlichen Erkenntnissen durch onkologisch versierte Ärzte ist allerorten unbestritten. Wissenschaftlich fundierte Unterstützung bei der psychischen Krankheitsbewältigung anzunehmen wird dagegen mancherorts immer noch als Makel betrachtet.

Aber: Das Gespräch mit einem Psychoonkologen oder einer Psychoonkologin zu suchen ist kein Zeichen von Schwäche, sondern eine Chance, die Krankheit besser zu bewältigen beziehungsweise mit ihr umzugehen. Gleichwohl entscheidet natürlich jede Patientin selbst, ob sie diese Unterstützung in Anspruch nehmen möchte oder nicht. Auch der Zeitpunkt im Behandlungsverlauf, an dem eine solche Unterstützung als hilfreich empfunden wird, ist individuell sehr unterschiedlich.

Was genau machen Psychoonkologen? Sie sind Experten für die psychisch-seelische Dimension der Krebserkrankung, und sie sind immer sehr gute Zuhörer und Gesprächspartner. In den ersten Sitzungen wird die Geschichte rund um die individuelle Krebserkrankung besprochen, und zwar nicht nur aus medizinischer Perspektive. Die Bewältigung von Ängsten spielt eine große

Rolle, zur Sprache kommen aber auch praktische Fragen wie die wirtschaftliche Absicherung oder die Bedürfnisse und die Versorgung der Kinder. Das Beziehungsgefüge in der Familie oder in der Partnerschaft kann ebenso eine Rolle spielen.

Das Ziel einer psychoonkologischen Behandlung besteht darin, die Patientin bei der Verarbeitung und Bewältigung ihrer Krankheit zu unterstützen und sie so in die Lage zu versetzen, auch weiterhin selbstbestimmt zu leben. Das Spektrum unterstützender Maßnahmen ist sehr breit. Mit der Patientin wird beispielsweise vereinbart, dass sie täglich einen Spaziergang machen und bei der nächsten Sitzung darüber berichten soll. Oder sie überlegt sich gemeinsam mit Ihrer Therapeutin oder ihrem Therapeuten, wie sie es schafft, sich mit Freunden zu einem Kinobesuch zu verabreden. Psychoonkologen arbeiten in einem engmaschigen Netzwerk und können auch weitergehende Beratungen vermitteln, wie mit Rentenexperten, Sozialarbeitern oder auch Seelsorgern. Sie sind darüber hinaus Spezialisten für die gemeinsame Suche nach Kraftquellen für die Patientin.

Psychoonkologen müssen eine psychotherapeutische Zusatzausbildung haben. Zugelassen zu dieser Zusatzausbildung sind Ärzte und Psychologen, manchmal auch Sozialarbeiter. Jedes Brustzentrum hat Psychoonkologen im Behandlungsteam. Fragen Sie einfach nach, wenn Sie eine psychoonkologische Betreuung wünschen. Psychoonkologen arbeiten teilweise auch ambulant in einer eigenen Praxis. Bitten Sie Ihre behandelnde Ärztin oder Ihren behandelnden Arzt um eine Überweisung, Ihre Krankenversicherung übernimmt die Kosten.

Psychoonkologen stehen auch nach Abschluss aller therapeutischen Maßnahmen weiterhin zur Verfügung. Sie können dazu beitragen, dass Patientinnen nicht das Gefühl haben, nach der Therapie schutzlos auf sich allein gestellt zu sein.

Für viele Patientinnen ist die überstandene Krebserkrankung Anlass zur Überprüfung ihres eigenen Lebensstils. Vollwertige Ernährung, viel Bewegung und gezielte Entspannungsübungen sind elementare Bestandteile einer gesunden Lebensweise. Darum geht es im nächsten Abschnitt.

IV.
Anpassung des Lebensstils

Kann man mit der Veränderung des eigenen Lebensstils den Krebs besiegen? Eine große Frage, auf die es eine Reihe von Antworten gibt. Klar ist jedoch: Krebs lässt sich nicht allein durch einen gesunden Lebensstil bekämpfen. Aber es gibt natürlich gesundheitsfördernde und gesundheitsschädliche Lebensstile. Wer sich regelmäßig bewegt, sich vollwertig ernährt, nicht übergewichtig und dabei genussfähig ist, wird weniger mit Herzkreislauferkrankungen, Diabetes oder anderen »Wohlstandskrankheiten« zu tun haben als Bewegungsmuffel und Menschen mit Übergewicht. Es gibt evidenzbasierte Berechnungen, denen zufolge sich etwa ein Drittel aller Krebserkrankungen durch eine vollwertige, gesunde Ernährung vermeiden lassen.

Ein gesundheitsfördernder Lebensstil ist jedoch keine Krebsbehandlung. Will heißen: Für die Bekämpfung einer konkreten Krebserkrankung reicht es nicht aus, die Ernährung umzustellen, Ausdauersport zu treiben und Entspannungsübungen zu machen. Mit einer Ernährungsvorschrift allein gelingt es niemals, eine Krebserkrankung zu besiegen. Es gibt keine Krebsdiät. Fallen Sie bitte nicht auf solche Versprechungen herein. Vegane Diäten sollten wohlbedacht und gut geplant werden und sogenannte ketogene Diäten sind für Krebspatientinnen sogar gesundheitsgefährdend.

Auch mit Nordic Walking, Schwimmen oder Radfahren allein lässt sich ein Tumor nicht bekämpfen, und er ist auch nicht wegzumeditieren, auch wenn das eine nachvollziehbare Wunschvorstellung sein mag.

Ein gesundheitsfördernder Lebensstil kann eine wirkungsvolle Krebstherapie jedoch in idealer Weise ergänzen. Er kann sogar den Therapieerfolg wahrscheinlicher und das subjektive Befinden besser machen. Warum ist das so? Allein das Gefühl, selbst aktiv werden zu können und handlungsfähig zu sein im Kampf gegen den eigenen Krebs, wirkt sich in jeder Hinsicht positiv aus. Daneben sind die Effekte von körperlicher Aktivität und einer vollwertigen Ernährung in vielen Untersuchungen positiv bewertet worden. Und auch Entspannungsmethoden beziehungsweise Elemente der Mind-Body-Medizin, wie achtsamkeitsbasierte Stressreduktion, Yoga, Meditation und Tai-Chi werden mittlerweile in den Leitlinien der Krebstherapie empfohlen.

1. Bewegung: Laufen Sie dem Krebs davon!

Sport sei gegen Krebs mindestens genauso wirksam wie gute Medikamente, hat ein bekannter Sportmediziner einmal gesagt und die Betroffenen aufgefordert, ihrem Krebs gewissermaßen davonzulaufen. Richtig ist daran, dass jede Patientin gesundheitlich profitiert, wenn sie regelmäßig und mit Freude Ausdauersportarten wie Nordic Walking, Schwimmen oder Radfahren ausübt. Auch die regelmäßige körperliche Betätigung in Haus und Garten, beim Tanzen, Wandern oder Golfen fördert Wohlbefinden und unterstützt die Therapie. Wichtig ist allerdings, dass Sie sich nicht überfordern und dass Sie einen langen Atem haben. Beginnen Sie beispielsweise mit einem zwanzigminütigen Spaziergang pro Tag. Und selbst wenn es nur zehn Minuten sind – machen Sie diesen täglichen Spaziergang. Führen Sie sozusagen Ihren Hund aus, auch wenn Sie keinen haben. Und noch etwas: Suchen Sie sich Aktivitäten aus, die Ihnen wirklich Spaß machen, denn nur die werden Sie durchhalten. Suchen Sie sich Gleichgesinnte, dann fällt das Durchhalten leichter.

Natürlich gibt es Situationen, in denen Sport für Krebspatientinnen tabu ist: Bei Fieber, Atemwegsinfektionen oder auch während einer herzbelastenden Chemotherapie ist Schonung angesagt. Fragen Sie im Zweifelsfall Ihre behandelnden Ärzte. Die können Ihnen auch eine Physiotherapie verordnen, in deren Rahmen Sie sich ein eigenes Bewegungsprogramm zusammenstellen lassen können. Weitere konkrete Tipps und Hinweise zur Bewegung für Krebspatientinnen finden Sie in Abschnitt BVI.4, Seite 195.

2. Gesunde Ernährung

Viele Brustkrebspatientinnen machen sich nach ihrer Diagnose und auch während ihrer Behandlung Gedanken darüber, wie sie ihren Körper nun möglichst optimal mit Nährstoffen versorgen können, damit er gerüstet ist für den Kampf gegen den Krebs. Das ist gut und richtig so, allerdings ist auch nicht alles schlecht, was Sie an Essgewohnheiten vor der Krankheit hatten. Mit anderen Worten: Sie dürfen nach wie vor Fleisch essen, nur mehr als zwei Portionen pro Woche sollten es nicht unbedingt sein. Messen Sie nicht die Fett- oder Kohlenhydratgehalte Ihrer Nahrungsmittel. Essen Sie das, was Ihnen wirklich schmeckt, aber achten Sie darauf, möglichst wenig verarbeitete Zutaten zu benutzen, und kochen Sie, wenn möglich, selbst. Bevorzugen Sie frisches Obst und Gemüse sowie Vollkornprodukte, die Sie – der besseren Verträglichkeit wegen – auch geschrotet einsetzen können.

Der hohe Stellenwert, den Patientinnen nach ihrer Krebsdiagnose ihrer Ernährung einräumen, treibt manchmal allerdings auch seltsame Blüten. Viele begeben sich regelrecht auf die Suche nach einer »Krebsdiät«, weil sie glauben, den Krebs mit einer radikalen Ernährungsumstellung besiegen zu können. Und leider werden bestimmte Diäten auch genauso beworben. Lassen Sie sich nicht in die Irre führen: Richtig ist, dass Menschen, die sich vollwertig und gesund ernähren, ein geringeres Risiko haben, an Krebs zu erkranken. Aber es gibt keine Belege dafür, dass sich mit einer wie auch immer gearteten Diät der Krebs bekämpfen ließe. Im Gegenteil: Als Antitumordiäten angepriesene Ernährungsvorschriften können Ihrer Gesundheit schaden und Sie ernsthaft in Gefahr bringen. Die größte Bedrohung ist Ernährungswissenschaftlern zufolge die sogenannte ketogene Diät. Eine vegane Ernährung birgt zwar nicht annähernd dieselben Gefahren, aber wirklich empfehlenswert ist sie für Krebspatientinnen ebenfalls nicht.

Ketogene Diät: Eine Gefahr für Krebspatienten

Dass Tumorzellen mehr Kohlenhydrate verbrauchen als gesunde Zellen, ist zwar prinzipiell richtig. Deshalb aber im Umkehrschluss fast vollständig auf Kohlenhydrate zu verzichten, um die Krebszellen sozusagen auszuhungern, ist falsch und gesundheitsschädlich. Die ketogene Diät nimmt aber für sich in Anspruch, genau nach diesem Muster zu funktionieren und damit eine Diät gegen Krebs zu sein. Doch Krebspatienten, die auf Kohlenhydrate verzichten, verlieren an Gewicht und sind den Strapazen der Therapie letztlich immer weniger gewachsen. Ihre Prognose verschlechtert sich.

Wie funktioniert die ketogene Diät genau? Der Kohlenhydrat- und der Eiweißanteil an der aufgenommenen Nahrung beträgt während dieser Diät jeweils etwa 4 bis 5 Prozent, circa 70 bis 90 Prozent dagegen besteht aus Fett. Mit anderen Worten: Nudeln, Brot, Reis, Kartoffeln und Zucker sind in der ketogenen Diät tabu. Stattdessen stehen fetter Fisch, Fleisch, Eier und kohlenhydratarmes Gemüse wie Gurke, Zucchini oder Brokkoli auf dem Speiseplan.

Was aber geschieht im Körper, wenn nur noch 20 Gramm Kohlenhydrate pro Tag erlaubt sind? Zunächst baut unser Organismus die Kohlenhydratspeicher in Muskulatur und Leber ab, die allerdings schon nach wenigen Tagen entleert sind. Dann stellt sich der Energiestoffwechsel um: Die Leber spaltet verstärkt Fette in sogenannte Ketonkörper. Gehirn und Muskeln sind nach einer kurzen Übergangszeit in der Lage, diese Ketonkörper anstelle von Kohlenhydraten zur Energiegewinnung zu nutzen.

Diese Umstellung bleibt allerdings nicht ohne Konsequenzen. Der Körper gerät in einen dauerhaften Hungerstoffwechsel, und im Urin wie in der Ausatemluft steigt die Ketonkörperkonzentration. Messbar ist das mithilfe einschlägiger Urinteststreifen, und man kann es riechen. Die abgeatmeten Ketonkörper verursachen einen Mundgeruch, der an Nagellackentferner erinnert. Darüber hinaus kann die Diät zu Konzentrationsschwierigkeiten und Verstopfung führen. Auch die Nieren und die Darmflora (Mikrobiom) werden durch die verstärkte Ketonkörperausscheidung in Mitleidenschaft gezogen.

Warum aber tun sich trotz dieser Fakten viele Krebspatientinnen eine solche Diät an? Viele von ihnen nehmen die ketogene Diät als etwas sehr Positives wahr und meinen, sie sei wirksam, ohne dass die Wissenschaft es bislang beweisen könne. Und auch die öffentliche Wahrnehmung der ketogenen Diät ist positiv: Gibt man den Begriff in Google ein, so erscheint auf der ersten Ergebnisseite so gut wie kein kritischer Beitrag zur ketogenen Diät. Versprochen wird stattdessen, dass man mit ihr den Körper seiner Träume erreichen, abnehmen und gut aussehen kann. Natürlich sind das keine Kategorien, in denen Krebspatientinnen denken, aber viele glauben: Was Gesunden so guttut, kann mir auch nicht schaden. Doch diese Mangelernährung ist schädlich – für gesunde Menschen und erst recht für Krebspatienten.

Selbst die totale Reduktion der Zuckerzufuhr kann das Tumorwachstum nicht bremsen, so die einhelligen Befunde von Ernährungswissenschaftlern, Biologen und Medizinern. Es existieren keine Studien, die einen Zusammenhang zwischen der Reduktion des Krebswachstums und einer zuckerarmen Ernährung belegen. Tumorzellen sind sehr anpassungsfähig. Sie sind auf Zucker letztlich nicht angewiesen, denn sie können sich auch von Eiweiß und Fett ernähren.

Vegane Ernährung: In belastenden Zeiten nicht empfehlenswert

Die vegane Ernährung soll gesund sein und sogar dem Klima nutzen. Vegan ist dabei mehr als einfach nur vegetarisch, vegan bedeutet den kompletten Verzicht auf tierische Produkte: kein Fleisch, kein Fisch, keine Milch, keine Eier, kein Honig. Und alle großen Supermarktketten haben sich auf diesen Trend mittlerweile eingestellt. Viele Brustkrebspatientinnen wollen deshalb wissen: Darf oder soll ich mich vegan ernähren?

Es gibt eine Reihe von Argumenten für die vegane Ernährung. Mit dem kompletten Verzicht auf tierische Produkte kann man ein Zeichen setzen gegen industrialisierte Massentierhaltung und für das Lebensrecht von Tieren. Weniger Massentierhaltung bedeutet auch weniger Ausstoß von klimaschädlichem Methan.

Darüber hinaus wird immer wieder davon berichtet, wie gesund und leistungsfähig man sich schon kurz nach der Ernährungsumstellung fühlt. Fragt man allerdings genauer nach, dann wird deutlich, dass selbst gesunde

Zeitgenossen, die sich vegan ernähren, sehr genau darauf achten müssen, nicht in eine Mangelernährung abzurutschen. Während man schon als Vegetarier auf die ausreichende Zufuhr von Eisen, Jod und Zink achten muss, werden Veganer zusätzlich aufgefordert, mindestens alle zwei Jahre ihr Blut untersuchen zu lassen, um einen etwaigen Vitaminmangel frühzeitig zu entdecken und gegebenenfalls durch Nahrungsergänzungsmittel auszugleichen (siehe Tabelle).

Achten Sie als Vegetarier auf eine ausreichende Aufnahme von:

Nährstoff	Vorkommen
Eisen	Vollgetreide und Getreideflocken, Hülsenfrüchte, Nüsse, grünes Gemüse. Vitamin-C-reiches Obst erleichtert die Aufnahme von Eisen, Kaffee, schwarzer Tee sowie Milch und Eier erschweren sie.
Jod	Algen, jodiertes Speisesalz
Vitamin D	Champignons (wenig) und 15 Minuten Sonne täglich für die Eigensynthese von Vitamin D.
Zink	Vollgetreide, Hülsenfrüchte, Nüsse. Die Aufnahme von Zink wird erschwert durch Kaffee und schwarzen Tee.
Omega-3-Fettsäuren	Lein-, Hanf-, Walnuss- und Rapsöl, Walnüsse

Als Veganer achten Sie zusätzlich auf die ausreichende Zufuhr von:

Vitamin B_{12} (Cobalamin)	Sojadrinks in ausreichender Menge, Nahrungsergänzungsmittel
Kalzium	Nüsse, Grünkohl, Brokkoli, Spinat, kalziumreiche Mineralwasser (mit mehr als 150 mg Kalzium pro Liter)
Vitamin B_2 (Riboflavin)	Nüsse, Pilze, Ölsamen, Hülsenfrüchte, Vollgetreide
Eiweiß (Protein)	Getreide, Hülsenfrüchte, Sojaprodukte, Ölsamen

Das größte Problem bei der veganen Ernährung besteht darin, mit der Nahrung genügend Eiweiß aufzunehmen. Eiweiße und ihre Einzelbausteine, die Aminosäuren, werden in jeder Zelle unseres Körpers gebraucht. Und Krebspatientinnen haben gegenüber Gesunden sogar einen um etwa 50 bis 100 Prozent erhöhten Eiweißbedarf – und der ist mit einer rein veganen Ernährung nicht zu decken.

Viele Patientinnen haben während der Therapie ohnehin Schwierigkeiten, regelmäßig zu essen, da sie mit Appetitlosigkeit, Übelkeit oder Erbrechen zu kämpfen haben. Die aufgenommene Nahrung sollte deshalb eine höhere Energiedichte haben. Das heißt, mit möglichst wenig Masse sollte dem Körper möglichst viel Energie in Form von Eiweiß und Fett zugeführt werden. Die vegetarische und die vegane Ernährung zeichnen sich aber gerade durch eine niedrige Energiedichte aus. Selbst übergewichtige Patientinnen sollten während der Therapie kein Gewicht verlieren.

Fazit: Vegane Ernährung liegt derzeit zwar voll im Trend, ist für Krebspatienten aber nicht zu empfehlen. Sollten Sie sich aus persönlichen Gründen trotzdem dafür entscheiden, sprechen Sie darüber mit Ihren behandelnden Ärzten.

Kurzzeitfasten: Nur unter ärztlicher Aufsicht

Ende der 2000er-Jahre fand eine US-amerikanische Studie in der Fachwelt weltweit großes Interesse. In Tierversuchen fand eine Gruppe um Valter D. Longo heraus, dass kurzzeitiges Fasten die Wirkung einer Chemotherapie verstärken kann. Offenbar, so die Theorie, verringern gesunde Zellen bei fehlender Nahrungszufuhr ihren Stoffwechsel und schützen sich damit auch vor der Wirkung der aggressiven Therapie. Tumorzellen sind dagegen auf ständiges Wachstum, das heißt ständige Teilung programmiert; deswegen können sie ihren Stoffwechsel nicht herunterfahren und reagieren daher empfindlicher auf die Therapie.

Studien zum Kurzzeitfasten mit Krebspatienten gibt es bislang allerdings nur wenige. Es handelt sich durchweg um Untersuchungen mit sehr kleinen

Patientenzahlen, in denen geprüft wurde, ob Fasten für Krebspatienten ohne größere Schäden möglich ist. Vier kleinere Studien sind abgeschlossen und publiziert, und die Ergebnisse kann man als ermutigend bezeichnen: Die Teilnehmenden fasteten jeweils mindestens 24 Stunden vor bis einige Stunden nach der – höchstens eintägigen – Chemotherapie. Die Nebenwirkungen des Kurzzeitfastens hielten sich in Grenzen. In unterschiedlichem Ausmaß wurde über Müdigkeit, Kopfschmerzen und Schwindel berichtet.

Positive Wirkungen waren ein verringertes Gefühl von Schwäche, weniger Bauchschmerzen und Verdauungsprobleme nach der Chemotherapie; auch einige Laborwerte waren durch das Fasten offenbar verbessert. Allerdings war keine der Studien geeignet, tatsächlich den Nachweis zu führen, dass Fasten während der Chemotherapie objektiv von Nutzen ist. Dafür waren die Gruppen nicht nur zu klein, es gab auch keinen systematischen Vergleich zwischen Teilnehmenden, die fasteten und denen, die nicht fasteten.

Doch größere klinische Studien sind angelaufen, um den Stellenwert des Kurzzeitfastens systematisch zu prüfen. Eine erste Untersuchung mit etwa 130 Brustkrebspatientinnen wurde im August 2020 in einem renommierten internationalen Fachjournal veröffentlicht. Die Autoren berichten zwar von positiven Effekten, konnten allerdings weder eine bessere Verträglichkeit noch eine verbesserte Wirkung der Chemotherapie bei fastenden Studienteilnehmerinnen nachweisen. Nach wie vor fehlen also echte Belege dafür, dass eine zeitlich begrenzte Nahrungskarenz kurz vor oder während einer Chemotherapie sinnvoll ist. Das Konzept muss noch weiter erforscht werden.

Wenn Sie trotzdem das Kurzzeitfasten ausprobieren möchten, bedenken Sie bitte, dass selbst Befürworter ausdrücklich davor warnen, ohne ärztliche Kontrolle zu fasten. Wenn das Kurzzeitfasten zum Gewichtsverlust führt, stellt es sogar einen Risikofaktor dar, das ist in vielen großen Studien zweifelsfrei nachgewiesen. Sprechen Sie also mit Ihren behandelnden Ärztinnen und Ärzten, und bringen Sie sich nicht selbst in Gefahr.

3. Entspannung: Übung macht den Meister

Anspannung, Ängste und das ständige Gefühl latenter Bedrohung gehören für Krebspatientinnen fast schon zum Alltag. Viele klagen über den Verlust ihrer einstigen Unbeschwertheit und darüber, sich so gut wie nie wirklich entspannt zu fühlen. Doch Entspannung kann man trainieren. Ähnlich wie bei körperlicher Aktivität gilt: Übung macht den Meister. Suchen Sie sich also aus dem Angebot von Entspannungsübungen das aus, was Ihnen am meisten liegt. Und noch etwas ist wichtig: So, wie keine Diät einen Krebs allein bekämpfen kann, so ist auch keine Entspannungsübung ein Ersatz für eine medikamentöse Therapie, etwa gegen Schmerzen. Wenn Sie sich bewusst entspannen, steigern Sie aber in jedem Fall Ihr Wohlbefinden, und Sie finden aus belasteten Situationen schneller wieder zurück zu innerer Ruhe.

Es ist egal, ob Sie sich für eine Atemschulung, für die progressive Muskelentspannung, für autogenes Training oder andere Übungen entscheiden. Wichtig ist, dass die Entspannungsübungen unter fachkundiger Anleitung erlernt und täglich 10 bis 20 Minuten konsequent praktiziert werden müssen, um wirksam werden zu können.

Atemschulung: Wer angespannt ist, atmet flach. Wird die Atmung tiefer, geht umgekehrt auch die Anspannung zurück. In Atemkursen übt man deshalb, die Aufmerksamkeit auf die Atmung in den Bauch und auf das Ausatmen zu richten. Beim Räkeln und Dehnen reguliert sich der Atemfluss unbewusst von selbst. Auch Massagen können den Atem lenken, Stimmübungen und bestimmte Formen von Tanz können ihn vertiefen. Nach ähnlichen Prinzipien arbeiten fernöstliche Methoden wie das Qigong oder Tai-Chi.

Progressive Muskelentspannung nach Jacobson: Diese Methode wird Krebspatientinnen besonders häufig empfohlen, denn sie ist einfach und wirkungsvoll. Der US-amerikanische Arzt Edmund Jacobson entwickelte sie in den 1930er-Jahren. Im Liegen oder Sitzen werden abschnittsweise verschiedene Muskelpartien von Kopf bis Fuß für jeweils 10 bis 15 Sekunden angespannt und während des Ausatmens wieder losgelassen. Dem abschnittsweisen (Engl. »progressive«) Vorgehen verdankt die progressive Muskelentspannung oder

Muskelrelaxation ihren Namen. Durch den regelmäßigen Wechsel zwischen Anspannen und Lockern entsteht eine tiefe körperliche Entspannung, die häufig als Wärme und Schwere erlebt wird. Idealerweise wirken diese körperlichen Signale auch mental, sodass die Übenden einen gelösten Ruhezustand erreichen.

Autogenes Training: Diese Technik geht den umgekehrten Weg wie die Progressive Muskelentspannung, also nicht vom Körper zum Geist, sondern von der Vorstellung zur Körperwahrnehmung. Der Berliner Psychiater Johannes Heinrich Schultz hat das Training ebenfalls in den 1930er-Jahren aus der Hypnose entwickelt. In festgelegter Abfolge suggeriert man sich wiederholt den Zustand von Schwere und Wärme in allen Gliedmaßen und Körperregionen – in den Zehen, einem Fuß, einem Unterschenkel, einem Arm und so weiter. Ziel ist, diese Empfindungen tatsächlich körperlich herzustellen, damit die »angesprochenen« Muskeln sich entspannen können.

Bochumer Gesundheitstraining: Dieses von zwei Bochumer Psychologen entwickelte Training nutzt die Tatsache, dass Gedanken und Vorstellungen körperliche Reaktionen zur Folge haben, und umgekehrt körperliche Veränderungen das seelische Befinden beeinflussen können. Das Programm geht zurück auf eine Methode, die der US-Amerikaner O.C. Simonton bei Patienten mit fortgeschrittenen Krebserkrankungen angewandt hat. Mit sogenannten Visualisierungen – beispielsweise der Vorstellung, dass angriffslustige weiße Blutkörperchen in großer Zahl Krebszellen bekämpfen und besiegen – wollte Simonton die Selbstheilungskräfte der Patienten mobilisieren.

Qigong und Tai-Chi: Diese meditativen Bewegungsformen stammen aus der traditionellen chinesischen Medizin (TCM). Übungen zur entspannten Konzentration werden mit Körper- und Atemübungen kombiniert. Die in der TCM allgegenwärtige Harmonie der Gegensätze aus Yin und Yang bildet die Basis für Qigong und Tai-Chi. Beim **Qigong** konzentrieren Sie sich auf Ihre Atmung sowie auf bestimmte Organe oder Körperbereiche und versuchen, das Fließen der Lebensenergie Qi zu erspüren. Langsame, zielgerichtete Bewegungen unterstützen die Wahrnehmung. **Tai-Chi** ist die Vereinigung von konzentrierter Atmung und zeitlupenartiger Bewegung. Die Abfolge festgelegter Stellungen besteht aus häufigen Gewichtsverlagerungen von einem auf das andere Bein sowie aus hebenden und senkenden Bewegungen der Arme. Diese Wechsel werden als praktische Umsetzung der Harmonie aus Yin und Yang verstanden.

Viele andere Entspannungsmethoden sind für Krebspatientinnen ebenfalls gut geeignet, etwa die achtsamkeitsbasierte Stressreduktion aus der Mind-Body-Medizin oder auch Meditationsübungen. Allerdings benötigen Sie eine fachkundige Anleitung, um von diesen Verfahren wirklich zu profitieren. Viele Krankenversicherungen erstatten die Gebühren für entsprechende Kurse zumindest teilweise. Auf den Internetseiten Ihrer Krankenversicherung finden Sie mit Sicherheit entsprechende Angebote. Immer häufiger sind Entspannungstrainings auch als Teil einer sogenannten Digitalen Gesundheitsanwendung (DIGA) in Form einer App für Smartphone, Tablet oder Computer verfügbar und können von Ihren Ärzten dann auch verordnet werden. Das für die Zulassung solcher DIGAs zuständige Bundesinstitut für Arzneimittel und Medizinprodukte (BfArM) stellt Informationen dazu unter https://diga.bfarm.de/de/diga-nutzer zur Verfügung.

V.
Brustkrebs, Zärtlichkeit und Sexualität

Über die Vielschichtigkeit menschlicher Sexualität müssen wir nicht viele Worte verlieren: Sie ist Ausdruck des Begehrens und der Zuneigung, sie spielt sich nicht nur in Beziehungen ab – und sie ist immer individuell. Dieses Kapitel richtet sich deshalb sowohl an heterosexuelle und gleichgeschlechtliche Paare als auch an Patientinnen, die als Single leben.

1. Keine Lust auf die Lust

In der ersten Phase der Krebserkrankung ist für sexuelle Bedürfnisse häufig kein Raum, alle Kräfte sind darauf ausgerichtet, die Krankheit zu besiegen und zu überleben. Den meisten Patientinnen fehlen in dieser Zeit die Lust, die Leichtigkeit und die Energie für Erotik und Sex. Patientinnen mit Brustkrebs sind aber keine asexuellen Wesen. Körperliche Nähe, das Gefühl, angenommen und geborgen zu sein, die Bestätigung der eigenen Weiblichkeit und auch zärtliche Berührungen wünschen sich die allermeisten.

Wenn Sexualität vor der Erkrankung in Ihrer Beziehung einen hohen Stellenwert hatte, dann ist die Wahrscheinlichkeit sehr groß, dass die Lust auch zurückkommt. Es hilft dann, einfach Geduld zu haben und sich nicht unter Druck zu setzen. Es gibt keine Normen, ob, wie, wann oder wie oft Sex stattfinden sollte. Geduld haben und Zeit lassen bedeutet allerdings nicht, die Dinge für immer einfach laufen zu lassen. Auch wenn der Einstieg möglicherweise schwerfällt: Über mögliche Veränderungen in Ihrem Sexleben zu sprechen hilft den meisten Paaren sehr, wieder zueinanderzufinden. Wenn die sexuelle Beziehung schon vor der Erkrankung abgekühlt war, ist nicht davon auszugehen, dass sie gerade jetzt wiederbelebt wird. Dann ist es wichtig, dass Sie sich in dieser Phase gegenseitig versichern, dass die Beziehung – so wie zuvor – auf anderen Grundpfeilern steht: Achtsamer Umgang, gegenseitiger Respekt oder gemeinsame Werte und Erfahrungen sind auch Zeichen der Verbundenheit. Sie gestalten Ihre Partnerschaft so, wie Sie es wollen und wie es für Sie passt.

Jede schwere Erkrankung kann allerdings die Rollen in einer Partnerschaft infrage stellen. Die immer starke Familienmanagerin fühlt sich plötzlich schwächer und schutzbedürftiger als je zuvor, will oder kann das aber möglicherweise gar nicht zeigen. Der Partner oder die Partnerin hat Angst vor dem Zusammenbruch des Beziehungssystems, oder er oder sie gerät vielleicht sogar in Wut, weil die Erkrankung alles auf den Kopf stellt. Von jetzt auf gleich können sich Gefühle ändern. Die Wut kann in ein dringendes Bedürfnis nach Nähe umschlagen, von der man dann aber doch nichts wissen will, weil einem das eigene Bedürfnis wie eine Anmaßung gegenüber der kranken Partnerin erscheint.

2. In die Partnerschaft zurückfinden

Die unter Umständen sehr ambivalente Beziehungslage führt nicht selten dazu, dass sich die Patientin und ihr Partner oder ihre Partnerin zumindest zeitweise voneinander zurückziehen. Die zugrunde liegende Zurückhaltung ist aber in den meisten Fällen nicht auf die Person bezogen, sondern den Umständen geschuldet, die sich seit Ausbruch der Erkrankung so fundamental verändert haben.

Rückzug oder Entfernung bedeuten letztlich ja auch, dass eine Wiederannäherung zumindest theoretisch möglich ist. Wenn Sie als Paar ganz praktisch etwas dafür tun wollen, dann versetzen Sie sich ein Stück weit zurück in die Zeit, als Sie sich noch nicht so genau kannten. Überraschen Sie sich mit kleinen Aufmerksamkeiten. Möglicherweise können Sie sich auch für einen Abend pro Woche miteinander verabreden, an dem Sie in Ruhe und in schöner Atmosphäre über sich, Ihre Wünsche und Pläne reden.

Und wenn Sie dabei auf die Krankheit zu sprechen kommen, dann können Sie sich auch Ihren negativen Gefühlen stellen, Sie haben alles Recht dazu. Sprechen Sie Ihre Wut aus, die Sie empfinden, weil Sie diese Krankheit so aus der Bahn geworfen hat. Teilen Sie Ihre Traurigkeit darüber, dass es nicht mehr so ist wie früher. Sprechen Sie darüber, dass Sie möglicherweise befürchten, für Ihren Partner oder Ihre Partnerin nicht mehr attraktiv zu sein, darüber, dass sie mehr Zärtlichkeit brauchen oder auch darüber, dass Sie nicht wissen, wie es in Zukunft weitergehen soll.

Wenn Sie das Gefühl haben, nicht in Ihre Partnerschaft zurückzufinden, dann scheuen Sie sich nicht, professionelle Hilfe in Anspruch zu nehmen, mit oder auch ohne Ihren Partner oder Ihre Partnerin: Psychoonkologen, Sexualtherapeuten oder Paartherapeuten können Ihnen möglicherweise weiterhelfen. Erste Ansprechpartner können auch die Fachleute in Krebsberatungsstellen sein oder anonyme telefonische Beratungen, beispielsweise über den Krebsinformationsdienst des Deutschen Krebsforschungszentrums.

3. Trockene Scheide, entzündete Schleimhaut

Wenn eine Frau sexuell erregt ist, wird die Scheide stärker durchblutet, weitet sich und wird feucht und gleitfähig. Antihormonell wirkende Medikamente, die Brustkrebspatientinnen jahrelang einnehmen müssen, aber auch seelische Belastungen können diesen Prozess stören. Das Eindringen des Partners wird erschwert und ist schmerzhaft.

Wenn Sie unter Scheidentrockenheit leiden, können Sie wasserlösliche, unparfümierte Gleitgele benutzen. Sie sind rezeptfrei in Apotheken oder Drogerien erhältlich und werden unmittelbar vor dem Geschlechtsverkehr aufgetragen. Vaseline und Melkfett dagegen sind ungeeignet, denn sie reizen die Schleimhäute zusätzlich. Sollte die Scheidentrockenheit durch eine Antihormontherapie hervorgerufen sein, kann Ihnen Ihre Ärztin oder Ihr Arzt auch eine östrogenhaltige Salbe (mit dem Wirkstoff Östriol) verordnen. Solche Präparate fördern die Durchblutung der Scheide und sorgen auch für die Befeuchtung. Diese Salben werden etwa ein- bis dreimal wöchentlich angewandt, allerdings nicht unmittelbar vor dem Geschlechtsverkehr. Bei einem hormonabhängig wachsenden Tumor werden Ihre behandelnden Ärzte die Risiken und den Nutzen einer östriolhaltigen Salbe besonders sorgfältig abwägen.

4. Die Angst vor dem »ersten Mal«

Das erste intime Beisammensein nach dem Ende der Behandlung macht vielen Patientinnen Angst. Kann ich den Sex noch genießen? Wird es mir wehtun? Patentrezepte gegen diese Angst gibt es nicht. Doch es kann hilfreich sein, zunächst für sich allein herauszufinden, wie es um Ihre sexuelle Empfindungsfähigkeit steht. Selbstbefriedigung ist eine völlig natürliche Möglichkeit, sexuelle Lust zu erleben und den eigenen, veränderten Körper zu erkunden. Ihrem Partner oder Ihrer Partnerin können Sie dann genauer erklären, was Sie sich wünschen und was Ihnen nicht guttut. Es fällt dann meist leichter, die sexuelle Begegnung für beide Beteiligten lustvoll zu gestalten.

In jedem Fall ist es ratsam, im Lauf der Zeit wieder ein gutes Verhältnis zu Ihrem eigenen Körper aufzubauen. Wer sich selbst attraktiv findet, wirkt auch sexuell anziehend. Sorgen Sie deshalb jeden Tag für sich, indem Sie Ihr ganz persönliches Pflegeprogramm zelebrieren: Pflegen Sie Narbengewebe ganz besonders intensiv, cremen Sie sich sorgfältig ein und gönnen Sie sich damit schon die ersten Streicheleinheiten des Tages. Lernen Sie Ihren veränderten Körper immer besser kennen und verlieren Sie Ihre eigene Scheu.

5. Patientinnen ohne festen Partner/feste Partnerin

Ein gutes Verhältnis zum eigenen Körper ist immer von Vorteil, gleichgültig ob Sie in einer Partnerschaft leben oder Single sind. Als alleinstehende Brustkrebspatientin sind Sie allerdings in mancherlei Hinsicht vor besondere Herausforderungen gestellt. Ohne einen vertrauten Partner oder eine vertraute Partnerin an Ihrer Seite ist es häufig schwieriger, eine wochen- oder monatelange Therapie auch emotional gut zu überstehen. Viele empfinden das Fehlen eines liebevollen Gegenübers in dieser Lage als besonders schmerzlich.

Die Frage, wie Sie in dieser Situation Ihr Bedürfnis nach Zärtlichkeit und Sexualität ausleben können, ist natürlich auch davon abhängig, welchen Stellenwert Sex und Partnerschaft vor Ihrer Erkrankung für Sie hatten. Wenn Sie in häufig wechselnden Beziehungen gelebt haben, fühlen Sie sich möglicherweise besonders eingeschränkt, weil Ihnen die Vorstellung, Ihren veränderten Körper vor jemand anderem zu zeigen, Unbehagen bereitet. Wenn Sie als Single auch vor der Erkrankung Ihre Sexualität ohne Partnerin oder Partner gelebt haben, wird sich für Sie vielleicht nicht allzu viel ändern.

Sexualität ist etwas Wunderschönes, aber genauso individuell wie jede und jeder Einzelne von uns. Sollten Sie bemerken, dass Sie es nicht allein schaffen, wieder eine gute Beziehung zu Ihrem Körper zu entwickeln, wenn die Angst, sich vor anderen zu zeigen, bleibt, und wenn Sie sexuelle Aktivität wünschen, sie aber nicht leben können, dann sollten Sie sich professionelle Unterstützung suchen. Sprechen Sie Ihre behandelnden Ärzte oder Ihre Psychoonkologin ganz offen auf das Thema an. Mit Ihnen können Sie ausloten, welche konkrete Unterstützung Sie benötigen.

6. Verhütung ist wichtig

Trotz stark zellschädigender Therapie sind manche Patientinnen auch während oder kurz nach einer Chemotherapie fruchtbar. Die Eizellen können aber durch die Therapie derart stark geschädigt sein, dass Erbgutschäden bei den Kindern dieser Mütter zu befürchten sind.

Eine wirksame Verhütung ist deshalb unerlässlich. Manche Verhütungsmethoden, wie etwa die Pille oder Hormonspiralen, sind nach der Brustkrebsdiagnose jedoch kontraindiziert. Wie und wie lange verhütet werden sollte, muss individuell besprochen werden. Experten empfehlen eine Verhütungsdauer von etwa sechs Monaten nach Ende der Akuttherapie. Falls Sie danach schwanger werden wollen, sollte eine Antihormontherapie mehrere Monate vor der Empfängnis abgesetzt werden.

Sollte während einer Schwangerschaft bei der werdenden Mutter Brustkrebs diagnostiziert werden, gelten besondere Behandlungsempfehlungen, über die

Sie in Abschnitt DI ausführlichere Informationen finden. Es besteht jedoch keine Gefahr, dass der Krebs auf das Kind übertragen wird. Brustkrebs kann auch während einer Schwangerschaft wirksam behandelt werden.

Verbreitete Mythen über Sexualität und Krebs:

Mythos Nr. 1:
Sex kann einen neuen Krankheitsschub verursachen.

Ganz und gar nicht. Im Gegenteil: Einvernehmlicher, lustvoller Sex steigert das Wohlbefinden, wirkt stressreduzierend und stärkt sogar das Immunsystem der Patientin.

Mythos Nr. 2:
Krebs kann durch Sex übertragen werden.

Das ist nicht richtig. Weder durch den Austausch von Zärtlichkeiten noch durch Geschlechtsverkehr werden bösartige Zellen übertragen, also auch nicht durch Küsse, Genital-, Oral- oder Analsex. Übertragbar sind jedoch bestimmte Viren, die krebsauslösend sein können (allerdings nicht für Brustkrebs), etwa Humane Papillomaviren oder bestimmte Hepatitisviren. Aber das gilt auch dann, wenn die Sexualpartnerinnen gesund sind.

Mythos Nr. 3:
Die Chemotherapie kann auch den Sexualpartner schädigen.

Es stimmt, bei Sexualpartnern von Patientinnen, die während der Chemotherapie oder wenige Tage danach sexuell aktiv sind, lassen sich unter Umständen geringe Spuren von Medikamentenabbauprodukten auf der Haut oder den Schleimhäuten nachweisen. Aber von schädigenden Konzentrationen kann keine Rede sein. Es empfiehlt sich während einer Chemotherapie und etwa zwei bis drei Tage danach Kondome zu nutzen.

VI.
Angehörige und Freunde

Dieses Thema hat naturgemäß zwei Seiten: Zum einen fragen Sie sich als Betroffene wahrscheinlich schon in einem frühen Stadium der Erkrankung, wem aus Ihrem näheren und ferneren Umfeld Sie mitteilen wollen, dass Sie Brustkrebs haben und dass nun eine längere Zeit vor Ihnen liegt, in der Sie Unterstützung und Rücksichtnahme benötigen. Ihre eigenen Kinder gehören ganz sicher dazu. Denn selbst sehr junge Kinder haben schon ein feines Gespür dafür, wie es ihren Eltern oder ihren engen Bezugspersonen geht. Wenn Sie Ihre Kinder nicht – ihrem Alter entsprechend – in die neue Situation miteinbeziehen, kann es passieren, dass sie sich selbst die Schuld für die spürbar belastete Stimmung geben. Doch dazu später mehr.

Die zweite Dimension dieses Themas ergibt sich aus der Perspektive von Partnerinnen oder Partnern, weiteren Angehörigen und guten Freunden, die häufig helfen möchten, aber nicht genau wissen, wie. Im zweiten Teil dieses Kapitels wenden wir uns deshalb direkt an alle, denen Ihr Wohl am Herzen liegt. Wichtig ist in diesem Zusammenhang auch, dass potenzielle Unterstützer sich nicht selbst überfordern und sich selbst Gelegenheit geben, ihre eigenen Batterien wieder aufzuladen, damit ihnen bei Ihrer Unterstützung nicht schon nach kurzer Zeit die Kraft abhandenkommt.

1. Über die Krebsdiagnose sprechen

Krebs im Allgemeinen und Brustkrebs im Besonderen ist in den meisten Fällen kein Todesurteil mehr, und auch die Tabuisierung der Erkrankung hat in den letzten 20 Jahren deutlich abgenommen. Trotzdem fällt es vielen Menschen schwer, darüber zu reden. Brustkrebs ist nach wie vor eine große Belastung für Patientinnen und ihr Umfeld. Die Behandlung dauert mindestens einige Monate, sie ist anstrengend und wirbelt den Alltag aller direkt und indirekt Betroffenen völlig durcheinander.

Welche Freunde und Verwandte sollen wie über die Krankheit informiert werden? Wie so vieles im Zusammenhang mit Brustkrebs ist auch die Antwort auf diese Frage höchst individuell. Sie ist abhängig von Ihrem Familienstand, von Ihrem Rückhalt in Ihrer Kernfamilie oder auch vom Grad Ihrer Vernetzung in Ihrem Freundeskreis. Wir bemühen uns daher, im Folgenden ein paar klare Botschaften zu formulieren. Und wir sind sicher, dass Sie in der Lage sein werden, diese Aussagen auf Ihre ganz persönliche Situation zu übertragen.

Grundsätzlich raten Fachleute dazu, den Kreis der Eingeweihten nicht zu klein zu halten. Denn wer die Diagnose für sich behält, der kann auch nicht mit Unterstützung rechnen. Aber selbstverständlich ist es Ihre persönliche Entscheidung, wem Sie was mitteilen. Wirklich gute Freunde oder nahestehende Angehörige sind in der Lage, auch die emotionale Belastung zu teilen. Bei ihnen können Sie sich fallen lassen, Angst und Schwäche zeigen und ganz offen darum bitten, dass sie in den kommenden Monaten an Ihrer Seite bleiben.

Hilfreiche Unterstützer

Nicht unterschätzen sollten Sie die mögliche Hilfsbereitschaft von weniger engen Bezugspersonen. Es geht nicht darum, Nachbarn oder die Eltern von Freunden Ihrer Kinder ganz eng ins Vertrauen zu ziehen. Aber auch diese Menschen können durchaus spüren, wenn eine Familie belastet ist. Möglicherweise haben sie auch schon aus »anderen Quellen« erfahren, dass bei Ihnen jemand an einer schweren Krankheit leidet. In dieser Situation ist eine kurze Information über die Diagnose ohne weitergehende Erklärungen sinnvoll. Ganz spontan werden Sie dann vermutlich Unterstützungsangebote bekommen. Wenn Sie Aufforderungen hören wie »Lassen Sie uns wissen, wenn wir etwas tun können«, dann nehmen Sie das ernst. Bitten Sie Ihre Nachbarn darum, den Wocheneinkauf für Sie mit zu erledigen, wenn es Ihnen nach einer Chemotherapie-Behandlung nicht gut geht. Trauen Sie sich, andere Eltern darum zu bitten, Ihre Kinder mal zum Sport zu bringen oder sie vielleicht sogar für einen Nachmittag auf den Spielplatz zu begleiten, falls Sie sich zu schwach fühlen. Je konkreter Sie Ihre Wünsche formulieren, desto wahrscheinlicher ist es, dass Ihnen geholfen wird.

Überlegen Sie auch, wie Sie mit Arbeitskolleginnen und -kollegen oder Vorgesetzten umgehen möchten. Kein Arbeitgeber hat ein Recht darauf, über die exakte Krankheit eines Mitarbeiters informiert zu werden. Ein gutes Betriebsklima vorausgesetzt kann Offenheit in diesem Bereich aber sinnvoll und nützlich sein, beispielsweise wenn es darum geht, auch während der Therapie zumindest stundenweise weiterzuarbeiten. Genauso ist es aber Ihr gutes Recht, bei Ihrem Arbeitgeber nichts zu erklären – vielleicht gerade weil Sie keine Sonderbehandlung möchten.

Nähe oder Distanz

Die Umgebung über Ihre Krebsdiagnose zu informieren, ist eine Sache – tatsächlich von Angesicht zu Angesicht darüber zu reden, eine andere. Wenn es Ihnen zu anstrengend erscheint, mit vielen Menschen ein Gespräch zu führen, können Sie natürlich auch mit mehr Abstand kommunizieren. Eine persönliche Unterhaltung lässt sich auch per E-Mail oder per Messengerdienst auf dem Smartphone organisieren. Der Vorteil: Sie können einen vorformulierten Text verwenden, um Ihren Gesprächspartner zu informieren. Und Sie haben immer genügend Zeit, überlegt zu reagieren und zu antworten. Außerdem können Sie darüber hinaus jederzeit – falls es Ihnen angemessen erscheint – ein persönliches Treffen vorschlagen. Sie selbst behalten also die Kontrolle über Nähe oder Distanz in Ihrer Kommunikation.

Und wie wird Ihr Gegenüber reagieren? Auch darauf gibt es keine allgemeingültige Antwort. Es gibt Mitmenschen, die voller Empathie sind und Ihnen einfach Trost spenden. Andere werden von ihren eigenen Gefühlen weggetragen und haben Mühe, die Fassung zu bewahren. Wieder andere – nicht selten Männer – würden am liebsten sofort einen Plan für die systematische Bekämpfung Ihrer Erkrankung aufstellen. Sie selbst werden am besten wissen, bei welchem Ihrer Angehörigen und Freunde mit welcher Reaktion zu rechnen ist.

Eines jedoch ist wichtig: Egal, wie die individuelle Reaktion ausfällt: Sie tragen dafür keine Verantwortung. Versuchen Sie erst gar nicht, Ihre eigene Situation besser darzustellen, als sie tatsächlich ist, nur um Ihr Gegenüber nicht zu sehr aufzuregen. Es geht bei solchen Gesprächen um Sie, nicht um das Wohl und Wehe Ihres Gesprächspartners. Es tut Ihnen nicht gut, die Trösterin oder den Tröster für andere zu spielen. Doch es kann hilfreich und unterstützend sein, die eigene Trauer oder die eigene Wut über die Krankheit mit Menschen zu teilen, die einem nahe sind.

Mit Kindern reden

Bereits Kinder im Kita-Alter haben ein gutes Gespür dafür, ob es ihren wichtigsten Bezugspersonen gut geht oder nicht. Mit zunehmendem Alter spüren sie auch deutlich, wenn in der Familie etwas verheimlicht und die Stimmung davon belastet wird. Wird diese Situation nicht aufgeklärt, vermuten Kinder häufig sogar, selbst die Ursache für die spürbaren Belastungen zu sein. Mit anderen Worten: Sie sollten Ihre Kinder möglichst bald über die Erkrankung aufklären: altersangepasst und nicht bis in jedes einzelne Detail, aber immer wahrheitsgemäß.

Kleinkinder bis zum Alter von zwei Jahren benötigen in erster Linie Nähe und bedingungslose Zuwendung durch feste und vertraute Bezugspersonen. Wenn ein verlässliches Beziehungsfundament besteht, kommt das Kind in aller Regel auch mit einer zeitlich begrenzten Abwesenheit von Mutter oder Vater gut zurecht. Manche Eltern berichten in dieser Zeit von einem verstärkten Kuschelbedürfnis ihrer Kinder.

Kindergartenkinder bis zum Alter von fünf Jahren haben bereits ein untrügliches Gespür für belastete Situationen. Eine möglichst anschauliche und altersgemäße Aufklärung über die Erkrankung der Mutter ist deshalb empfehlenswert. Hilfreich können dabei altersgerechte Bilder- oder Vorlesebücher zum Thema sein. Kinder in diesem Alter reagieren häufig mit Veränderungen im Ess-, Schaf- und Spielverhalten. Wichtig ist es deshalb, auch den Kindergarten oder die Kindertagesstätte über die Erkrankung der Mutter zu informieren, denn dort wird die Verhaltensänderung am ehesten auffallen.

Kinder im Grundschulalter von sechs bis etwa neun Jahren nehmen sehr deutlich wahr, wenn ihnen belastende Informationen vorenthalten werden und fühlen sich dann ausgeschlossen. Eltern sind häufig sehr mit ihren eigenen Gefühlen und Gedanken beschäftigt, unterschätzen die Wahrnehmungsfähigkeit von Kindern und bemerken nicht, dass ihr Kind sich fragt, ob es nicht selbst verantwortlich ist für die belastete Stimmung. Andererseits sind Kinder in diesem Alter schon in der Lage, Zeiträume zu überblicken, und fühlen sich entlastet, wenn es eine plausible Erklärung gibt.

Schulkinder zwischen neun und zwölf Jahren befinden sich in einer unruhigen Phase in ihrem eigenen Leben: Der Schulwechsel steht an, und die beginnende Pubertät macht sich bemerkbar. Auch hier gilt, dass plausible und offene Erklärungen zur Erkrankung der Mutter am besten sind. Bleiben Sie ehrlich und bleiben Sie in Beziehung zu Ihrem Kind. Scheuen Sie sich nicht, auch über eigene Gefühle zu reden.

Jugendliche zwischen zwölf und 19 Jahren entwickeln sehr individuelle und auch sehr eigenständige Bewältigungsstrategien in solchen Situationen. Sie wollen häufig auf Augenhöhe hilfreich sein, recherchieren auf eigene Faust Informationen und sollten darin auch ernst genommen werden. Wenn sie spüren, dass sie echte Hilfe und Unterstützung leisten können – Einkaufen gehen, Hausarbeiten übernehmen –, kann das entlastend wirken. Aber auch eine komplette Verweigerungshaltung als Reaktion kann bei Jugendlichen vorkommen.

Gleichgültig, welchen Weg Sie für die Aufklärung Ihres Kindes über Ihre Krebserkrankung wählen: Sie als Patientin sollten in aller Regel mit dabei sein. Und: Kinder und Jugendliche sind es nicht gewohnt, solch schwierige Themen in langen Gesprächen zu erörtern. Planen Sie kürzere Gesprächseinheiten und stellen Sie sich am besten von vornherein auf mehrere Gespräche ein. Es spricht auch nichts dagegen, wenn Ihr Partner oder Ihre Partnerin Ihrem Kind zwischendurch zusätzliche Gesprächsangebote macht. Ein einziges No-Go gilt es dabei zu beachten: Verknüpfen Sie niemals Verhaltensregeln mit dem möglichen Erkrankungsverlauf. Aussagen wie »Streng dich jetzt besonders an, dann geht es Mama besser«, sind absolut tabu, denn sie bahnen den Weg für Schuldgefühle und suggerieren den Kindern eine Möglichkeit zur Einflussnahme, die definitiv nicht existiert.

Kinder krebskranker Eltern sind ganz besonders belastet, und sie schwanken häufig zwischen Ohnmacht, dem Gefühl des Ausgeschlossenseins und Schuldkomplexen. In vielen Städten Deutschlands sind Zentren aktiv, die für Kinder krebskranker Eltern altersentsprechende Angebote bereithalten. Eine hilfreiche Zusammenstellung solcher Angebote findet sich beispielsweise im Internetauftritt des Informationsnetzes für Krebspatienten und Angehörige, kurz INKA-Net (https://www.inkanet.de/leben-mit-krebs/familie-partnerschaft/kinder-krebskranker-eltern).

2. Wie Sie als Angehörige oder Freunde helfen können

Bislang haben wir uns in diesem Buch in erster Linie an Patientinnen mit Brustkrebs gewandt. In diesem Abschnitt finden Sie nun Informationen, die wir speziell für nahestehende Angehörige und gute Freunde von Brustkrebspatientinnen zusammengestellt haben. Gleichgültig, ob Sie Partner oder Partnerin, beste Freundin oder bester Freund sind: Sie können für die Bewältigung der Erkrankung und die Behandlung der Patientin eine Menge tun. Sie sind gefordert, Sie können helfen, und Sie benötigen zumindest von Zeit zu Zeit ebenfalls Unterstützung, damit Sie selbst auch die möglicherweise mehrmonatige Betreuungszeit gut überstehen.

Gerade weil Sie die Patientin sehr gut kennen und weil Sie sehr nahe dran sind, kann es leicht zu Missverständnissen kommen. Viele Angehörige und Freunde sind davon überzeugt, genau zu wissen, was gut für die Patientin ist und in welche Richtung die Fürsorge gehen sollte.

Dos and Don'ts

Sie wissen seit der Diagnose, dass nun eine schwierige Zeit beginnt, und Sie möchten der Patientin so viel wie möglich abnehmen, ihr die Behandlung so leicht wie möglich machen. Wir laden Sie ein, einen Moment innezuhalten und sich ein Bild davon zu machen, was Krebspatientinnen im Umgang mit ihren Angehörigen schätzen und was sie möglicherweise nicht so gerne wollen. Wir haben dazu einige Aussagen von Patientinnen zusammengestellt, von denen wir glauben, dass sie wichtige Botschaften für Angehörige und Freunde enthalten:

»Entscheidet nichts über meinen Kopf hinweg.« Ich möchte bei allem, was mich und meine Behandlung angeht, selbst entscheiden. Ich bin dankbar für jede Unterstützung, wenn es darum geht, verlässliche Informationen zu besorgen. Ich freue mich auch, wenn wir gemeinsam das Für und Wider zu wichtigen Fragen diskutieren. In bestimmten Situationen kann es aber auch sein, dass ich meinen Arzt oder meine Ärztin bitte, eine Entscheidung für mich zu treffen. Denkt bitte daran: Ich bin nicht handlungsunfähig. Selbst wenn es manchmal schwerfällt oder länger dauert: Bitte respektiert meine Wünsche.

»Seid mir gegenüber immer offen.« Ja, Brustkrebs ist eine potenziell lebensbedrohliche Erkrankung. Ich bin froh über eure Unterstützung und eure Rücksichtnahme. Aber bitte verschweigt mir keine wichtigen Informationen. Ich will wissen, wie es um mich steht. Und deshalb will ich auch nicht, dass ihr hinter meinem Rücken allein mit behandelnden Ärzten redet oder Einblick in meine Krankenakte bekommt.

»Das wird schon wieder.« Bitte sagt so etwas nie zu mir. Solche vermeintlichen Mutmach-Sprüche signalisieren mir nur, dass ihr mit der Situation überfordert seid. Sagt mir lieber, dass ihr selbst verunsichert seid und nicht wisst, wie es weitergeht. Dann können wir darüber reden, und das hilft mir mehr als zur Schau getragene Stärke, die in Wirklichkeit keine ist.

»Habt keine Angst, mit mir zu reden.« Unter einer derart bedrohlichen Krankheit zu leiden ist schon schlimm genug. Deshalb aber immer nur mit allergrößter Vorsicht behandelt zu werden gibt mir das Gefühl, nicht mehr dazuzugehören. Ich bin zwar krank, aber ich nehme deswegen immer noch teil am Leben – wenn vielleicht auch etwas anders als zuvor. Meine Krankheit ist das, was für mich zurzeit »normal« ist. Deshalb lasst uns auch möglichst normal und ehrlich miteinander umgehen.

»Macht euch keine Sorgen, wenn ich mal allein sein will.« Ich weiß eure Fürsorge zu schätzen, aber manchmal gibt es Phasen, in denen ich Nähe nicht gut aushalten kann. Das hat nichts mit euch zu tun und ist erst recht nicht gegen euch gerichtet. Ich brauche dann einfach ein bisschen Zeit für mich allein. Bitte habt Geduld mit mir und zieht euch nicht zurück.

»Ich bin euch dankbar, ich kann es aber nicht immer zeigen.« Ich versuche, meinen Alltag so gut wie möglich zu bewältigen – dazu brauche ich mal mehr und mal weniger Hilfe. Wenn ich vielleicht manchmal undankbar erscheine, mag das auch daran liegen, dass ich mit meiner plötzlichen Unselbstständigkeit hadere. Es ist nicht immer einfach, sich helfen zu lassen. Und deshalb möchte ich manchmal eure guten Ratschläge nicht hören. Missversteht dieses Unbehagen bitte nicht als Ablehnung. Ich weiß eure Unterstützung zu schätzen und habe euch gerne in meiner Nähe. Meistens jedenfalls.

»Sorgt dafür, dass es euch selbst gut geht.« Ich bin auf eure Unterstützung angewiesen. Aber auch eure Kräfte sind begrenzt. Sagt mir ruhig, wenn ihr etwas Zeit für euch braucht, wenn ihr mal etwas tun wollt, was nichts mit mir oder meiner Unterstützung zu tun hat. Ladet Eure Batterien regelmäßig wieder auf. Denn letztendlich kommt mir das wieder zugute.

»Leben ist mehr als Krebs.« Ja, es stimmt, ich bin schwer krank. Aber ich bin mehr als meine Krankheit. Lasst mich an eurem Leben teilhaben, lasst uns unser Leben zu Hause zusammen gestalten. Schließt mich nicht aus. Und lasst uns gemeinsam etwas unternehmen. Wenn wir nicht auf große Fahrt gehen können, machen wir eben einen kleinen Ausflug. Wir können zusammen spazieren gehen, kochen, die Nachmittagsvorstellung im Kino besuchen oder einen Spieleabend veranstalten. Und dabei können wir auch zusammen lachen.

Die Bedürfnisse von Menschen mit Krebs unterscheiden sich nicht wesentlich von denen gesunder Menschen: Selbstbestimmung, Rücksichtnahme, Unterstützung und der Wunsch, nicht auf eine einzige Eigenschaft, beispielsweise auf die Krebserkrankung, reduziert zu werden. So lassen sich die Anliegen von Krebspatientinnen zum Umgang mit Angehörigen und Freunden zusammenfassen. Bei allem, was Sie für die Patientin tun, ist es manchmal ganz hilfreich, das eigene Handeln anhand dieses Katalogs zu überprüfen.

Gespräche mit behandelnden Ärzten begleiten

Mehr oder weniger regelmäßig werden Sie Ihre Partnerin, Verwandte oder Freundin wahrscheinlich zum Gespräch mit der behandelnden Ärztin oder dem behandelnden Arzt begleiten, denn vier Ohren hören und verstehen mehr als zwei. Das gilt ganz besonders für Termine, bei denen Untersuchungsergebnisse mitgeteilt und Therapiemöglichkeiten diskutiert werden. Bereiten Sie sich gemeinsam auf diesen Arztbesuch vor, notieren Sie Ihre Fragen und sortieren Sie diese nach Wichtigkeit. Erkundigen Sie sich beispielsweise, wie sich der körperliche Zustand im Lauf der Behandlung verändern wird oder auch wie sich ein möglichst hohes Maß an Lebensqualität aufrechterhalten lässt. Konkrete Fragelisten zu unterschiedlichen Phasen im Behandlungsverlauf finden Sie im Anhang.

Besprechen Sie im Vorfeld mit der Patientin auch Ihre jeweiligen Rollen im Austausch mit dem Behandlungsteam. Die Gesprächsführung liegt immer bei der Patientin, sie ist die Hauptperson in diesem Gespräch. Nichts wird über ihren Kopf entschieden, und Sie reden mit Arzt oder Ärztin auch nicht »über« die Patientin, sondern beziehen Sie immer ins Gespräch mit ein. Natürlich können und sollen Sie als Begleiter oder Begleiterin darauf achten, dass Fragen, die Sie im Vorfeld zusammengetragen haben, auch besprochen werden. Aber seien Sie aufmerksam der Patientin gegenüber: Wenn sie signalisiert, dass sie keine weiteren Infos mehr verarbeiten kann, dann halten auch Sie sich zurück. Es wird noch mehr Gelegenheiten geben, Fragen zu stellen.

Der Umgang mit den eigenen Gefühlen

Nach jedem Arztgespräch wird es für Sie klarer werden: In den nächsten Wochen und Monaten dreht sich auch in Ihrem Leben als nahestehender Angehöriger oder guter Freund das Allermeiste um das Thema Brustkrebs. Sie sind zwar nicht direkt betroffen, aber ähnlich wie die Patientin werden auch Sie im Behandlungsverlauf wahrscheinlich ein Wechselbad der Gefühle durchlaufen. Jeden Behandlungserfolg werden Sie himmelhochjauchzend begrüßen, schlechte Therapienachrichten werden Sie als Schläge unter die Gürtellinie empfinden. Angst wird zudem ein Gefühl sein, das mehr oder minder stark immer spürbar sein wird. Viele Angehörige, Freunde und Patientinnen beklagen auch, dass Ihnen das Gefühl von Unbeschwertheit scheinbar für immer abhandengekommen ist.

Aber vielleicht haben Sie gemeinsam mit der Patientin schon so manche schwierige Herausforderung bewältigt und fühlen sich trotzdem stark. Das ist eine gute Grundlage. Bewahren Sie sich Ihre Stärke, aber überschätzen und überfordern Sie sich nicht. Wirksame Unterstützung können Sie nur leisten, wenn Sie selbst leistungsfähig sind und bleiben. Und wenn Sie nicht zu den Starken gehören? Das kann auch ein Vorteil sein; denn vermutlich werden Sie sich dann sehr schnell nach Hilfe und Unterstützung erkundigen, die Sie brauchen, um das Beste für die Patientin tun zu können. Doch dazu später mehr.

Angst

Lassen Sie uns zunächst über Angst reden. Angst und Panik sind schlechte Berater, das haben wir in diesem Buch schon häufiger geschrieben. Angst blockiert, Angst lässt jede Situation ausweglos erscheinen. Gleichzeitig ist Angst in Ihrer Situation eine absolut nachvollziehbare Reaktion. Sie fürchten wahrscheinlich am meisten, einen geliebten Menschen zu verlieren. Oder Sie haben Angst, das Leben ohne die Betroffene nicht mehr meistern zu können. Die Patientin hat vielleicht Angst vor der anstrengenden Behandlung, vor Schmerzen oder auch davor, dass sie sichtbare Schäden davonträgt und dass ihr Leben nie mehr so sein wird wie vorher. Sie helfen sich und der Patientin am meisten, wenn Sie das Gespräch mit ihr suchen. Reden Sie offen über Ihre eigenen Ängste. Fragen Sie die Patientin, wie es ihr damit geht. Gespräche über die Angst können Blockaden lösen und eröffnen manchmal Perspektiven, die vorher nicht sichtbar waren.

Hilflosigkeit

Starke Unterstützer sind eine wirkliche Hilfe für die Patientin. Aber gerade Helfer, die sich immer stark fühlen, können auch gefährdet sein, weil sie zu wenig auf sich selbst achten. Sie wollen immer für die Patientin da sein und alles tun, was den Heilungserfolg wahrscheinlicher macht. Sie engagieren sich sozusagen Tag und Nacht, und irgendwann kreisen ihre Gedanken nur noch um die Kranke und ihre Bedürfnisse. Gleichzeitig wächst in ihnen ein Gefühl der Hilflosigkeit, Sie haben den Eindruck, sich ins Leere zu engagieren, wenn der Erfolg auf sich warten lässt. Sie sind kaum noch in der Lage, sich mit anderen Menschen über deren Sorgen und Themen zu unterhalten. Zu unbedeutend, zu belanglos hören sich deren Probleme im Vergleich zu den Schwierigkeiten an, die sie gerade mit der Betreuung der Brustkrebspatientin haben. Starke oder vermeintlich starke Unterstützer laufen deshalb Gefahr, ihre eigenen sozialen Kontakte zu vernachlässigen und sich von Freunden zurückzuziehen. Irgendwann spüren sie vielleicht auch körperliche Beschwerden wie Schlaflosigkeit, Kreuzschmerzen oder Appetitmangel, gehen aber darüber hinweg. Schließlich hat es die Patientin doch so viel schwerer als sie selbst.

Wenn Ihnen diese Gefühlsgemengelage bekannt vorkommt, benötigen Sie dringend Entlastung. Einfacher gesagt als getan, werden Sie vielleicht einwenden. Das ist sicher richtig. Trotzdem hilft es vielen unterstützenden Angehörigen und Freunden, sich Menschen anzuvertrauen, die von der Krebserkrankung der Patientin nicht persönlich betroffen sind und mehr Distanz zum Geschehen haben. Das kann eine Arbeitskollegin oder ein Bekannter aus dem Sportverein sein, dem Sie möglicherweise von Ihrer eigenen Hilflosigkeit oder der Überforderung besser erzählen können als Leuten in Ihrer unmittelbaren Umgebung.

Hilflosigkeit und Überforderung sind meist mit dem Gefühl verbunden, selbst nichts mehr bewegen, nichts mehr erreichen zu können. Das kann in bestimmten Zeiten der Brustkrebstherapie auch der Realität entsprechen. Für Sie, dem das Wohl der Patientin ganz besonders am Herzen liegt, ist es deshalb ungemein wichtig, regelmäßig – und sei es nur für wenige Stunden – abzutauchen in eine »krankheitsfreie Zeit«. Erleben Sie, wie befreiend es sein kann, allein oder mit guten Freunden einen Spaziergang in der Natur oder auch einen Stadtbummel zu machen, Sport zu treiben, ins Kino zu gehen, in jedem Fall aber das Haus oder die Wohnung zu verlassen. Sie spüren sich wieder selbst und kehren weniger hilflos zu »Ihrer« Patientin zurück.

> Wenn Sie körperliche Probleme haben, lassen Sie sich unbedingt von Ihrem Hausarzt helfen, selbst wenn Sie Ihre eigenen Beschwerden im Vergleich zur Krebserkrankung der Patientin für unbedeutend halten. Denn wirkungsvoll unterstützen können Sie am besten, wenn Sie selbst gesund und leistungsfähig sind.

Wut

Hilflosigkeit kann manchmal auch in Wut umschlagen, und das ist vielen Helfern besonders peinlich. Es kann mit dem Gefühl beginnen, dass die Probleme aller anderen Bekannten und Freunde im Vergleich zu den eigenen als belanglos und unbedeutend empfunden werden. Unmerklich entfernen Sie sich von Ihren Freunden und Ihrer Familie, tauschen sich kaum noch aus und reagieren Mitmenschen gegenüber zunehmend gereizt und launenhaft.

Wenn sich dann die Behandlungssituation verschlechtert oder irgendetwas anderes nicht so läuft, wie Sie es erwarten, spüren Sie Ihre ganze Ohnmacht überdeutlich. Dann kann es vorkommen, dass Sie auf die Ärzte und das gesamte Gesundheitssystem, aber auch auf die Patientin richtiggehend wütend werden. Möglicherweise können Sie Ihren Ärger der Patientin gegenüber nicht unterdrücken, werden zornig – und haben deshalb später ein schlechtes Gewissen.

Das schlechte Gewissen ist berechtigt, aber allein nicht zielführend. Wenn Sie wirklich einmal die Nerven und die Geduld verloren haben, betrachten Sie das als ein Warnsignal, aber seien Sie gnädig mit sich selbst. Vielleicht benötigen Sie mehr als nur die Unterstützung von anderen Angehörigen oder Freunden. Wenden Sie sich im Zweifelsfall an eine Krebsberatungsstelle in Ihrer Nähe. Dort gibt es häufig spezielle Angebote für pflegende Angehörige und Freunde. Auch Selbsthilfeorganisationen können geeignete Ansprechpartner sein.

Als Angehöriger einer Krebspatientin können Sie auch selbst psychoonkologische Unterstützung in Anspruch nehmen. Im geschützten Rahmen können Sie dort alles ansprechen, was Ihnen in der aktuellen Situation Schwierigkeiten macht. Und erfahrene Seelsorger können gute Gesprächspartner sein. Fragen Sie einfach im betreuenden Brustzentrum nach oder wenden Sie sich an eine Krebsberatungsstelle oder eine Selbsthilfeorganisation.

Praktische Unterstützung koordinieren

Eine der wesentlichen Aufgaben vertrauter Angehöriger und guter Freunde besteht darin, den Alltag der Patientin zu organisieren. Auch bei der Beantragung von staatlichen oder sonstigen Unterstützungsleistungen können sie hilfreich sein (siehe Abschnitt EVII).

In den meisten Fällen sind Sie als Unterstützer nicht allein. Häufig existiert ein mehr oder weniger engmaschiges privates Netzwerk. Dazu können Familienangehörige, gute Freundinnen und Freunde, aber auch Arbeitskolleginnen und Arbeitskollegen gehören. Die Eltern von Freunden der eigenen Kinder zählen ebenso dazu wie Mitglieder von Vereinen oder Kirchengemeinden, in denen die Patientin aktiv ist, bis hin zu Nachbarinnen und Nachbarn.

All diese Menschen sind potenzielle Helfer, aber sehr wahrscheinlich sollen nicht alle gleichermaßen in die Betreuung der Brustkrebspatientin miteinbezogen werden. Fragen Sie die Patientin, auf wessen Unterstützung sie Wert legt, und teilen Sie die möglichen Helfer in »Kategorien« ein:

- Wer kann Sie als Hauptunterstützer am ehesten vertreten, wenn Sie selbst anderweitig beschäftigt sind, eine Auszeit brauchen oder verhindert sind?
- Wen möchte die Patientin am liebsten mal zu Hause auf eine Tasse Tee einladen, um mit ihm oder ihr über Gott und die Welt zu plaudern?
- Wer kann Fahrdienste für die Patientin übernehmen und/oder sie in die Praxis oder Klinik begleiten?
- Wer kann die Kinder der Patientin aus Kita, Kindergarten oder Schule abholen und zum Sport oder zum Musikunterricht bringen?
- Wer kann ab und zu die Kinderbetreuung übernehmen?

- Wer kann mit dem Hund rausgehen beziehungsweise Haustiere versorgen?
- Wer kann Hausarbeiten übernehmen?
- Wer kann Einkäufe miterledigen?
- Wer kann bei Schriftverkehr unterstützen, Anträge ausfüllen etc.?

Diese Liste ist sicher nicht vollständig und auch nicht für jede Brustkrebspatientin passend, aber als Beispiel wertvoll, weil viele Menschen in Ihrer Umgebung gerne helfen wollen, aber nicht genau wissen, wie. Je klarer Sie eine Bitte oder einen Bedarf formulieren, desto wahrscheinlicher ist eine positive Rückmeldung. Und wenn Sie darauf achten, jede Bitte um einen Gefallen so auszudrücken, dass Ihr Gegenüber auch ohne schlechtes Gewissen mit einem offenen Nein antworten kann, dann vergraulen Sie Ihre potenziellen Unterstützer nicht. Möglicherweise ist es auch sinnvoll, in einem Messengerdienst eine eigene Unterstützergruppe anzulegen, damit die schnelle und einfache Kommunikation zwischen allen Beteiligten gewährleistet ist.

Hilfen annehmen: Die eigene Batterie wieder aufladen

Von starken und möglicherweise nicht ganz so starken Helferinnen und Helfern war bereits die Rede. Wie auch immer Sie Ihre Kräfte selbst einschätzen: Ganz sicher geben Sie Ihr Bestes, sind der Patientin gegenüber aufmerksam, richten sich nach ihren Bedürfnissen, durchleben Höhen und Tiefen gemeinsam mit ihr und sind immer da, wenn Sie gebraucht werden.

Und trotzdem gilt: Auch Ihre Kräfte sind begrenzt. Machen Sie sich das von Zeit zu Zeit klar, und verlieren Sie Ihr eigenes Wohl nicht aus den Augen. Wenn Sie Ihre »Batterie regelmäßig aufladen«, tun Sie das Beste nicht nur für sich, sondern auch für Ihre Partnerin beziehungsweise Ihre Freundin.

Eine Zeit lang loszulassen und für sich selbst zu sorgen fällt vielen engen Angehörigen und guten Freunden jedoch schwer. Sie haben das Gefühl, dass die Ängste und Probleme der Kranken so sehr viel größer sind als die eigenen, und stellen eigene Wünsche und Bedürfnisse hintan. Schon beim bloßen Gedanken an einen Stadtbummel, an einen Kino- oder Konzertbesuch ohne die Patientin beschleicht viele das schlechte Gewissen.

Es stimmt, Sie sind unentbehrlich für die Patientin, aber ganz nüchtern betrachtet könnten Sie während der unter Umständen monatelangen Betreuungszeit ja auch selbst einmal krank werden und zumindest kurzzeitig ausfallen. Überlegen Sie, was dann geschehen würde. Spätestens dann bräuchten Sie selbst dringend Unterstützung oder zumindest Entlastung. Die beste Entlastung ist ein funktionierendes privates Netzwerk, das eingespielt ist in der praktischen Unterstützung der Patientin. Vielleicht gibt es auch jemanden, mit dem Sie die Verantwortung teilen können und der Sie vertreten könnte. Derart vorbereitet verkraftet die Patientin es auch, wenn Sie sich ab und zu selbst eine Auszeit verordnen und ein Wochenende allein, mit Ihrer Familie oder mit Freunden verbringen, wohl wissend, dass die Patientin in guten Händen ist.

Aber selbst wenn das Netzwerk nicht so gut funktioniert oder nur unvollständig vorhanden ist, sollten Sie sich zumindest kleinere Erholungspausen von Ihrer anstrengenden Betreuungsaufgabe gönnen. Wenn Sie gern Sport treiben, hören Sie damit nicht auf. Wenn Sie gern im Garten arbeiten oder lange Spaziergänge machen, wenn Sie ein passionierter Saunagänger sind oder einen Besuch im Museum lieben, dann planen Sie diese Zeiten in Ihren Tagesablauf aktiv ein – und vernachlässigen Sie nicht Ihren eigenen Freundeskreis. Mit anderen Worten: Sorgen Sie dafür, dass Sie zum Krankheitsgeschehen ab und zu etwas Distanz gewinnen. Das steht Ihnen zu und wird Ihre Kräfte stärken.

Apropos Distanz: Auch die Patientin wünscht sich mit Sicherheit Zeiten, an denen sie nicht direkt mit ihrer Erkrankung konfrontiert ist. Wenn Sie als Betreuerin oder Betreuer ausreichend für sich selbst gesorgt haben, werden Sie auch stark genug sein, um mit der Patientin gemeinsam etwas zu unternehmen, beispielsweise einen Film anzuschauen, Spiele zu spielen oder kleine Ausflüge zu unternehmen. Gemeinsame Zeit, in der die Krankheit keine Rolle spielt, wirkt für alle Beteiligten entspannend und trägt dazu bei, dass die Krebserkrankung nicht die Oberherrschaft in Ihrem Leben übernimmt.

VII.
Soziale Fragen und Sicherung der Existenz

Wenn Sie an Brustkrebs erkrankt sind, haben Sie nicht nur Anspruch auf die Übernahme der Behandlungskosten. Die sozialen Sicherungssysteme garantieren in der Regel auch Ihre wirtschaftliche Absicherung bis zur Genesung, bis zur (teilweisen) Wiederherstellung Ihrer Arbeitsfähigkeit oder bis zum möglicherweise sinnvollen Bezug einer (vorgezogenen) Altersrente. Auch Rehabilitationsleistungen im Anschluss an die Akutbehandlung oder eine vorübergehende Unterstützung in der Haushaltsführung werden finanziert. All das gilt für Patientinnen, die vor ihrer Erkrankung gesetzlich krankenversichert waren oder Arbeitslosengeld bezogen haben. Auch Beamte sind nach den in ihrem jeweiligen Bundesland geltenden Regeln zum Beihilferecht entsprechend abgesichert. Die Ansprüche Privatversicherter richten sich im Detail nach dem jeweils abgeschlossenen Vertrag.

Auf den folgenden Seiten haben wir die für Brustkrebspatientinnen wichtigsten Sozialleistungen im Überblick zusammengestellt. Die hier gegebenen Auskünfte sind allerdings aus nachvollziehbaren Gründen nicht rechtsverbindlich. Wir empfehlen Ihnen im Einzelfall, erste Fragen schon mit dem Sozialdienst Ihrer Klinik zu besprechen. Sozialrechtliche Beratung erhalten Sie außerdem in Ihrer Kommune, bei freien Wohlfahrtsverbänden wie der Arbeiterwohlfahrt, dem Deutschen Caritasverband oder der Diakonie Deutschland, darüber hinaus natürlich in allen Krebsberatungsstellen sowie bei den großen Sozialverbänden VdK (https://vdk.de) sowie SoVD (https://sovd.de).

Mehr schriftliche Detailinformationen bieten Broschüren beziehungsweise Onlinedienste, etwa:

- Wegweiser zu Sozialleistungen. Band 40 der Blauen Ratgeber der Deutschen Krebshilfe (https://www.krebshilfe.de/informieren/ueber-krebs/infothek/infomaterial-kategorie/die-blauen-ratgeber/),
- Soziale Informationen. Ein Leitfaden der Frauenselbsthilfe Krebs (https://www.frauenselbsthilfe.de/medien/soziale-informationen.html),
- Betanet. Portal für psychosoziale und sozialrechtliche Informationen im Gesundheitswesen (https://betanet.de).

Auf die im Folgenden besprochenen Leistungen haben Sie grundsätzlich ein Anrecht. Haben Sie also keine Hemmungen, sie zu beantragen. Nutzen Sie dazu die genannten Unterstützungsangebote. Im Folgenden gehen wir ein auf

- Schwerbehindertenausweis,
- Zuzahlungen und Belastungsgrenzen,
- Krankengeld,
- Haushaltshilfe,
- Häusliche Krankenpflege,
- Rehabilitation,
- Berufliche Wiedereingliederung,
- Pflegebedürftigkeit,
- Palliativmedizinische Behandlung.

1. Schwerbehindertenausweis

Jede Brustkrebspatientin erhält auf Antrag einen Schwerbehindertenausweis mit einem bestimmten Grad der Behinderung (GdB) von mindestens 50. Der Ausweis bringt eine Reihe von Vergünstigungen mit sich. Wir besprechen ihn an erster Stelle, weil er unmittelbar nach der Diagnosestellung in der Klinik beim zuständigen Versorgungsamt beantragt werden kann. Es ist notwendig, zum ausgefüllten Antragsformular auch Arztberichte beziehungsweise den Entlassungsbericht der Klinik hinzuzufügen; auch Informationen über andere Erkrankungen werden berücksichtigt. Das Bundesministerium für Arbeit und Soziales bietet den Download von Antragsformularen an unter https://einfach-teilhaben.de. Wählen Sie im Menüpunkt »Ratgeber« das Stichwort »Schwerbehinderung«. Nach einer Brustkrebsbehandlung wird in der Regel ein GdB von 50 genehmigt, bei befallenen Lymphknoten ein GdB von 60, bei höheren Stadien ist auch ein GdB von 80 möglich.

Die Anerkennung eines GdB steht unter dem Vorbehalt der sogenannten Heilungsbewährung. Das heißt: Der GdB gilt fünf Jahre lang, danach wird er zurückgestuft oder aufgehoben, es sei denn, in dieser Zeit ist ein Rückfall oder eine Verschlimmerung der Erkrankung aufgetreten. Nach Behandlung eines duktalen Carcinoma in situ (DCIS), das als Vorstufe von Brustkrebs gilt, beträgt die Heilungsbewährung nicht fünf, sondern nur zwei Jahre.

Mögliche Vorteile – im Fachjargon als Nachteilsausgleiche bezeichnet – ab einem GdB von 50 sind:

- Steuervergünstigungen (höhere Pauschbeträge),
- Steuerermäßigung für die Nutzung des eigenen Pkw,
- Erweiterter Kündigungsschutz am Arbeitsplatz,
- Anspruch auf Zusatzurlaub,
- Vergünstigte Eintrittspreise in vielen Einrichtungen,
- Möglichkeit des früheren Eintritts in die Rente.

2. Zuzahlungen und Belastungsgrenzen

Medizinische Leistungen zur Behandlung, Rehabilitation oder Pflege von Brustkrebspatientinnen werden grundsätzlich von gesetzlichen oder privaten Krankenversicherungen sowie anderen Kostenträgern gezahlt. Die Versicherten sind allerdings verpflichtet, zusätzlich selbst einen Beitrag, also eine Zuzahlung, zu leisten. Kinder und Jugendliche bis zum vollendeten 18. Lebensjahr sind grundsätzlich von Zuzahlungen befreit. Einzige Ausnahme: Zu genehmigten Fahrtkosten müssen auch sie eine Zuzahlung entrichten. Die häufigsten Leistungen und Zuzahlungen im Überblick:

Zuzahlungen

Krankenkassenleistung	Zuzahlung
Verschreibungspflichtige Arznei- und Verbandsmittel	10 % vom Abgabepreis; mindestens 5,00 €, höchstens 10,00 €; nicht mehr als die tatsächlichen Kosten
Hilfsmittel (z. B. Perücken, Brustprothesen)	10 % vom Abgabepreis; mindestens 5,00 €, höchstens 10,00 €; nicht mehr als die tatsächlichen Kosten
Hilfsmittel zum Verbrauch (z. B. Einlagen, Sonden, Spritzen)	10 % pro Packung und höchstens 10,00 € im Monat
Heilmittel (z. B. Massagen, Krankengymnastik)	10 % der Kosten plus 10,00 € pro Verordnung
Fahrtkosten zu und von stationären Behandlungen zur ambulanten Behandlung (in Ausnahmefällen) in Rettungswagen oder Krankenwagen bei Pflegegrad 3 bis 5 bei Patientinnen mit Schwerbehindertenausweis (AG, Bl oder H)	10 % des Preises, mindestens 5,00 €, höchstens 10,00 €; nicht mehr als die tatsächlichen Kosten
Krankenhausbehandlung (vollstationär)	10,00 € pro Kalendertag für höchstens 28 Tage pro Kalenderjahr
Ambulante, teilstationäre und stationäre Rehabilitationsmaßnahmen	Je nach Kostenträger 0 bis 10,00 € pro Kalendertag für höchstens 42 Tage im Kalenderjahr
Häusliche Krankenpflege	10,00 € pro Kalendertag für höchstens 28 Tage pro Kalenderjahr
Haushaltshilfe	10 % der Kosten pro Tag, mindestens 5,00 €, höchstens 10,00 €, nicht mehr als die tatsächlichen Kosten

Belastungsgrenzen

Zuzahlungen sind nur bis zu einer individuellen Höchstgrenze pro Kalenderjahr, der sogenannten Belastungsgrenze fällig. Wird diese Grenze überschritten, erhalten Betroffene auf Antrag eine Bescheinigung, mit der sie von der Zuzahlung für den Rest des Kalenderjahres befreit sind.

Die individuelle Belastungsgrenze ist erreicht, wenn zwei Prozent des Familienbruttoeinkommens nachweislich für Zuzahlungen verwendet wurden. Für schwerwiegend chronisch Kranke ist die Belastungsgrenze halbiert und beträgt ein Prozent des Familienbruttoeinkommens. Schwerwiegend chronisch krank sind Menschen, die sich in ärztlicher Dauerbehandlung befinden und mindestens ein Jahr lang einmal pro Quartal wegen derselben Krankheit behandelt werden. Außerdem muss der oder die Betroffene eine der drei folgenden Bedingungen erfüllen:

- Er oder sie muss pflegebedürftig sein, und zwar mit Pflegegrad 3 oder höher.
- Er oder sie muss einen Grad der Behinderung von mindestens 60 haben.
- Er oder sie muss dauerhaft auf medizinische Versorgung angewiesen sein, weil sich die Erkrankung ansonsten lebensbedrohlich verschlimmern oder Lebenserwartung und Lebensqualität sich verringern würden.

Die verminderte Belastungsgrenze wird außerdem nur anerkannt, wenn die Patientin sich am Behandlungsprozess beteiligt und ihrerseits alles tut, damit sich die Krankheit nicht verschlimmert. Brustkrebspatientinnen erfüllen in aller Regel das dritte Kriterium. Sprechen Sie deshalb mit Ihren behandelnden Ärzten darüber, ob für Sie die sogenannte Chronikerbescheinigung zur Einreichung bei der Krankenversicherung ausgestellt werden kann.

Jährliches Familienbruttoeinkommen

Grundlage für die Berechnung der individuellen Belastungsgrenze ist das jährliche Familienbruttoeinkommen, also das von allen in einem gemeinsamen Haushalt lebenden Personen erzielte Bruttoeinkommen. Für jeden Angehörigen wird ein Freibetrag berücksichtigt, um den das Familienbruttoeinkommen verringert und die Belastungsgrenze damit erniedrigt wird. Im Jahr 2022 gelten folgende Freibeträge:

- für Partner(in) oder erste(n) Angehörige(n) 5922,00 €,
- für jedes familienversicherte Kind 8388,00 €,
- für jeden weiteren Angehörigen 3948,00 €.

Nehmen wir an, in einer Familie mit zwei Kindern läge das jährliche Familienbruttoeinkommen bei 55 000 €. Für den Partner der Brustkrebspatientin würden davon 5922,00 € und für ihre beiden Kinder 16 776,00 € abgezogen. Die Berechnungsgrundlage für die Belastungsgrenze betrüge also 32 202,00 €. Die Familie müsste pro Jahr also 646,04 € für Zuzahlungen aufbringen. Sollte die Patientin chronisch krank sein, würde sich dieser Betrag auf 323,02 € halbieren.

> **Hinweis:** Krankenkassen benachrichtigen die Versicherten nicht automatisch, sobald sie ihre Belastungsgrenze erreicht haben. Behalten Sie also Ihre Zuzahlungen selbst im Auge und sammeln Sie alle Quittungen. Achten Sie darauf, dass auf allen Belegen Ihre Personalien vermerkt sind. Sobald sich abzeichnet, dass Sie Ihre Belastungsgrenze erreichen, stellen Sie einen Befreiungsantrag bei Ihrer Krankenkasse.

3. Krankengeld

Zumindest für die Zeit der stationären Behandlung in der Klinik sind Brustkrebspatientinnen arbeitsunfähig. Während der ambulanten Therapie können und wollen viele zumindest in Teilzeit wieder arbeiten. Treffen Sie die Entscheidung für oder gegen eine Wiederaufnahme Ihrer Beschäftigung ganz nach Ihren eigenen Bedürfnissen, gehen Sie Ihren eigenen Weg. Befinden Sie sich in einem sozialversicherungspflichtigen Beschäftigungsverhältnis, erhalten Sie vom Arbeitgeber im Krankheitsfall in der Regel sechs Wochen lang weiterhin ihr Arbeitsentgelt. Anschließend zahlt die Krankenkasse das Krankengeld. Es beträgt 70 Prozent des regelmäßig erzielten Bruttoarbeitsentgelts, jedoch nicht mehr als 90 Prozent des letzten Nettoarbeitsentgelts. Nach oben begrenzt ist das Krankengeld außerdem durch die sogenannte Beitragsbemessungsgrenze: Die maximale Bezugsgröße für die Berechnung von Krankengeld ist im Jahr 2022 ein Bruttoarbeitsentgelt von 4837,50 Euro im Monat. Diese Beitragsbemessungsgrenze wird kalenderjährlich neu festgelegt.

Krankengeld wird von der Krankenkasse für dieselbe Krankheit innerhalb von drei Jahren maximal 78 Wochen lang ab Beginn der ersten Arbeitsunfähigkeit gewährt. Zeiten der Arbeitsentgeltfortzahlung durch den Arbeitgeber werden bei den 78 Wochen angerechnet. Nach Ablauf von drei Jahren entsteht ein erneuter Anspruch wegen derselben Krankheit.

Lückenlose Dokumentation der Arbeitsunfähigkeit

Jede neue Arbeitsunfähigkeitsbescheinigung (AU-Bescheinigung) muss lückenlos an die vorherige anschließen, um keine finanziellen Nachteile zu erleiden. Mit anderen Worten: Für den letzten Gültigkeitstag der vorliegenden AU-Bescheinigung sollten Sie einen Arzttermin vereinbaren, damit die Krankschreibung lückenlos fortgeführt werden kann. Das ist dann besonders wichtig, wenn Sie während der Therapie länger als sechs Wochen krankgeschrieben sein werden, denn für nicht bescheinigte Krankentage erhalten Sie kein Krankengeld. Im schlimmsten Fall können Sie Ihren Anspruch sogar ganz verlieren. Übrigens: Ärztinnen und Ärzte in der Klinik dürfen Sie bis zu sieben Tage länger krankschreiben, als Ihr stationärer Aufenthalt dauert. Damit haben Sie genügend Zeit, um nach dem Klinikaufenthalt zur Nachsorge einen Termin in einer ärztlichen Praxis Ihres Vertrauens vereinbaren zu können. Sollte Ihre ambulante Behandlung im Brustzentrum fortgeführt werden, erhalten Sie dort Ihre Arbeitsunfähigkeitsbescheinigung.

Aufforderung zur Beantragung von Rehabilitationsmaßnahmen nach Paragraf 51 Sozialgesetzbuch V (SGB V)

Immer häufiger kommt es vor, dass Krankenkassen Versicherte schon während der Akutbehandlung dazu auffordern, mit einer Frist von zehn Wochen einen Antrag auf Maßnahmen zur Rehabilitation zu stellen. Hintergrund ist die Annahme der Kasse, dass die Erwerbsfähigkeit des oder der Versicherten erheblich gefährdet oder gemindert ist. Mit dieser Aufforderung kann die Krankenversicherung den prinzipiell bestehenden Anspruch auf 78 Wochen Krankengeld gewissermaßen aushebeln, denn ein solcher Rehabilitationsantrag kann von der Rentenversicherung später in einen Rentenantrag umgewandelt werden.

Damit kann sich der Antrag auf Rehabilitation unmittelbar auf den Beginn der Erwerbsminderungsrente auswirken und in letzter Konsequenz das Ende des Erwerbslebens des oder der Versicherten bedeuten. Denn sollte die Rentenversicherung im weiteren Verfahren tatsächlich zu dem Schluss kommen, dass Betroffene nicht mehr nur (vorübergehend) arbeitsunfähig, sondern längerfristig oder dauerhaft erwerbsgemindert sind, besteht kein Anspruch mehr auf Krankengeld. Das heißt, nicht mehr die Krankenkasse, sondern die Rentenversicherung ist zahlungspflichtig. Fachleute gehen deshalb davon aus, dass sich die Krankenkassen mit der frühzeitigen Aufforderung von Krebspatientinnen, Maßnahmen zur Rehabilitation zu beantragen, gegenüber den Rentenversicherungsträgern frühzeitig Erstattungsansprüche sichern möchten.

Bevor Sie der Aufforderung Ihrer Krankenkasse nachkommen und einen solchen Antrag stellen, haben Sie ein Recht darauf, angehört zu werden. Häufig rufen Krankenkassenmitarbeiter die Patientin auch an und fordern sie mündlich auf, Rehamaßnahmen zu beantragen. Schon dieses Telefonat kann – rechtlich zulässig – als Anhörung gelten. Deshalb ist es aus Ihrer Sicht als Patientin sinnvoll, bei diesem Telefonat deutlich zu machen, dass man nicht angerufen, sondern nur schriftlich kontaktiert werden möchte. Damit eröffnen Sie sich die Möglichkeit, gegen die Aufforderung Widerspruch einzulegen.

> **Hinweis:** Sollte Ihre Krankenkasse Sie über die Absicht informieren, Sie zur Beantragung von Rehabilitationsmaßnahmen auffordern zu wollen, suchen Sie zur Frage Ihres Gesundheitszustands den Kontakt mit Ihren behandelnden Ärztinnen und Ärzten. Wegen möglicher sozialrechtlicher Konsequenzen nehmen Sie Kontakt mit Experten bei Krebsberatungsstellen oder Sozialverbänden auf. Besprechen Sie mit ihnen, wie Sie Ihre eigene Perspektive am Arbeitsmarkt einschätzen, um die für Sie optimale Vorgehensweise zu finden.

Aussteuerung und Nahtlosigkeitsregelung

Was geschieht, wenn die 78 Wochen Krankengeldzahlung tatsächlich ausgeschöpft sind, die Arbeitsfähigkeit aber noch nicht wiederhergestellt ist? Es kommt zur sogenannten Aussteuerung, das heißt, die Krankengeldzahlung endet. Falls der Rentenversicherungsträger zu dieser Zeit noch nicht über die Gewährung einer Erwerbsminderungsrente entschieden hat, droht der oder die ArbeitnehmerIn durch das soziale Netz zu rutschen: Betroffene könnten ihren Lebensunterhalt nicht mehr finanzieren und wären auch nicht mehr krankenversichert.

Um die weitere Versorgung nahtlos zu gewährleisten, greift in solchen Fällen die Nahtlosigkeitsregelung: Betroffene erhalten in dieser Situation auf Antrag das sogenannte Arbeitslosengeld bei Arbeitsunfähigkeit. Konkret informiert die Krankenversicherung etwa zwei Monate vor der Aussteuerung über das Ende des Krankengeldbezugs und fordert den oder die Versicherte auf, sich bei der Agentur für Arbeit arbeitslos zu melden, und zwar unabhängig davon, dass Sie sich formal noch in einem Arbeitsverhältnis befinden. Damit sind Versorgung und Krankenversicherungsschutz zunächst sichergestellt. In der folgenden Zeit wird die Erwerbsfähigkeit geprüft, und Sie werden aufgefordert, innerhalb von vier Wochen einen Antrag auf Maßnahmen zur Rehabilitation zu stellen.

Krankengeld für Selbstständige

Selbstständige sind ebenfalls verpflichtet, eine Krankenversicherung abzuschließen, sie können aber zwischen einer gesetzlichen und einer privaten Versicherung wählen. Das Krankengeld ist allerdings nicht automatisch Teil der Versicherungsleistung von privaten Krankenkassen und muss zusätzlich versichert werden. Besteht eine solche – dringend zu empfehlende – zusätzliche Krankentagegeldversicherung nicht, kann es bei langwierigen Erkrankungen schnell zu einer finanziellen Schieflage kommen. Auch für die Inanspruchnahme von Leistungen aus einer Krankentagegeldversicherung ist die lückenlose Dokumentation der Arbeitsunfähigkeit Voraussetzung.

Berufsunfähigkeitsversicherung

Falls Sie über eine private Berufsunfähigkeitsversicherung verfügen, kann ein Blick in die Unterlagen, gerade von älteren Verträgen, nicht schaden. Viele Versicherungen zahlen bereits nach einer sechsmonatigen Arbeitsunfähigkeit eine teilweise Berufsunfähigkeitsrente. Dieses Geld bekommen Sie, wenn Sie gesetzlich krankenversichert sind, zusätzlich zum Krankengeld, da Sie privat Vorsorge getroffen haben.

4. Haushaltshilfe

Wenn Sie Ihren Haushalt nicht selbst weiterführen können, weil Sie in die Klinik müssen, eine ambulante oder stationäre Kur machen oder zuhause gepflegt werden, haben Sie unter zwei Bedingungen grundsätzlich Anspruch auf eine von der Krankenkasse bezahlte Haushaltshilfe:

- Es gibt keine andere Person in Ihrem Haushalt, die den Haushalt führen könnte **UND**
- In Ihrem Haushalt lebt ein Kind, das sein zwölftes Lebensjahr noch nicht vollendet hat oder das behindert und deshalb auf Hilfe angewiesen ist.

Es liegt im Ermessen der einzelnen Krankenkassen, auch in anderen Fällen eine Haushaltshilfe zu finanzieren. Fragen Sie auf jeden Fall nach.

Wenn Sie unmittelbar nach einem Krankenhausaufenthalt oder einer ambulanten Operation Ihren Haushalt nicht weiterführen können, haben Sie unter Umständen im Rahmen der sogenannten Übergangspflege Anspruch auf eine Haushaltshilfe, auch wenn Sie keine Kinder haben. Auch hier lohnt es sich, bei Ihrer Krankenkasse direkt nachzufragen.

Für jeden Kalendertag, an dem die Haushaltshilfe bei Ihnen tätig ist, müssen Sie zehn Prozent der entstehenden Kosten selbst tragen, mindestens aber fünf Euro und höchstens zehn Euro pro Tag.

5. Häusliche Krankenpflege

Diese mögliche Leistung Ihrer Krankenkasse ist zu unterscheiden von der häuslichen Pflege bei Pflegebedürftigkeit (siehe Seite 351). Die hier gemeinte, im Allgemeinen auf vier Wochen begrenzte häusliche Krankenpflege finanziert die Krankenkasse, wenn eine Behandlung in der Klinik nicht möglich ist oder wenn sich ein Klinikaufenthalt durch die Pflege zu Hause verkürzen oder vermeiden lässt. Voraussetzung ist allerdings, dass in Ihrem Haushalt keine andere Person lebt, die Sie im erforderlichen Umfang pflegen und versorgen könnte, beispielsweise weil Ihr Partner oder Ihre Partnerin voll berufstätig ist.

Ihre Ärztin oder Ihr Arzt muss die häusliche Krankenpflege verordnen. Die Pflege übernehmen entweder spezielle Pflegedienste oder Sozialstationen, die Ihnen Ihre behandelnden Ärzte oder Ihre Krankenkasse vermitteln können. Sollte die Krankenkasse nicht in der Lage sein, eine Pflegekraft zu vermitteln, können Sie als Patientin sich selbst darum kümmern und die Kosten – in angemessener Höhe – mit der Krankenkasse abrechnen. Private Krankenversicherungen übernehmen die Kosten für häusliche Krankenpflege im Allgemeinen zu gleichen Konditionen wie gesetzliche Krankenkassen. Im Zweifelsfall erkundigen Sie sich bei Ihrer Versicherung.

An den Kosten für die häusliche Krankenpflege müssen Sie sich beteiligen. Für bis zu 28 Tage pro Jahr übernehmen Sie zehn Prozent der anfallenden Kosten. Außerdem fallen pro Verordnung zehn Euro an.

6. Rehabilitation

Dass zusätzlich zur Nachsorge auch Rehabilitationsmaßnahmen sinnvoll und notwendig sind, um Sie wieder fit für den Alltag zu machen, haben wir in Abschnitt BVI.3. bereits ausführlich besprochen. Hier informieren wir Sie eher über die »technischen Einzelheiten« der einzelnen Leistungen.

Rehabilitationsleistungen werden in Deutschland von verschiedenen Sozialversicherungsträgern finanziert, also von der Kranken-, Renten- und gegebenenfalls der Unfallversicherung. Wird eine Maßnahme zur Wiederherstellung der Gesundheit durchgeführt, ist meist die Krankenkasse zuständig. Geht es eher um die Wiederherstellung oder den Erhalt der Erwerbsfähigkeit, übernimmt meist die Rentenversicherung die Kosten. Für Selbstständige ohne Rentenversicherung ist immer die Krankenversicherung der Ansprechpartner.

Rehamaßnahmen können direkt nach dem Ende der Akutbehandlung stattfinden und werden dann als Anschlussheilbehandlung (AHB) oder Anschlussrehabilitation (AR) bezeichnet. Bei Patientinnen mit Brustkrebs ist die Behandlung mit dem Ende des Krankenhausaufenthalts allerdings meist noch nicht abgeschlossen. Eine Strahlentherapie kommt in den meisten Fällen noch hinzu, häufig auch eine medikamentöse Therapie mit Antikörpern oder anderen gezielt wirksamen Präparaten oder mit Chemotherapie-Substanzen. Anschlussheilbehandlung oder Anschlussrehabilitation bedeutet für diese Patientinnen daher, dass sie zwei bis fünf Wochen nach dem Ende einer gegebenenfalls notwendigen Chemotherapie stattfindet. Eine noch länger erforderliche Antikörpertherapie lässt sich nach Absprache mit den behandelnden Ärzten für die Dauer der Rehabilitationsmaßnahme unterbrechen.

Onkologische Rehabilitation

Ob als Anschlussheilbehandlung/Anschlussrehabilitation oder als klassische Rehabilitationskur innerhalb eines Jahres nach Abschluss der Akutbehandlung: Die Onkologische Rehabilitation ist für Sie höchstwahrscheinlich eine sinnvolle Maßnahme, die stationär in der Regel drei Wochen dauert. Sie können die Rehabilitation auch – falls ein solches Angebot an Ihrem Wohnort verfügbar ist – ambulant absolvieren. Dazu begeben Sie sich zu den täglichen Anwendungen in ein wohnortnahes Zentrum, verbringen den Abend und die Nacht aber zuhause.

Bis zum Ende des zweiten Jahres nach Abschluss der Behandlung ist es auch möglich, die Maßnahme im Sinne einer Festigungskur zu wiederholen, falls bei Ihnen noch erhebliche Funktionseinschränkungen vorliegen. Eine dritte Rehabilitationsmaßnahme wird dann erst wieder nach Ablauf vier weiterer Jahre finanziert. Falls zwischenzeitlich wegen des Fortschreitens der Erkrankung neuer Behandlungsbedarf entstanden ist, haben Sie selbstverständlich auch wieder das Recht auf Rehabilitation.

> **Hinweis:** Den Antrag auf onkologische Rehabilitation stellen Sie, sobald Sie von Ihrem Hausarzt, Ihrem Onkologen oder anderen Fachärzten eine entsprechende Empfehlung erhalten haben. Auskünfte dazu bekommen Sie auch von den Beratungsstellen der Rentenversicherungsträger, bei Ihrer Krankenkasse oder in der Stadt- beziehungsweise Gemeindeverwaltung. Fragen Sie jedoch zunächst nach den Empfehlungen Ihrer behandelnden Ärzte.

Zuzahlungen

Die Höhe der Zuzahlungen richtet sich bei Rehabilitationsmaßnahmen nach dem Kostenträger: Ist der Rentenversicherer zuständig, wird für ambulant durchgeführte Rehamaßnahmen in der Regel keine Zuzahlung fällig. Ansonsten gilt: Zehn Euro pro Tag der Maßnahme für bis zu 42 Tage pro Kalenderjahr. Die im selben Kalenderjahr bereits geleisteten Krankenhauszuzahlungen werden angerechnet.

> **Hinweis:** Sammeln Sie für alle Zuzahlungen – ob zu Medikamenten, häuslicher Pflege oder Haushaltshilfen – die entsprechenden Belege, damit Sie ausrechnen können, wann Sie Ihre Belastungsgrenze erreicht haben und für den Rest des Jahres von Zuzahlungen befreit werden.

Übergangsgeld

Für die Zeit einer Rehabilitationsmaßnahme zahlen Krankenversicherungen kein Krankengeld. Der Rentenversicherungsträger zahlt in dieser Zeit ein sogenanntes Übergangsgeld, falls die Patientin zuvor als Arbeitnehmerin Rentenversicherungsbeiträge bezahlt hat. Auch Bezieherinnen von Kurzarbeitergeld, Arbeitslosengeld oder Mutterschaftsgeld erhalten auf Antrag ein Übergangsgeld. Voraussetzung ist immer, dass im Rahmen der genannten Leistungen Beiträge zur Rentenversicherung gezahlt worden sind.

Die Höhe des Übergangsgelds wird auf Grundlage von 80 Prozent des letzten Bruttoverdienstes, höchsten auf Grundlage des Nettoverdienstes berechnet. Betroffene ohne Kinder erhalten 68 Prozent, mit Kindern 75 Prozent. Das Übergangsgeld ist in der Regel niedriger als das Krankengeld und muss aktiv beim Rentenversicherungsträger beantragt werden, es kommt nicht von selbst.

Haushaltshilfe während der Rehabilitation

Unter bestimmten Voraussetzungen können Sie die Kosten für eine Haushaltshilfe während der Rehabilitationsmaßnahme ersetzt bekommen. Es gelten die bereits skizzierten Voraussetzungen.

7. Berufliche Wiedereingliederung

Nicht wenige Brustkrebspatientinnen legen großen Wert darauf, möglichst bald wieder an ihren Arbeitsplatz zurückzukehren, selbst wenn noch ambulante Behandlungen notwendig sind. Häufig funktioniert das im direkten Einvernehmen mit dem jeweiligen Arbeitgeber.

Der Gesetzgeber hat aber auch vorgesehen, dass Betroffene besondere »Leistungen zur Teilhabe am Arbeitsleben« nutzen können, um in den Berufsalltag zurückzufinden. Berufliche Weiterbildung ist dabei ebenso möglich wie die Erstattung von Kosten, die Arbeitgebern möglicherweise entstehen, weil sie Krebskranke beschäftigen. Das gilt auch für technische Arbeitshilfen, Mittel zur Einrichtung eines behindertengerechten Arbeitsplatzes oder auch Einarbeitungszuschüsse. Lassen Sie sich darüber bei Ihrem Rentenversicherungsträger oder bei der Agentur für Arbeit beraten.

Wenn es medizinisch vertretbar ist und die Patientin sich mit Krankenkasse, gesetzlicher Rentenversicherung und dem Arbeitgeber abgestimmt hat, gibt es die Möglichkeit zur stufenweisen Heranführung an die Arbeitsbelastung, um ihr so den Übergang zur vollen Berufstätigkeit zu erleichtern. Im Fachjargon wird diese Maßnahme auch als Hamburger Modell bezeichnet.

Beschäftigte Patientinnen sind während der Maßnahme weiterhin krankgeschrieben und erhalten kein Gehalt, sondern Krankengeld, sofern die 78 Wochen innerhalb von drei Jahren noch nicht ausgeschöpft sind. Andernfalls kann die Rentenversicherung in dieser Zeit auch Übergangsgeld zahlen.

Die Maßnahme dauert in der Regel sechs Wochen bis zu sechs Monaten. Die stufenweise Wiedereingliederung können Arbeitgeber und Patientin durch einfache Erklärung gegenüber dem Vertragspartner mit sofortiger Wirkung beenden.

Über die Zeit nach der Wiedereingliederung hinaus können Sie sich beispielsweise mit dem geschickten Einsatz der angesammelten Urlaubstage Entlastung verschaffen und vielleicht für eine begrenzte Zeit eine Viertagewoche realisieren. Sind Sie mehr als sechs Monate in einem Betrieb mit mehr als 45 Arbeitnehmern beschäftigt? Dann kann die sogenannte Brückenteilzeit – also die zeitlich begrenzte Reduzierung der Arbeitszeit – für Sie eine Option sein. Sprechen Sie gegebenenfalls mit Ihrem Betriebsrat oder kontaktieren Sie die oder den Schwerbehindertenbeauftragte(n).

8. Pflegebedürftigkeit

Wenn kranke oder behinderte Menschen sich nicht mehr selbst versorgen können, sind sie im Alltag auf Hilfe angewiesen und haben Anspruch auf Leistungen ihrer Pflegeversicherung. Gesetzlich und privat Krankenversicherte müssen sich gleichermaßen auch gegen die Risiken der Pflegebedürftigkeit versichern.

Wer gesetzlich krankenversichert ist, wird automatisch in die soziale Pflegeversicherung aufgenommen. Träger sind die sogenannten Pflegekassen. Die Pflegekasse ist eine selbstständige Einrichtung der Krankenkasse, bei der eine gesetzlich versicherte Person Mitglied ist. Der anteilige Beitrag wird – wie bei der Kranken-, Renten- oder Arbeitslosenversicherung – vom Bruttogehalt abgezogen. Privat Krankenversicherte sind verpflichtet, eine private Pflegeversicherung abzuschließen.

Bevor Leistungen aus der sozialen Pflegeversicherung fließen, muss die Pflegebedürftigkeit vom Medizinischen Dienst der gesetzlichen Krankenversicherung festgestellt werden. Bei einem Hausbesuch des Medizinischen

Dienstes sind sechs Bereiche zu begutachten, die unterschiedlich stark gewichtet werden:

Bereich/Modul	Beschreibung	Gewichtung
Mobilität	Beweglichkeit, allein aufstehen, selbstständige Bewegung in der eigenen Wohnung	10 Prozent
Kognitive und kommunikative Fähigkeiten	Verstehen, Reden, räumliche Orientierung	15 Prozent (der höhere Wert fließt ein)
Verhaltensweisen und psychische Problemlagen	Unruhe in der Nacht? Ängste und Aggressionen? Abwehr gegen Pflege?	
Selbstversorgung	Waschen, Anziehen, Toilette aufsuchen, Essen, Trinken	40 Prozent
Selbstständiger Umgang mit krankheits- oder therapiebedingten Anforderungen und Belastungen sowie deren Bewältigung	Medikamente einnehmen, Blutzucker messen, mit Rollator zurechtkommen, Arzt aufsuchen	20 Prozent
Gestaltung des Alltagslebens und sozialer Kontakte	Tagesablauf gestalten, Kontaktaufnahme mit anderen	15 Prozent

Je ausgeprägter die Einschränkungen in den einzelnen Bereichen sind, desto stärker ist die Selbstständigkeit der Betroffenen beeinträchtigt. In jedem Bereich vergibt der Gutachter beim Hausbesuch Punkte. Je höher die Punktzahl, desto stärker ist die Selbstständigkeit beeinträchtigt. Über die Gesamtzahl der Punkte wird dann der sogenannte Pflegegrad festgelegt. Die Pflegebedürftigkeit ist in fünf Pflegegrade eingeteilt:

Pflegegrad	Beeinträchtigung	Punkte
1	Geringe	12,5 bis <27
2	Erhebliche	27 bis <47,5
3	Schwere	47,5 bis <70
4	Schwerste	70 bis <90
5	Schwerste mit besonderen Anforderungen	90 bis 100

Das beschriebene Vorgehen gilt für gesetzlich Pflegeversicherte. In der privaten Pflegepflichtversicherung überprüft die Medicproof GmbH, ein Tochterunternehmen des Verbands der Privaten Krankenversicherung e.V., welchem Pflegegrad eine vorliegende Pflegebedürftigkeit zuzuordnen ist.

Leistungen der Pflegeversicherung zur häuslichen Pflege

Für die Inanspruchnahme von Leistungen häuslicher Pflege hat der Gesetzgeber drei Möglichkeiten vorgesehen:

- Bezug von Pflegesachleistungen, das heißt, ein Pflegedienst kommt ins Haus.
- Bezug von Pflegegeld, das heißt, Sie kümmern sich selbst um die Pflege durch eine geeignete Pflegekraft.
- Kombination von Sachleistungen und Pflegegeld, festgelegt für die Dauer von mindestens sechs Monaten.

Wie hoch die Leistungen der sozialen Pflegeversicherung sind, hängt vom Ausmaß Ihrer Pflegebedürftigkeit ab, also vom festgestellten Pflegegrad.

Pflegesachleistungen

Ab dem Pflegegrad 2 übernimmt die Pflegeversicherung die Kosten für die Inanspruchnahme eines Pflegedienstes bis zum gesetzlich festgelegten monatlichen Höchstbetrag. Die Leistungen können körperbezogene Pflegemaßnahmen, pflegerische Betreuungsmaßnahmen sowie Hilfen bei der Haushaltsführung umfassen. Beauftragt werden zugelassene ambulante Pflege-

oder Betreuungsdienste, die ihre Leistungen direkt mit der Pflegekasse abrechnen.

Pflegegeld

Pflegegeld können Sie erhalten, um die Pflege zu Hause durch Angehörige, Freunde oder Bekannte zu organisieren. Pflegegeld wird jedoch nur gezahlt, wenn regelmäßig eine Pflegeberatung stattfindet. Die entsprechenden Termine muss die Pflegebedürftige beziehungsweise die pflegende Person unaufgefordert vereinbaren. Bei Pflegegrad 2 und 3 halbjährlich, bei Pflegegrad 4 und 5 vierteljährlich. Die Beratungsbesuche können unter anderem bei zugelassenen Pflegediensten, bei neutralen, von den Landesverbänden der Pflegekassen anerkannten Beratungsstellen oder Pflegeberaterinnen und Pflegeberatern der Pflegekassen abgerufen werden.

Entlastungsbetrag

Pflegebedürftige in häuslicher Pflege haben darüber hinaus einen Anspruch auf einen sogenannten Entlastungsbetrag. Im Jahr 2022 beträgt er bis zu 125 Euro monatlich. Das gilt ausdrücklich auch für Pflegebedürftige des Pflegegrads 1. Der Betrag muss zweckgebunden eingesetzt werden, beispielsweise für zusätzliche Leistungen zur Tages- oder Nachtpflege, zur Kurzzeitpflege oder ähnlichem. Um die Kostenerstattung zu erhalten, müssen bei der Pflegekasse die jeweiligen Belege eingereicht werden. Sollte der Leistungsbetrag in einem Monat nicht vollständig ausgeschöpft sein, wird der Betrag auf die verbleibenden Monate übertragen. Am Ende des Jahres kann noch ein Übertrag bis zum Ende des darauffolgenden Kalenderhalbjahres erfolgen.

Teilstationäre Pflege

Wenn der oder die Pflegebedürftige tagsüber oder nachts in einer Pflegeeinrichtung versorgt werden muss, kann das im Rahmen einer sogenannten teilstationären Versorgung geschehen. Bis zu dem vom Pflegegrad abhängigen Leistungshöchstbetrag übernimmt die Pflegekasse dann die entsprechenden Pflegekosten sowie die Kosten für die Beförderung von der Wohnung zur

Pflegeeinrichtung und zurück. Die Unterkunft und die Verpflegung der Pflegebedürftigen sind dagegen grundsätzlich privat zu tragen.

Pflege bei Verhinderung einer Pflegeperson

Auch private Pflegepersonen sollen Urlaub machen oder können krank werden. Bei der Pflegekasse ist dann ein Antrag auf sogenannte Verhinderungspflege zu stellen. Sie kann durch einen ambulanten Pflegedienst, durch Einzelpflegekräfte, aber auch von ehrenamtlich Pflegenden oder Angehörigen durchgeführt werden. Die Verhinderungspflege ist für bis zu sechs Wochen pro Kalenderjahr möglich. Die Leistung soll den 1,5-fachen Betrag des gemäß Pflegegrad gewährten Pflegegeldes nicht überschreiten. Bei Nachweis entsprechender Kosten für die Ersatz-Pflegeperson (Fahrtkosten, Verdienstausfall) kann der Betrag aber auch darüber liegen, darf nur den Höchstbetrag von derzeit 1612 Euro nicht überschreiten.

Bis zu 50 Prozent des Leistungsbetrags für die Kurzzeitpflege stehen darüber hinaus für die Verhinderungspflege zur Verfügung, wenn sie bei der Kurzzeitpflege eingespart werden.

Kurzzeitpflege

Ist die häusliche Pflege zeitweise nicht im notwendigen Umfang gewährleistet und reicht auch die teilstationäre Pflege nicht aus, haben Pflegebedürftige Anspruch auf vorübergehende Pflege in einer vollstationären Einrichtung. Der Leistungszeitraum ist auf acht Wochen begrenzt. Kurzzeitpflege unterscheidet sich betragsmäßig nicht nach Pflegegraden, sondern steht allen Pflegebedürftigen der Pflegegrade 2 bis 5 in gleicher Höhe zur Verfügung. Im Kalenderjahr noch nicht in Anspruch genommene Mittel der Verhinderungspflege können auch für die Leistungen zur Kurzzeitpflege eingesetzt werden.

In Anspruch genommen werden kann die Kurzzeitpflege beispielsweise für eine Übergangszeit im Anschluss an eine stationäre Behandlung oder in sonstigen Krisensituationen.

Pflege in einer Einrichtung

Bei einer Unterbringung im Pflegeheim zahlt die Pflegeversicherung pauschale Leistungen für die Aufwendungen zur Pflege, jeweils in Abhängigkeit vom Pflegegrad. Die Leistung der Pflegeversicherung reicht in vielen Fällen nicht aus, um die pflegebedingten Aufwendungen in einer Pflegeeinrichtung abzudecken. Der oder die Pflegebedürftige trägt deshalb immer einen Eigenanteil, der sich von Einrichtung zu Einrichtung, aber nicht zwischen den Pflegegraden unterscheidet. Mit dieser Regelung soll sichergestellt werden, dass bei höherer Pflegegradeinstufung nicht automatisch auch ein höherer Eigenanteil zu zahlen ist.

VIII.
Die vorletzten und die letzten Dinge regeln

Über die Endlichkeit des eigenen Lebens nachzudenken ist für viele Menschen und auch für viele Brustkrebspatientinnen nicht einfach. Und es ist und bleibt die Entscheidung jeder Einzelnen, sich mit den vorletzten und letzten Dingen auseinanderzusetzen und dafür den nach eigener Einschätzung besten Zeitpunkt zu wählen. Die Erfahrung zeigt allerdings, dass die meisten Patientinnen sich erleichtert fühlen, wenn sie für die Zeit ihres Sterbens vorgesorgt und ihren Nachlass geregelt haben. In diesem Kapitel geben wir deshalb kurze Hinweise auf die Möglichkeiten, rechtzeitig Entscheidungen für das Ende des eigenen Lebens zu treffen, bevor andere das tun. Außerdem skizzieren wir die Regelungen des deutschen Erbrechts.

Beide Themen haben mit Brustkrebserkrankungen nur indirekt zu tun. Wir empfehlen deshalb die im Anhang aufgeführten Quellen zur weiteren Information, vor allem die im Internet downloadbaren Broschüren des Bundesministeriums der Justiz. Unter www.bmjv.de finden sich auch Vorlagen für die einschlägigen Formulare.

1. Selbst bestimmen bis zum Schluss

Was geschieht, wenn ich selbst nicht mehr in der Lage bin, wichtige Entscheidungen zu treffen? Wer erledigt meine Bankgeschäfte, wenn ich es nicht mehr kann? Wer entscheidet darüber, ob ein medizinischer Eingriff durchgeführt wird oder nicht? Wer stellt sicher, dass tatsächlich so entschieden wird, wie ich es getan hätte, wenn ich dazu noch in der Lage gewesen wäre?

Fragen wie diese haben Sie sich möglicherweise auch schon gestellt, sind aber noch nicht dazu gekommen, sich um mögliche Antworten zu kümmern. Oder Sie möchten die Dinge einfach »auf sich zukommen lassen«, weil Sie der Ansicht sind, dass es ja Partner, Kinder oder Verwandte gibt, die im Zweifelsfall schon für Sie da sein werden.

Doch an dieser Stelle beginnt ein manchmal folgenschweres Missverständnis. Kein Ehemann oder Lebenspartner, keine Ehefrau oder Lebenspartnerin und schon gar kein Kind wird im Falle eines Falles »einfach so« gesetzlicher Vertreter von Mann, Frau, Mutter oder Vater. In unserem Rechtssystem haben lediglich Eltern ein umfassendes Sorgerecht für ihre minderjährigen Kinder und damit auch die Befugnis zur Entscheidung und Vertretung in allen Angelegenheiten[1].

Für einen nicht mehr autonom handlungsfähigen Erwachsenen muss deshalb ein gesetzlicher Vertreter oder eine gesetzliche Vertreterin bestimmt werden, und dazu gibt es nach deutschem Recht zwei Möglichkeiten:

- Jeder Erwachsene kann, solange er oder sie dazu noch in der Lage ist, einer Person eine sogenannte Vollmacht zur Vorsorge ausstellen.
- Liegt eine solche Vollmacht nicht vor, bestellt das Betreuungsgericht einen Betreuer.

Vorsorgevollmacht

Die Vollmacht zur Vorsorge kann sich auf alle Bereiche des Lebens beziehen: auf die medizinische Versorgung, auf Wohnungsangelegenheiten, Behördenverkehr, Vermögensverwaltung oder die Vertretung vor Gericht. In besonders komplexen Fällen und speziell bei Vermögensangelegenheiten ist es sinnvoll, sich von einem Notar beraten zu lassen. Voraussetzung für das Ausstellen einer Vorsorgevollmacht ist in jedem Fall, dass es in Ihrem Umfeld jemanden gibt, dem Sie uneingeschränktes Vertrauen entgegenbringen und bei dem Sie überzeugt sind, dass er Ihre Interessen wirklich in Ihrem Sinne vertreten wird. Denn Vorsorgebevollmächtigte handeln vergleichsweise autonom und sind dem Betreuungsgericht gegenüber nicht von vornherein zur Rechenschaft verpflichtet.

Welche Wünsche und Gewohnheiten Ihre zur Vorsorge bevollmächtigte Person berücksichtigen soll, besprechen Sie am besten persönlich mit ihr. Die Frage, welche Personen, wann welche Geschenke erhalten sollen oder auch die Auswahl einer Pflegeeinrichtung ist nicht Teil der Vorsorgevollmacht. All diese Dinge besprechen Sie mit der bevollmächtigten Person direkt oder dokumentieren sie schriftlich im Sinne einer Handlungsanweisung für diese Person.

Manche Partnerinnen und Partner haben sich von einem Notar bereits eine sogenannte Generalvollmacht ausstellen lassen, die im Prinzip den oder die jeweils andere(n) berechtigt, für die Partnerin oder den Partner in jeder Lebenslage eine gültige Entscheidung zu treffen. Allerdings sind auch hier Besonderheiten zu beachten, selbst wenn die Generalvollmacht vom Notar ausgestellt wurde. So muss zum Beispiel ausdrücklich geregelt sein, ob der/die Bevollmächtigte das Recht hat, Entscheidungen zu medizinischen Behandlungen oder auch zur Zwangsunterbringung zu treffen. Eine pauschale Generalvollmacht reicht dazu nicht aus.

Vorlagen für Vorsorgevollmachten finden sich auf der Internetseite des Bundesministeriums der Justiz (www.bmjv.de). Die ausgefüllte und von Ihnen sowie dem oder der Bevollmächtigten unterzeichnete Vorsorgevollmacht können Sie Ihrer bevollmächtigten Person übergeben, damit sie sich damit legitimieren kann, sobald es notwendig ist. Die Vorsorgevollmacht können Sie kostenpflichtig auch im Zentralen Vorsorgeregister eintragen lassen (www.vorsorgeregister.de), das von der Bundesnotarkammer geführt wird. Möglich ist auch eine postalische Antragstellung bei der Bundesnotarkammer, Postfach 08 01 51, 10 001 Berlin. Sollten Sie nicht mehr in der Lage sein, selbst Entscheidungen zu fällen, leitet das Betreuungsgericht eine Abfrage beim Zentralen Vorsorgeregister ein, ob eine Vorsorgevollmacht vorliegt.

Betreuungsverfügung

Sollte es in Ihrem Umfeld keine Vertrauensperson geben, die Sie zur Vorsorge bevollmächtigen wollen, dann empfiehlt es sich, Einfluss auf die gegebenenfalls notwendige Bestellung eines gesetzlichen Betreuers zu nehmen. Im Rahmen einer Betreuungsverfügung können Sie im Voraus festlegen, wer mit Ihrer Betreuung beauftragt werden soll. Sie können ebenso bestimmen, wen Sie als Betreuerin oder Betreuer ausschließen wollen. Das Betreuungsgericht ist an diese Wünsche gebunden. In der Betreuungsverfügung können Sie auch festhalten, welche Wünsche und Gewohnheiten Ihre Betreuerin oder Ihr Betreuer zu respektieren hat, beispielsweise ob Sie sich im Fall der Pflegebedürftigkeit zu Hause oder in einer Einrichtung versorgen lassen möchten. Diese Wünsche sind für die Betreuer und das Betreuungsgericht verpflichtend, es sei denn, sie laufen Ihrem persönlichen Wohl zuwider oder sind dem oder den Betreuer/n nicht zuzumuten.

Eine gesetzlich bestellte Betreuerin oder ein gesetzlich bestellter Betreuer ist gegenüber dem Betreuungsgericht zur Rechenschaft verpflichtet, handelt also weniger autonom als eine Vorsorgebevollmächtigte oder ein Vorsorgebevollmächtigter. Gerichtlich bestellte Betreuer sind zudem für genau definierte Bereiche zuständig, beispielsweise für die Gesundheitsversorgung und/oder die Vermögensverwaltung.

Die Niederschrift einer Betreuungsverfügung ist an keine äußere Form gebunden. Empfehlenswert ist die Nutzung der Vorlagen auf der Webseite des Bundesministeriums der Justiz (www.bmjv.de). Wie die Vorsorgevollmacht kann auch die Betreuungsverfügung beim Zentralen Vorsorgeregister deponiert werden.

Patientenverfügung

Unabhängig von dem Ausstellen einer Vorsorgevollmacht oder einer Betreuungsverfügung können Sie im Rahmen einer Patientenverfügung – manchmal auch Patiententestament genannt – bestimmen, welche medizinische Behandlung Sie in bestimmten Situationen wünschen oder ausschließen. Damit Patientenverfügungen rechtsverbindlich sind, müssen bestimmte Voraussetzungen erfüllt sein: Die Verfügung muss schriftlich abgefasst sein und den Willen der Betroffenen eindeutig zum Ausdruck bringen.

Möglichst vermeiden sollte man allgemeine und damit nicht eindeutige Formulierungen, etwa: »Solange eine realistische Aussicht auf Erhaltung eines erträglichen Lebens besteht, erwarte ich ärztlichen und pflegerischen Beistand.« Da nur Betroffene selbst für sich festlegen können, was sie unter einem »erträglichen Leben« verstehen, sind solche Hinweise nicht wirksam. Rechtlich verbindlich sind dagegen Aussagen wie »Für den Fall, dass zwei Ärzte unabhängig voneinander festgestellt haben, dass ich mich im Endstadium einer unheilbaren Erkrankung befinde, lege ich Folgendes fest: ...« Empfehlenswert ist es außerdem, nicht nur vorgefertigte Textbausteine zu nutzen, sondern in freier Form auch einige Gedanken zu eigenen Wertvorstellungen, religiösen Anschauungen sowie Einstellungen zum Leben und Sterben zu Papier zu bringen.

Einstellungen und Präferenzen können sich im Zeitverlauf ändern. Deshalb ist es ratsam, Ihre Patientenverfügung jährlich bestätigend zu unterzeichnen, sie zu widerrufen oder neu zu formulieren. So ist sichergestellt, dass die Verfügung, wenn Sie nicht mehr selbst entscheiden können, tatsächlich Ihren Willen zum Ausdruck bringt.

Wenn in Situationen, in denen Sie selbst nicht über Ihre medizinische Versorgung entscheiden können, keine Patientenverfügung vorliegt, sind Angehörige, Bevollmächtigte beziehungsweise bestellte Betreuer und Ihre behandelnden Ärzte verpflichtet, Ihren mutmaßlichen Willen zur Behandlung festzustellen. In diesem Zusammenhang sind vor allem Ihre früher geäußerten Überzeugungen und Wertvorstellungen zu berücksichtigen.

Eine Infobroschüre sowie Textbausteine zu Patientenverfügungen finden Sie auf der Webseite des Bundesministeriums für Justiz (www.bmjv.de). Die von Ihnen unterzeichnete Patientenverfügung sollten Sie so aufbewahren, dass sie gegebenenfalls leicht aufzufinden ist. Es besteht auch die Möglichkeit, das Dokument in der therapieführenden Einrichtung abzugeben. Sie können auch einen Hinweis darauf, dass Sie eine Patientenverfügung verfasst haben, ständig bei sich tragen. Auch Ihre Angehörigen, Bevollmächtigten oder

Ihr gerichtlich bestellter Betreuer oder Ihre Betreuerin sollte von der Existenz der Patientenverfügung wissen.

2. Erben und Vererben

Um Erbstreitigkeiten in der Familie oder unter Freunden zu vermeiden, kann es sinnvoll sein, den eigenen »letzten Willen« in Form eines Testaments oder eines Erbvertrags festzuhalten. Der Inhalt eines Testaments wird erst nach dem Tod seines Verfassers bekanntgegeben, in einem Erbvertrag wird dagegen schon zu Lebzeiten mit einer oder einem Begünstigten vereinbart, welcher Teil des vererbten Vermögens in ihren oder seinen Besitz übergeht. Beispiel: Kinder werden möglicherweise nur dann bereit sein, den elterlichen Betrieb auch nach dem Tod der Mutter oder des Vaters weiterzuführen, wenn zuvor in einem Erbvertrag die Nachfolge geregelt wurde.

Gesetzliche Erbfolge

Niemand ist jedoch verpflichtet, seinen sogenannten letzten Willen in Form eines Testaments oder eines Erbvertrags festzulegen. Wenn solche Dokumente beim Tod eines Vererbenden (im Gesetz als Erblasserin oder Erblasser bezeichnet) nicht vorliegen, tritt die im Bürgerlichen Gesetzbuch geregelte gesetzliche Erbfolge ein.

Das Vermögen – und auch gegebenenfalls vorhandene Schulden – werden danach an diejenigen vererbt, die dem oder der Verstorbenen am nächsten stehen: der Partnerin oder dem Partner, seien sie in einer Ehe oder einer eingetragenen Lebenspartnerschaft miteinander verbunden, den leiblichen wie adoptierten Kindern sowie weiteren Personen, mit denen der Erblasser oder die Erblasserin gemeinsame Vorfahren hatte. Dazu gehören Eltern, Großeltern, Urgroßeltern oder auch noch entferntere gemeinsame Vorfahren. Von der gesetzlichen Erbfolge ausgeschlossen sind dagegen Verschwägerte wie Schwiegermutter oder Schwiegersohn, Stiefvater oder die angeheiratete Tante.

Erstberechtigte Erben – das Gesetz spricht von Erben erster Ordnung – sind leibliche beziehungsweise Adoptivkinder und Enkel, falls deren Eltern (also die Kinder der Verstorbenen) vorverstorben sind. Erben zweiter Ordnung sind die Eltern, darüber hinaus Geschwister sowie Nichten und Neffen. Erben dritter Ordnung sind Großeltern, Tanten und Onkel sowie Cousinen und Cousins.

Was erben Partner oder Partnerinnen in der gesetzlichen Erbfolge?

Diese nehmen in der gesetzlichen Erbfolge eine Sonderstellung ein; Ehepartner und solche aus einer eingetragenen Lebenspartnerschaft sind erbrechtlich gleichgestellt. Sind nach dem Tod der Erblasserin oder des Erblassers Erben erster Ordnung – also leibliche Kinder oder Adoptivkinder – vorhanden, erbt der Partner oder die Partnerin ein Viertel des Nachlasses.

Waren die Partner oder Partnerinnen im gesetzlichen Güterstand der Zugewinngemeinschaft miteinander verbunden, erhöht sich das Erbe um ein Viertel auf die Hälfte des Nachlasses. Die andere Hälfte teilen sich die Kinder. Sind keine Kinder vorhanden, ist der überlebende Partner oder die überlebende Partnerin zur Hälfte erbberechtigt. Hinzu kommt dann noch ein Viertel wegen des gesetzlichen Güterstands. Das verbliebene Viertel teilen sich die Erben zweiter oder dritter Ordnung.

Gesetzlicher Pflichtteil

Wer mit der Verteilung seines Nachlasses nach dem Gesetz nicht einverstanden ist, muss eine letztwillige Verfügung vorbereiten, also ein Testament verfassen oder einen Erbvertrag abschließen. Allerdings lassen sich auch damit gesetzlich Erbberechtigte erster Ordnung sowie Ehepartner so gut wie nie komplett enterben. Der Gesetzgeber sichert dieser Gruppe wegen ihrer engen persönlichen Bindung an den Erblasser oder die Erblasserin einen gesetzlichen Pflichtteil zu. Dieser Pflichtteil beträgt die Hälfte des Wertes des gesetzlichen Erbteils.

Vor den Entzug eines solchen Pflichtteils hat der Gesetzgeber hohe Hürden gesetzt. Wenn der oder die prinzipiell Pflichtteilsberechtigte sich gegenüber dem Erblasser zu dessen Lebzeiten eines Verbrechens schuldig gemacht hat, kann der Pflichtteil entzogen werden. Der Grund für diese Entziehung muss zu dem Zeitpunkt, zu dem das Testament verfasst wird, bereits vorliegen und im Testament eindeutig benannt werden. Sollten Sie einen Pflichtteilentzug in Erwägung ziehen, lassen Sie sich anwaltlich beraten.

Voraussetzungen für die Gültigkeit des Testaments

Sie können ein Testament selbst verfassen oder beim Notar ein öffentliches Testament errichten. Das selbst verfasste Testament muss, um wirksam zu sein, vom ersten bis zum letzten Buchstaben handschriftlich niedergeschrieben werden. Es ist mit Ort und Datum der Erstellung zu versehen und mit vollem Namen zu unterschreiben. Wenn Eheleute oder Partner in Lebensgemeinschaft gemeinsam ein Testament verfassen, müssen beide das handschriftlich von einem der beiden niedergeschriebene Dokument mit Angabe von Ort und Datum unterschreiben. Dieses Dokument sollte gut auffindbar verwahrt werden. Sie können es gegen Gebühr auch beim Amtsgericht in amtliche Verwahrung geben. Über die Bundesnotarkammer ist auch eine Registrierung im Zentralen Testamentsregister möglich.

Ziehen Sie auch in Erwägung, im Testamentstext einen Ersatzerben zu benennen, falls der testamentarisch festgelegte Erbe vor Ihnen stirbt und Sie keine Gelegenheit mehr haben, ein neues Testament zu verfassen. Wenn Sie konkrete Gegenstände oder einen bestimmten Geldbetrag einer bestimmten Person vermachen wollen, können Sie im Testament ein sogenanntes Vermächtnis anordnen. Die Erben sind dann verpflichtet, diesen Gegenstand oder den Geldbetrag aus dem Nachlass an den Begünstigten weiterzugeben.

Wenn es um größere Erbschaften, um Grundstücke oder Unternehmensnachlässe geht, ist es auf jeden Fall sinnvoll, die Unterstützung eines Notars in Anspruch zu nehmen. Notare sind zur Beratung verpflichtet, helfen bei der Formulierung und bieten damit die größtmögliche Sicherheit, dass wirklich das bestimmt wird, was die Erblasserin wünscht. Die Gebühren sind abhängig vom Wert des zu vererbenden Vermögens und beginnen bei etwa 75 Euro für Vermögen bis 10 000 Euro. Die Gebühren verdoppeln sich, wenn ein gemeinschaftliches Testament zu beurkunden ist.

Zugang zum (digitalen) Nachlass

Gleichgültig, ob Sie mit der gesetzlichen Erbfolge einverstanden sind oder ein Testament machen wollen: Stellen Sie für Ihre Erben den Zugang zu Ihrem Vermögen sicher. Bankkonten, Wertgegenstände in Schließfächern, im Haus deponiertes Bargeld – nicht immer ist den Erbberechtigten bekannt, wo sie suchen müssen.

Ganz Ähnliches gilt für Ihren digitalen Nachlass. Legen Sie fest, was mit Ihren digitalen Daten geschehen soll. Verschaffen Sie sich einen Überblick über Ihre eigenen Aktivitäten, wie:

- Online-Banking, Bezahldienste,
- Accounts bei Online-Versandhändlern,
- Lizenzen für Software, Musik oder E-Books,
- Profile bei sozialen Netzwerken,
- Daten bei E-Mail- und Messaging-Diensten,
- Eigene Websites oder Blogs.

> Um Zugang zu Ihren Daten zu erhalten, werden Ihre Erben Ihre Zugangsdaten und Passwörter benötigen. Aktualisieren Sie also regelmäßig nicht nur Ihre Passwörter, sondern auch die entsprechende Dokumentation beispielsweise mithilfe eines Passwortmanagers. Besprechen Sie diese Dinge auch mit einer Person Ihres Vertrauens.

F.

ANHANG

I.
Selbsthilfeorganisationen und weitere Informationsquellen

Wir versuchen in diesem Buch, Wissen zu Brustkrebs auf verständliche Weise zu vermitteln, und zwar nicht nur allgemein, sondern möglichst präzise bezogen auf die konkrete Situation unserer Leserinnen und Leser. Dennoch kann ein solches Buch nicht in jeder Beziehung die Detailtiefe erreichen, die Sie sich möglicherweise wünschen. Deshalb haben wir in diesem Abschnitt Informationsquellen zusammengestellt, die Ihnen für die Auseinandersetzung mit Ihrer Erkrankung zusätzlich nützlich sein können. Im Einzelnen finden Sie auf den folgenden Seiten:

- Informationen zu (Selbsthilfe-)Organisationen, die abseits von Klinik und Arztpraxis einen Austausch mit anderen Patientinnen und/oder Fachleuten anbieten,
- eine Übersicht zum Angebot an Beratungsstellen, die Sie aufsuchen oder telefonisch beziehungsweise online erreichen können,
- eine Zusammenstellung hochwertiger Broschüren, Zeitschriften und anderer Info-Materialien, die Sie sich kostenlos bestellen oder aus dem Internet herunterladen können.

1. Selbsthilfeorganisationen

Brustkrebs ist die mit Abstand häufigste Krebserkrankung der Frau, und schon sehr früh haben sich Frauen organisiert, um sich begleitend zur Behandlung gegenseitig zu unterstützen. Die so entstandenen Vereinigungen haben wesentlich dazu beigetragen, dass die Brustkrebserkrankung für die Betroffenen, ihre Angehörigen und Freunde kein Buch mit sieben Siegeln bleiben muss. Selbsthilfeorganisationen vertreten außerdem die Interessen von Brustkrebspatientinnen gegenüber dem nicht immer patientenfreundlichen Medizinbetrieb. Und sie bieten etwas, was für neu an Brustkrebs Erkrankte außerordentlich wertvoll ist: Rat und Beistand aus der Perspektive von erfahrenen Patientinnen, die auf dem Behandlungsweg bereits weiter vorangeschritten und in der Lage sind, aus erster Hand zu informieren. Im Folgenden finden Sie – ohne Anspruch auf Vollständigkeit – Kurzporträts einiger ausgewählter Selbsthilfeorganisationen.

Brustkrebs Deutschland e.V.

Brustkrebs Deutschland e.V.
Lise-Meitner-Straße 7
85662 Hohenbrunn
Telefon: 089–41 61 98 00
E-Mail: online@brustkrebsdeutschland.de
www.brustkrebsdeutschland.de

Der 2003 von der Medizinjournalistin Renate Haidinger aus Hohenbrunn bei München gegründete Verein versteht sich nicht als reine Selbsthilfeorganisation, sondern als gleichberechtigter Zusammenschluss von Ärzten, Patientinnen, Angehörigen und Firmenvertretern. Im ärztlichen Beirat sind rund 40 Expertinnen und Experten für Brustkrebs aktiv. Angeboten werden unter anderem Telefonsprechstunden, viele Onlineservices und persönliche Beratungsgespräche. Brustkrebs Deutschland e.V. hat sich zum Ziel gesetzt, die Prävention und die Früherkennung von Brustkrebs zu fördern und Tabus zu diesem Thema abzubauen. Informationsvermittlung für Betroffene und ihr Umfeld sowie für interessierte Ärzte steht ebenso auf dem Programm wie die Unterstützung unabhängiger Forschungsprojekte.

Frauenselbsthilfe Krebs – Bundesverband e. V. (FSH)
FSH-Bundesgeschäftsstelle
Thomas-Mann-Straße 40
53111 Bonn
Telefon: 0228-3388 9400
E-Mail: kontakt@frauenselbsthilfe.de
www.frauenselbsthilfe.de

Zu den ältesten und im positiven Sinn des Wortes etabliertesten Gruppen gehört dieser Bundesverband mit derzeit elf aktiven Landesverbänden. Eine Gruppe von 30 brustamputierten Frauen gründete den Verein bereits 1976. Damals gab es noch keine psychosoziale Begleitung für Patientinnen, die Ärzte interessierten sich häufig eher für die Krankheit als für die Patientin, und Krebs war eine tabuisierte Erkrankung.

Heute versteht sich der Verband als Interessensvertreter für Menschen mit Krebs und kümmert sich schwerpunktmäßig um Frauen mit Brustkrebs oder anderen gynäkologischen Krebserkrankungen. Frauenselbsthilfe Krebs bietet eines der größten Netzwerke regionaler Gruppen, ein sehr umfangreiches Informationsangebot im Internet und auch eine an jedem Werktag erreichbare Telefonberatung. Bemerkenswert außerdem: ein sehr aktives Onlineforum. 2010 gründete FSH das Netzwerk für Männer mit Brustkrebs, das mittlerweile ein eigener eingetragener Verein ist.

mamazone e. V.
mamazone – Frauen und Forschung gegen Brustkrebs e. V.
Max-Hempel-Straße 3
86153 Augsburg
Telefon: 0821–268 41 91–0
E-Mail: info@mamazone.de
www.mamazone.de

Sie wollen kämpfen wie die Amazonen im alten Griechenland, um die Situation für Frauen mit Mammakarzinom zu verbessern – so lässt sich das Selbstverständnis der im mamazone e.V. organisierten Frauen und Männer zusammenfassen. 1999 von der mittlerweile verstorbenen Brustkrebspatientin und Journalistin Ursula Goldmann-Posch in Augsburg gegründet, gehört der Verein mit rund 1800 Mitgliedern und einem wissenschaftlichen Beirat zu den größten Initiativen in Deutschland. Neben der Zentrale in Augsburg unterhält mamazone viele Regionalgruppen und kleinere Infopoints, an die sich Betroffene und Interessierte wenden können. Regelmäßig veranstaltet der Verein den Brustkrebskongress »Diplompatientin« für Patientinnen, Angehörige, aber auch für Ärzte. Außerdem verleiht mamazone von Zeit zu Zeit den Wissenschaftspreis »Busenfreund-Award« an Brustkrebsforscherinnen und -forscher.

BRCA-Netzwerk e. V. – Hilfe bei familiären Krebserkrankungen
BRCA-Netzwerk e. V.
Haus der Krebs-Selbsthilfe
Thomas-Mann-Str. 40
53111 Bonn
Telefon: 0228 / 33889–100
E-Mail: info@brca-netzwerk.de
www.brca-netzwerk.de

Schätzungsweise 20 Prozent der an Brust- oder Eierstockkrebs Erkrankten haben eine vererbbare Veränderung in ihrem Erbgut. Die bekanntesten krankmachenden Veränderungen betreffen die BRCA-Gene. Für Betroffene mit dieser Genveränderung oder einer durch sie verursachten Erkrankung ist die Situation noch komplexer als für den großen Rest der Brustkrebspatientinnen. Das BRCA-Netzwerk wurde deshalb 2010 von Betroffenen gegründet, um Austausch- und Informationsmöglichkeiten aufzubauen. Mittlerweile betreut es nicht nur Menschen mit Brust- oder Eierstockkrebs, sondern auch Patientinnen mit einer genetischen Veranlagung für Darmkrebs.

Etwa zwei Dutzend regionale Gruppen sind aktiv, ein interdisziplinärer wissenschaftlicher Beirat ist aufgebaut worden, und im Internet findet sich ein vielfältiges Informationsangebot inklusive eines Forums für Betroffene und Interessierte.

Netzwerk Männer mit Brustkrebs e. V.

Netzwerk Männer mit Brustkrebs e. V.
Höhenstraße 4
75196 Remchingen
Telefon: 07232 79463
E-Mail: kontakt@brustkrebs-beim-mann.de
www.brustkrebs-beim-mann.de

Brustkrebs bei Männern ist mit 700 Neuerkrankungen pro Jahr in Deutschland sehr selten. Entsprechend anspruchsvoll ist es, Netzwerke zur gegenseitigen Unterstützung zu spannen. Der Gründung des Vereins ging ein Aufruf der Frauenselbsthilfe Krebs e.V. voraus, demzufolge sich Männer mit Brustkrebs, die sich miteinander austauschen wollen, bei der FSH melden sollten. Das war 2009. Knapp fünf Jahre später hat sich der Verein für betroffene Männer gegründet. Noch heute ist der Vorsitzende des Netzwerks Männer mit Brustkrebs e.V. auch Mitglied im Gesamtvorstand der FSH.

Rund 15 regionale Ansprechpartner gewährleisten die Erreichbarkeit vor Ort, die Website enthält einen umfangreichen Wissensbereich, Erfahrungsberichte, Videoclips von Betroffenen, und man kann sich in einem Forum austauschen.

2. Beratungs- und Informationsangebote

Ob bei Fragen zum möglichen Verlauf der Krankheit, zum Umgang mit Freunden und der Familie oder auch zur sozialen Absicherung: Krebsberatungsstellen sind in der Lage, Ihnen weiterzuhelfen. Wir stellen die größten bundesweit verfügbaren Beratungs- und Informationsangebote im Folgenden kurz vor. Wenn Sie sich schnell über Beratungsstellen informieren wollen, die in der Nähe Ihres Wohnorts aktiv sind, empfehlen wir das

Verzeichnis des Krebsinformationsdienstes:
https://www.krebsinformationsdienst.de/service/adressen/krebsberatungsstellen.php.

Krebsinformationsdienst des Deutschen Krebsforschungszentrums
Deutsches Krebsforschungszentrum
Krebsinformationsdienst KID
Im Neuenheimer Feld 280
69120 Heidelberg
www.krebsinformationsdienst.de
Telefon-Hotline: 0800–420 20 40 (täglich 8 bis 20 Uhr)
E-Mail: krebsinformationsdienst@dkfz.de
oder über datensicheres Kontaktformular auf der Webseite

Der Krebsinformationsdienst bietet in seinem Internetportal eine unglaubliche Vielfalt an Informationen für alle Krebspatientinnen. In einem getrennten Bereich hält der Dienst auch ein Angebot speziell für Ärztinnen und Ärzte bereit. Eine täglich von 8 bis 20 Uhr erreichbare Telefon-Hotline ist ebenfalls Teil des Angebots. Der Krebsinformationsdienst ist außerdem auf Facebook, Instagram und YouTube präsent.

Deutsche Krebsgesellschaft e. V. (DKG)
Deutsche Krebsgesellschaft e. V.
Kuno-Fischer-Straße 8
14057 Berlin
www.krebsgesellschaft.de/onko-internetportal
Link zu den Landeskrebsgesellschaften:
www.krebsgesellschaft.de/Landeskrebsgesellschaften.html

Die Deutsche Krebsgesellschaft ist die ärztliche Fachgesellschaft in Deutschland, die sich der wissenschaftlichen Erforschung von Krebs und seinen Ursachen widmet und sich für eine Krebsversorgung auf Basis evidenzbasierter Medizin engagiert. Die DKG ist Mitherausgeberin des Leitlinienprogramms Onkologie, in dem auch an Patientinnen und Patienten gerichtete Leitlinien zu verschiedenen Themen erscheinen (siehe Seite 375). In ihrem Onko-Internetportal hält die DKG ein Beratungs- sowie Informationsangebote für Ärzte und Patienten bereit. Die persönliche Patientenberatung ist über die jeweiligen Landeskrebsgesellschaften organisiert.

Stiftung Deutsche Krebshilfe
Stiftung Deutsche Krebshilfe
Buschstraße 32
53113 Bonn
Telefon: 0228–7 29 900
E-Mail: deutsche@krebshilfe.de
www.krebshilfe.de
Infonetz Krebs:
0800–80708877 (montags bis freitags 8 bis 17 Uhr)
krebshilfe@infonetz-krebs.de

Die Deutsche Krebshilfe wurde 1974 von Dr. Mildred Scheel gegründet und hat sich seither den Kampf gegen Krebs auf die Fahnen geschrieben. Sie ist mittlerweile der wichtigste private Geldgeber auf dem Gebiet der Krebsforschung in

Deutschland und finanziert ihre Aktivitäten ausschließlich aus Spenden und freiwilligen Zuwendungen. Die Deutsche Krebshilfe hält auf ihrer Website ein großes Informationsangebot bereit und versendet außerdem kostenlos die »Blauen Ratgeber« siehe Seite 374. Im Infonetz Krebs können sich Betroffene telefonisch oder per E-Mail beraten lassen. Außerdem stellt die Deutsche Krebshilfe umfangreiches und hervorragend recherchiertes Infomaterial bereit.

Gesundheitsinformation des IQWIG
Gesundheitsinformation.de
c/o Gemeinsamer Bundesausschuss
Gutenbergstraße 13
10623 Berlin
Kontakt über Website-Kontaktformular oder gi-kontakt@iqwig.de
www.gesundheitsinformation.de

Im Jahr 2004 wurde im Zuge einer Gesundheitsreform das Institut für Qualität und Wirtschaftlichkeit im Gesundheitswesen, kurz IQWiG, gegründet. Die dahinterstehende Stiftung verfolgt eigenen Angaben zufolge das Ziel, Entscheidungen in Gesundheitsfragen evidenzbasiert zu begleiten. Das IQWIG hat einen gesetzlichen Auftrag zur Aufklärung der Öffentlichkeit in gesundheitlichen Fragen. Einen Teil dieses Auftrags erfüllt es über die Bereitstellung der Website www.gesundheitsinformationen.de. Das IQWIG finanziert sich ausschließlich über die Mitgliedsbeiträge der gesetzlichen Krankenversicherungen. Sponsoring- oder Werbeangebote werden nicht akzeptiert.

Die Datenbank Gesundheitsinformation.de umfasst ihrem Anspruch gemäß sehr viel mehr als lediglich Informationen über Krebs. Neben einzelnen Krankheitsbildern werden auch Fragen zum Gesundheitssystem und das Thema evidenzbasierte Medizin beleuchtet. In einem eigenen Bereich finden sich Erklärungen zu Untersuchungen und Behandlungen. Eine persönliche Beratung findet bei gesundheitsinformation.de nicht statt.

3. Broschüren, Zeitschriften, Apps

Zum Thema Brustkrebs Informationen zu finden ist nicht schwierig. Die Herausforderung besteht eher darin, hinsichtlich der Qualität der Quellen und Informationen die Spreu vom Weizen zu trennen. Wir stellen Ihnen an dieser Stelle ausgewählte Publikationen in unterschiedlichen Formaten vor, von deren Qualität wir uns selbst überzeugt haben. Selbstverständlich besteht aber kein Anspruch auf Vollständigkeit.

Blaue Ratgeberreihe der Deutschen Krebshilfe
Stiftung Deutsche Krebshilfe
Buschstraße 32
53113 Bonn
Telefon: 0228–7 29 900
E-Mail: deutsche@krebshilfe.de
www.krebshilfe.de/informieren/ueber-krebs/infothek

Das Informationsangebot der Deutschen Krebshilfe ist äußerst umfangreich und deckt drei große Bereiche ab: Vorbeugung (Prävention), Früherkennung und Infos für Betroffene. Für Krebspatientinnen empfehlen wir besonders die »Blauen Ratgeber«, benannt nach ihrem schon seit Jahrzehnten bekannten blauen Cover. Die mittlerweile 60 ständig aktualisierten Broschüren umfassen nicht nur Informationen über einzelne Krebsarten – Ratgeber Nr. 2 befasst sich mit Brustkrebs –, sondern behandeln auch Themen, die jeden Krebspatienten interessieren: Wegweiser zu Sozialleistungen, Krebswörterbuch, Hilfen für Angehörige, Patienten und Ärzte als Partner, Ernährung bei Krebs, Bewegung und Sport bei Krebs und viele mehr. Die einzelnen Broschüren lassen sich als pdf-Dateien herunterladen oder auch als gedruckte Hefte bestellen, die dann kostenlos versandt werden.

Leitlinienprogramm Onkologie

Office des Leitlinienprogramms Onkologie
Kuno-Fischer-Straße 8
14057 Berlin
Telefon: 030-322 93 29 29
E-Mail: leitlinienprogramm@krebsgesellschaft.de
www.leitlinienprogramm-onkologie.de

Medizinische Leitlinien haben die Qualität in der Brustkrebsversorgung erheblich verbessert. Herausgegeben werden sie von der Arbeitsgemeinschaft der Wissenschaftlichen Medizinischen Fachgesellschaften e.V. (AWMF), der Deutschen Krebsgesellschaft e.V. (DKG) und der Stiftung Deutsche Krebshilfe (DKH). Für viele der ärztlichen Leitlinien stehen mittlerweile »Übersetzungen« in patientenverständlicher Sprache zur Verfügung, weshalb wir sie an dieser Stelle aufführen. Für Brustkrebspatientinnen besonders empfehlenswert sind die beiden Bände »Brustkrebs im frühen Stadium« und »Brustkrebs im fortgeschrittenen Stadium«, außerdem die PatientInnenleitlinien zu Psychoonkologie, Supportivtherapie, Palliativmedizin und Komplementärmedizin. Die Bände lassen sich als pdf-Dateien aus dem Internet herunterladen, sind zum Teil bei der Deutschen Krebshilfe aber auch als Broschüren kostenlos bestellbar.

Zeitschrift »Mamma Mia! Das Brustkrebsmagazin«

Mamma Mia! – Die Krebsmagazine
Maria-Hilf-Straße 15
50677 Köln
Telefon: 0221-669 631-48
E-Mail: redaktion@mammamia-online.de
www.mammamia-online.de

Bereits 2005 als viermal jährlich erscheinende Zeitschrift für betroffene Frauen gegründet, findet sich heute auf dem Portal www.mammamia-online.de zusätzlich eine Fülle von Informationen für Brustkrebspatientinnen. Sonderhefte vertiefen viele Themen, die für Betroffene wichtig sind: metastasierter Brustkrebs, individualisierte Tumortherapie, Möglichkeiten der Brustrekonstruktion und familiärer Brustkrebs. Auch einen Mamma Mia! PatientInnenkongress gibt es mittlerweile.

CANKADO PRO-React Onco – digitaler Therapiebegleiter
Kraftvoll Technologies GmbH
Caramanciostraße 9 A
85551 Kirchheim bei München
Telefon: 0800–0009212
E-Mail: support@cankado.com
www.cankado.com

Als Therapiebegleiter können Ärztinnen und Ärzte diese App für Frauen und Männer mit Brustkrebs verschreiben. Alle gesetzlichen Krankenversicherungen übernehmen die Kosten. Durch tägliche Einträge können Nutzerinnen und Nutzer Veränderungen ihres Gesundheitszustands über die Zeit dokumentieren; das System reagiert mit Verhaltensempfehlungen und fordert gegebenenfalls dazu auf, die behandelnde Ärztin oder den behandelnden Arzt aufzusuchen. Regelmäßig kann die App Berichte für das Behandlungsteam erstellen und so die gesundheitliche Situation der Patientin oder des Patienten engmaschig dokumentieren.

Portal PINK gegen Brustkrebs
PINK gegen Brustkrebs GmbH
Curschmannstraße 35
20251 Hamburg
Telefon: 040–468 9808 63
E-Mail: Info@pink-brustkrebs.de
www.pink-brustkrebs.de

Auf Initiative der Hamburger Frauenärztin Professor Pia Wülfing ist dieses ärztlich geführte Onlineangebot für Frauen mit Brustkrebs entstanden. Mittlerweile ist daraus ein Unternehmen geworden, das neben kostenlosen Onlineinfoangeboten auch Apps als Medizinprodukte vermarktet. Mit gesetzlichen Krankenversicherungen sind offensichtlich Kooperationen geplant. Regelmäßige Webinare und Präsenzkongresse runden das professionelle Angebot ab.

II.
Wie Ärztinnen und Ärzte sich fortbilden

Die Fortschritte in der Brustkrebsforschung sind atemberaubend. Ärztinnen und Ärzte, die Frauen und Männer mit Brustkrebs behandeln, müssen sich regelmäßig fortbilden, um den fachlichen Anschluss nicht zu verlieren. Diese Fortbildung ist die Domäne von nationalen und internationalen wissenschaftlichen Fachgesellschaften. Daneben sind internationale wissenschaftliche Brustkrebskonferenzen von Bedeutung, bei denen aktuelle Erkenntnisse präsentiert werden. Wir geben im Folgenden einen Überblick.

1. Ärztliche Fachgesellschaften

Arbeitsgemeinschaft Gynäkologische Onkologie (AGO), Kommission Mamma
Geschäftsstelle der AGO
Hainbuchenstraße 47
82024 Taufkirchen
Telefon: 089–612 088 99
E-Mail: geschaeftsstelle@ago-online.de
www.ago-online.de

Die AGO ist eine selbstständige Gemeinschaft der Deutschen Gesellschaft für Gynäkologie und Geburtshilfe e.V. (DGGG) und der Deutschen Krebsgesellschaft e.V. (DKG). Die Kommission Mamma innerhalb der AGO bringt einmal jährlich Behandlungsempfehlungen in komprimierter Darstellung heraus, die neben der S3-Leitlinie die wichtigste Grundlage evidenzbasierter Behandlung von Frauen und Männern mit Brustkrebs darstellt. Die Empfehlungen sind im Internet herunterladbar und stehen auch als AGO Mamma App Guidelines zur Verfügung:

https://www.ago-online.de/leitlinien-empfehlungen/leitlinien-empfehlungen/kommission-mamma

Deutsche Gesellschaft für Gynäkologie und Geburtshilfe e. V. (DGGG)
Geschäftsstelle
Jägerstraße 58–60
10117 Berlin
Telefon: 030-514 88 33 40
E-Mail: info@dggg.de
www.dggg.de

Die DGGG ist eine der größten wissenschaftlich-medizinischen Fachgesellschaften, die sich in allen typischen Bereichen der Gynäkologie engagiert. Zuständig für das Thema Brustkrebs ist die Arbeitsgemeinschaft Gynäkologische Onkologie (AGO), Kommission Mamma (siehe Seite 378).

Deutsche Gesellschaft für Senologie e. V. (DGS)
Repräsentanz der Fachgesellschaften
Jägerstraße 58–60
10117 Berlin
Telefon: 030-514 883 345
E-Mail: office@senologie.org
www.senologie.org

Die Senologie ist die Lehre von den Erkrankungen der weiblichen Brustdrüse (le sein = französisch für Busen, Brust). Die DGS wurde 1981 als ärztliche

Fachgesellschaft gegründet. Ihr erklärtes Ziel ist der intensive interdisziplinäre Austausch zwischen allen medizinischen und theoretischen Fachrichtungen. Sie ist Mitherausgeberin der S3-Leitlinie Mammakarzinom und hält jedes Jahr eine wissenschaftliche Tagung ab.

Deutsche Gesellschaft für Hämatologie und Medizinische Onkologie e.V. (DGHO)
Hauptstadtbüro der DGHO
Alexanderplatz 1
10178 Berlin
Telefon: 030–27 87 60 89–0
E-Mail: info@dgho.de
www.dgho.de

Die DGHO versteht sich als Vereinigung von Ärzten, Wissenschaftlern und Interessierten, die auf die Erforschung, Diagnose und Behandlung von Blutkrankheiten sowie bösartigen soliden Tumoren – also auch der Brustkrebserkrankung – spezialisiert ist. Die DGHO ist neben der Deutschen Krebsgesellschaft sicher die bedeutendste ärztliche Fachgesellschaft. Auch die DGHO bringt eigene Behandlungsempfehlungen heraus, die sogenannten Onkopedia-Leitlinien. Diese Empfehlungen sind online abrufbar unter www.onkopedia.com. Unter dieser Adresse sind auch eine Arzneimitteldatenbank, Empfehlungen für Pflegende sowie junge Krebserkrankte und eine Wissensdatenbank zu finden.

European Society for Medical Oncology (ESMO)
ESMO Head Office
Via Ginevra 4
6900 Lugano
Switzerland
Telefon: +41 (0)91 973 1900
E-Mail: esmo@esmo.org
www.esmo.org

In Europa gegründet, hat die ESMO weltweit mittlerweile mehr als 25 000 Mitglieder, in der Hauptsache Onkologie-Expertinnen und Experten aus mehr als 160 Ländern dieser Erde. Ihre Kernmission beschreibt die ESMO folgendermaßen: Verbesserung der Krebsmedizin von der Prävention und Diagnose über den gesamten Behandlungsweg bis zur Palliativmedizin. Sie möchte einen Beitrag leisten zur Weiterbildung von Ärzten, Krebspatienten und der Öffentlichkeit. Nicht zuletzt engagiert sich die ESMO für den gleichberechtigten Zugang aller Patientinnen und Patienten zu einer optimalen Krebsbehandlung. Die ESMO bringt eigene Leitlinien (Guidelines) für alle wichtigen Krebserkrankungen heraus. Außerdem ist sie Herausgeberin der renommierten Fachzeitschrift Annals of Oncology. Weltweit Beachtung findet der jährlich stattfindende ESMO-Kongress, der für die internationale Forschergemeinschaft ähnliche große Bedeutung hat wie die ASCO-Jahrestagung.

American Society of Clinical Oncology (ASCO)
ASCO Customer Service
2318 Mill Road, Suite 800
Alexandria, VA 22314
E-Mail: customerservice@asco.org
Infos für Patienten: www.cancer.net

Die alljährlich Ende Mai bis Anfang Juni stattfindende Jahrestagung der ASCO ist das bedeutendste Forum weltweit zur Fortbildung von Ärzten und Wissenschaftlern, die sich im Kampf gegen den Krebs engagieren. Studienergebnisse, die bei der ASCO-Jahrestagung präsentiert werden, haben nicht selten unmittelbare Auswirkungen auf die Behandlung von Krebspatientinnen und -patienten. Deutschlandweit bieten so gut wie alle großen Krebszentren im Juni jeden Jahres eine Nachlese der ASCO-Jahrestagung an. Die ASCO publiziert zusätzlich eigene Leitlinien (Guidelines), hat eine eigene Zeitschrift (The ASCO Post) und ist eingebunden in ein großes internationales Netzwerk.

2. Weitere internationale wissenschaftliche Brustkrebskonferenzen

St. Gallen International Breast Cancer Conference (SG-BCC)
St. Gallen Oncology Conferences (SONK)
Silberturm, Rorschacher Straße 150
9006 St. Gallen, Schweiz
Telefon: +41 (0)71–243 09 90
E-Mail: info@oncoconferences.ch
www.oncoconferences.ch

Die SG-BCC ist das europäische Forum schlechthin für den Austausch wissenschaftlicher Erkenntnisse zum frühen Brustkrebs. Seit 1978 kommen alle zwei Jahre im Frühjahr weltweit anerkannte Brustkrebsexpertinnen und -experten zusammen – wegen des großen Erfolges übrigens seit 2015 nicht mehr im schweizerischen St. Gallen, sondern in Wien. Die Konferenz endet traditionell in einer sogenannten Konsensus-Sitzung, in der etwa 50 Expertinnen und Experten den Standard der Behandlung für die folgenden zwei Jahre festlegen. Dieser St.-Gallen-Konsensus bildet dann die Grundlage für die St.-Gallen-Leitlinien, die anschließend international publiziert werden.

International Consensus Conference for Advanced Breast Cancer (ABC)
ABC Global Alliance
c/o Fundação Champalimaud,
Avenida de Brasília s/n
1400–038 Lisboa, Portugal
Telefon: +41 918200957
E-Mail: info@abcglobalalliance.org
www.abc-lisbon.org

Sozusagen komplementär zur St.-Gallen-Brustkrebskonferenz hat sich seit 2011 die internationale Konsensus-Konferenz zum fortgeschrittenen Brustkrebs etabliert. Sie findet alle zwei Jahre im November in Lissabon statt und beschäftigt sich ebenso mit der Grundlagenforschung wie mit der Umsetzung neuer wissenschaftlicher Erkenntnisse in Klinik und Praxis. Auch bei dieser Veranstaltung entsteht, wie es der Name bereits andeutet, am Ende ein von der gesamten »Fakultät« getragener Konsensus, der für die folgenden zwei Jahre die Leitlinie für die Behandlung von Frauen und Männern mit fortgeschrittenem Brustkrebs enthält. Besonders großen Wert legt die ABC auf die Einbindung von Patienten-Vertretern.

San Antonio Breast Cancer Symposium (SABCS)
Mays Cancer Center at
University of Texas Health San Antonio
7979 Wurzbach, MC 8224
San Antonio, TX 78229 – USA
E-Mail: sabcs@uthscsa.edu
www.sabcs.org

Wer sich als Ärztin oder Arzt in der Betreuung von Frauen und Männern mit Brustkrebs engagiert, dem ist das SABCS ein Begriff. Im Dezember jeden Jahres versammeln sich Brustkrebsexpertinnen und -experten aus aller Welt im texanischen Austin, um die Fortschritte des zu Ende gehenden Jahres zu diskutieren und einen Ausblick auf die folgenden Monate zu geben. Das SABCS versteht sich als internationale Plattform für Kommunikation und Weiterbildung von Grundlagenforschern, Ärzten und Menschen aus anderen Berufsgruppen, die sich mit dem Thema Brustkrebs auseinandersetzen.

III.
Weitere Informationen

Wenn Sie eine Ärztin oder einen Arzt aufsuchen möchten, wenn Sie sich einen Überblick verschaffen wollen über das, was in Ihrer Behandlung wahrscheinlich »als Nächstes« kommt, oder wenn Sie Befundberichte erhalten, dann benötigen Sie Informationen, die schnell zugänglich und knapp, aber präzise formuliert sind. All das soll Ihnen dieser Anhang liefern. Er enthält:

- Fragenkataloge für Gespräche bei Ärzten,
- eine Interpretations- beziehungsweise Lesehilfe zum Verständnis des eigenen Befundberichts,
- Behandlungspläne zum frühen und fortgeschrittenen Mammakarzinom,
- ein Glossar, in dem alle wichtigen Fachbegriffe erläutert sind,
- das Stichwortverzeichnis für das gesamte Buch.

1. Fragenkataloge für Gespräche mit Ihren Ärzten

Mögliche Fragen bei der Eröffnung der Diagnose

- Ist meine Erkrankung auf die Brust beschränkt, oder sind schon andere Organe befallen?
- Welchen Brustkrebs habe ich genau? Mit Hormonrezeptoren? Mit HER2-Rezeptoren? Ganz ohne Rezeptoren?
- In welchem Stadium befindet sich meine Erkrankung?

- Wird meine Diagnose in einem Tumorboard besprochen?
- Welchen Behandlungsweg sehen die Leitlinien in meinem Fall vor?
- Ist bei mir etwas Besonderes zu berücksichtigen, was in den Leitlinien nicht vorgesehen ist?
- Mit welchen Konsequenzen muss ich für meinen Alltag rechnen? (Kinderbetreuung, Info an Kita oder Schule, Gespräch mit Kindern, Gespräch mit Partner oder Partnerin)
- Können Sie eine Krebsberatungsstelle oder eine Selbsthilfegruppe in der Nähe empfehlen?
- An wen kann ich mich wenden, wenn ich nicht mehr kann?

Mögliche Fragen vor einer Untersuchung (Röntgen, Mammographie, Biopsie etc.)

- Warum ist diese Untersuchung notwendig?
- Welche Konsequenzen wird das Untersuchungsergebnis haben? Wird es sich auf den weiteren Verlauf der Behandlung auswirken?
- Bringt die Untersuchung irgendwelche Risiken mit sich?
- Gibt es andere Untersuchungen, die genauso gut sind?
- Was passiert, wenn ich auf die Untersuchung verzichte?
- Wie genau läuft die Untersuchung ab?
- Muss ich vor der Untersuchung etwas beachten, zum Beispiel nüchtern sein?
- Wann erhalte ich das Ergebnis?

Mögliche Fragen bei Festlegung des Behandlungsplans

- Kann der Krebs voraussichtlich vollständig entfernt werden?
- Sind alle für den Behandlungsplan notwendigen Untersuchungsergebnisse vorhanden?
- Ist es sinnvoll, dass ich an einer Studie teilnehme?
- Wie viel Zeit habe ich, eine Behandlungsentscheidung zu treffen?
- Wie wird sich mein Alltag durch die Behandlung verändern?
- Gibt es im Behandlungsverlauf besonders kritische Situationen, in denen ich viel Unterstützung benötige?

- Gibt es mehrere Behandlungsoptionen? Welche Vor- und Nachteile haben sie?
- Wie oft und wie lange muss die Behandlung durchgeführt werden?
- Was ist zu tun, wenn ich die Behandlung nicht vertrage?
- Kann ich im Behandlungsverlauf eine Therapiepause einlegen?
- Kann ich selbst etwas für den Behandlungserfolg tun? Mich mehr bewegen? Meine Ernährung anpassen?
- Wie geht es nach der Behandlung/dem Aufenthalt im Krankenhaus weiter?
- Wann kann ich wieder Sex mit meinem Partner oder meiner Partnerin haben?
- Wann kann ich wieder Sport treiben?
- Wann wird in meinem Leben wieder so etwas wie Routine und Normalität eintreten?

Mögliche Fragen vor einer Operation

- Wie viel Bedenkzeit habe ich?
- Welche Art von Operation ist bei mir sinnvoll und möglich?
- Kann der Krebs voraussichtlich vollständig entfernt werden?
- Gibt es andere Behandlungsmöglichkeiten als eine Operation?
- Was passiert, wenn ich mich nicht operieren lasse?
- Welche Komplikationen können während und nach der Operation eintreten?
- Welche Möglichkeiten gibt es, nach einer Brustentfernung die Brust wiederaufzubauen?
- Wann empfehlen Sie Brustaufbau mit Eigengewebe und wann mit Implantat?
- Wann kann ich wieder Sport treiben?

Mögliche Fragen vor einer Bestrahlung oder der Verordnung eines Medikaments

- Brauche ich zusätzlich zur Operation eine Strahlentherapie?
- Wie läuft eine Strahlentherapie ab? Muss ich dafür ins Krankenhaus?

- Welche Langzeitwirkungen hat eine Strahlentherapie? Kann man sich dagegen schützen?
- Was geschieht, wenn ich die Strahlentherapie ablehne?
- Brauche ich Medikamente oder zusätzlich noch eine Chemotherapie?
- Falls eine Chemotherapie notwendig ist: Sollte sie vor oder nach der Operation durchgeführt werden?
- Bekomme ich Medikamente zum Einnehmen, oder muss ich mir eine Infusion anlegen lassen?
- Mit welchen Nebenwirkungen von Medikamenten oder Chemotherapie muss ich rechnen? Kann ich aktiv etwas dagegen tun?
- Können Sie mir zusätzliche Medikamente gegen Nebenwirkungen, beispielsweise gegen Übelkeit verschreiben?
- Haben die mir verordneten Medikamente Langzeitfolgen? Was kann ich tun, um die in Grenzen zu halten?

2. Wie lese ich meinen Befundbericht?

Das behandelnde Brustzentrum schickt an die weiterbehandelnden Ärzte und auch an Sie persönlich einen Befundbericht, der die zentralen Aussagen zu Ihrer Erkrankung in wenigen Zeilen wiedergibt, beispielsweise folgendermaßen:

Mammakarzinom links, prämenopausal
Histologischer Typ: invasiv, NST
pT1 (1,8 cm); pN0 (0/2 sn) R0 L0 V0 G2
ER 100 % PR 50 % HER2 1+ Ki67 10 %

In der folgenden Abbildung haben wir die wichtigsten Definitionen dazu aufgeführt:

Mammakarzinom links, prämenopausal
Histologischer Typ: invasiv, NST
pT1 (1,8cm); pN0 (0/2 sn) R0 L0 V0 G2
ER100% PR 50% HER2 1+ Ki67 10%

Brustkrebs auf der linken Seite

prämenopausal = vor den Wechseljahren; perimenopausal = in den Wechseljahren; postmenopausal = nach den Wechseljahren

wird vom Pathologen unter dem Mikroskop bestimmt

kann in Nachbargewebe einwachsen – das ist die wesentliche Eigenschaft von Krebs als bösartige Veränderung

nichtspezifischer Typ (früher auch als duktales Karzinom bezeichnet); etwa 75% aller Brustkrebsfälle

T = Tumorgröße, pT = Tumorgröße vom Pathologen unter dem Mikroskop bestimmt. Tis = in situ carcinoma, DCIS (nicht invasive Vorstufe, kein Brustkrebs); T1 = bis zu 2 cm; T2 = größer als 2cm, aber nicht größer als 5 cm; T3 größer als 5 cm; T4 = Einwachsen in Umgebungsgewebe oder Haut; T4d = inflammatorischer Brustkrebs

Tumorzellen in den Lymphgefäßen (0 = nein; 1 = ja; x = nicht beurteilbar)

p = vom Pathologen bestimmt; N0 = keine Tumorzellen in Lymphknoten; N1 = 1–3 befallene Lymphknoten; N2 = 4–9 befallene Lymphknoten; Lymphknoten sind untereinander oder mit dem umgebenden Gewebe verwachsen; N3 = 10 oder mehr befallene Lymphknoten; Lymphknoten hinter Brust- oder Schlüsselbein.

G2 = Grading G1 = starke Ähnlichkeit der Tumorzellen mit normalen Brustdrüsenzellen, d. h. langsam wachsend; G2 = noch ein bisschen Ähnlichkeit, d. h. mittlere Zellteilungsrate; G3 = keine Ähnlichkeit mehr, aggressives Zellbild, hohe Zellteilungsrate

ER = Östrogenrezeptor; Angabe in Prozent: Skala 0–100%; Östrogenrezeptor gilt als positiv bei >/= 1%; Bereich von 1%–9% gilt als fraglich hormonempfindlich

PR = Progesteronrezeptor; Angabe in Prozent: Skala 0–100%; Progesteronrezeptor gilt als positiv bei >/= 1%; Bereich von 1–9% gilt als fraglich hormonempfindlich

Schnittrand / Resektionsrand im OP-Präparat: R0 = tumorfrei; R1 oder R2: Krebszellen am Resektionsrand (R1 unter Mikroskop bzw. R2 mit bloßem Auge sichtbar)

Tumorzellen in den Blutgefäßen (0 = nein; 1 = Venen in Tumorumgebung mit Tumorzellen; 2 = Blutgefäßeinbruch mit bloßem Auge sichtbar; x = nicht beurteilbar)

HER2 = HER2 Rezeptor; Skala: 0, 1+, 2+, 3+. Als HER2-positiv und damit geeignet für eine anti-HER2-Therapie gilt 3+ oder 2+ mit Genamplifikation, das heißt reichlich HER2 Genkopien im Zellkern. Alle anderen Befunde (0; 1+; 2+ ohne Genamplifikation, d. h. ISH negativ) wurden bisher als HER2-negativ benannt. Heute werden die Befunde HER2 1+ sowie 2+ ohne Genamplifikation jetzt als HER2-low zusammengefasst.

Ki-67 = Zellteilungsrate; Skala in Prozent; als niedrig gilt </= 10%; je höher der Prozentsatz, desto schneller teilen sich die Tumorzellen

In wenigen Zeilen viel Information:
Diese Inhalte sind typisch für den Befundbericht einer Brustkrebspatientin.

3. Behandlungspläne für frühes und fortgeschrittenes Mammakarzinom

Die Behandlung jeder einzelnen Brustkrebspatientin wird genau geplant, vom Tumorboard gemeinsam beschlossen und dann durchgeführt. Bei aller Individualisierung gibt es jedoch auch Standard-Vorgehensweisen, die sich auf die jeweilige Patientin anpassen lassen. Damit Sie sich einen ungefähren Überblick über die zu erwartenden Schritte machen können, haben wir hier die wichtigsten Stationen noch einmal grafisch zusammengefasst. Die folgenden sogenannten Algorithmen sind leitliniengerechte Vorschläge zur Therapie, von denen im Einzelfall natürlich abgewichen werden kann, beispielsweise aufgrund von Vortherapien, Nebenwirkungen, Begleiterkrankungen oder auf Patientenwunsch hin.

Die Behandlungspläne beim frühen Mammakarzinom sind auf Zeiträume ausgerichtet, die Behandlung findet so lange statt, wie es den Studien zufolge gerechtfertigt ist. Beim fortgeschrittenen beziehungsweise metastasierten Mammakarzinom ist dagegen eine fortwährende Behandlung in Linien notwendig. Erweist sich die Behandlung der Erstlinie als nicht mehr wirksam oder als zu schlecht verträglich, wird auf die nächste Linie gewechselt.

Behandlungsplan: HR-positiver, HER2-negativer früher Brustkrebs

Wie hoch ist das Rückfallrisiko? Konkret:
- Reicht eine Antihormontherapie allein aus?
- Ist eine Chemotherapie notwendig?
- Wer braucht mehr als Antihormon- und Chemotherapie?

Ansprechen auf Antihormontherapie?
Gegebenenfalls drei bis vier Wochen Antihormontherapie vor der Operation zur Klärung der Frage: Spricht der Tumor auf eine Antihormontherapie ausreichend an?

Operation

Hohes Rückfallrisiko
- 18–24 Wochen Chemotherapie, ggf. vor der Operation (neoadjuvant), ansonsten nach der Operation (adjuvant)
- Bestrahlung
- 7–10 Jahre Antihormontherapie
- 2 Jahre Abemaciclib (CDK4/6-Inhibitor)gemeinsam mit Antihormontherapie
- 1 Jahr Olaparib, falls eine Keimbahn-BRCA-Mutation vorliegt
- 3–5 Jahre Bisphosphonate als Option (nur nach den Wechseljahren oder bei Frauen, die mit GnRH-Gabe in die Wechseljahre versetzt wurden)

Niedriges Rückfallrisiko
- Bestrahlung (falls notwendig)
- 5 Jahre Antihormontherapie
- 3–5 Jahre Bisphosphonate als Option (nur nach den Wechseljahren oder bei Frauen, die mit GnRH-Gabe in die Wechseljahre versetzt wurden)

Behandlungsplan: HER2-positiver früher Brustkrebs

(Hormonrezeptor-positiv oder -negativ)

Tumorgröße bis 2 cm ohne befallene Lymphknoten

Tumorgröße über 2 cm oder befallene Lymphknoten
18–24 Wochen neoadjuvante Chemotherapie plus duale Antikörpertherapie mit Trastuzumab und Pertuzumab

Operation

Falls endgültige Gewebeuntersuchung ergibt: Tumorgröße bis 2 cm ohne befallene Lymphknoten
- 12 Wochen adjuvante Chemotherapie mit Paclitaxel und 1 Jahr Trastuzuma
- Bestrahlung (nach Chemotherapie, parallel zur Trastuzumab-Gabe)
- bei HR-positivem Tumor: 5 Jahre Antihormontherapie
- 3–5 Jahre Bisphosphonate als Option (nur nach den Wechseljahren oder bei Frauen, die mit GnRH-Gabe in die Wechseljahre versetzt wurden)

Mit pathologischer Komplettremission (pCR)
- adjuvante Antikörpergabe für insgesamt 1 Jahr: bei N0 (kein Lymphknotenbefall) nur Trastzumab; nach Lymphknotenbefall bei Diagnosestellung weiter Trastuzumab und Pertuzumab
- Bestrahlung; falls notwendig, parallel zur Antikörpergabe
- bei HR-positivem Tumor: 5–10 Jahre Antihormontherapie
- 3–5 Jahre Bisphosphonate (nur nach den Wechseljahren oder bei Frauen, die mit GnRH-Gabe in die Wechseljahre versetzt wurden)

Falls in endgültiger Gewebeuntersuchung befallene Lymphknoten festgestellt werden
- 18–24 Wochen adjuvante Chemotherapie plus duale Antikörpertherapie mit Trastuzumab und Pertuzumab für insgesamt 1 Jahr
- Bestrahlung (nach Chemotherapie, parallel zur Antikörper-Gabe)
- bei HR-positivem Tumor: 5–10 Jahre Antihormontherapie und Möglichkeit der erweiterten adjuvanten Therapie mit Neratinib für 1 Jahr (nach 1 Jahr Antikörpertherapie parallel zur Antihormontherapie)
- 3–5 Jahre Bisphosphonate als Option (nur nach den Wechseljahren oder bei Frauen, die mit GnRH-Gabe in die Wechseljahre versetzt wurden)

Ohne pathologische Komplettremission (pCR)
- adjuvant 14 Zyklen T-DM1
- Bestrahlung (parallel zur T-DM1-Gabe)
- bei HR-positivem Tumor: 5–10 Jahre Antihormontherapie und Möglichkeit der erweiterten adjuvanten Therapie mit Neratinib für 1 Jahr (nach T-DM1-Therapie, parallel zur Antihormontherapie)
- 3–5 Jahre Bisphosphonate als Option (nur nach den Wechseljahren oder bei Frauen, die mit GnRH-Gabe in die Wechseljahre versetzt wurden)

Behandlungsplan: Tripelnegativer früher Brustkrebs

Tumor kleiner oder gleich 5 mm ohne Lymphknotenbefall

Tumor größer 5 mm
- 18–24 Wochen neoadjuvante Chemotherapie;
- bei kleinen Tumoren (kleiner 2 cm, größer 5 mm) ohne Lymphknotenbefall ist alternativ auch adjuvante Gabe möglich
- ab 2 cm Tumorgröße beziehungsweise bei Lymphknotenbefall zusätzlich neoadjuvante Immuntherapie (Pembrolizumab)

Operation

Falls endgültige Gewebeuntersuchung ergibt: Tumorgröße bis 5 mm ohne befallene Lymphknoten
- Auf eine medikamentöse Therapie kann verzichtet werden.

Mit pathologischer Komplettremission (pCR)
- adjuvante Immuntherapie mit 9 Zyklen Pembrolizumab, falls neoadjuvant bereits Immuntherapie erhalten
- Bestrahlung; falls notwendig, parallel zur Immuntherapie
- 3–5 Jahre Bisphosphonate (nur nach den Wechseljahren oder bei Frauen, die mit GnRH-Gabe in die Wechseljahre versetzt wurden)

Ohne pathologische Komplettremission (pCR)
- adjuvante Immuntherapie mit 9 Zyklen Pembrolizumab, falls neoadjuvant bereits Immuntherapie erhalten
- falls keine Immuntherapie gegeben wird: adjuvant 6 Monate Chemotherapie mit Capecitabin
- Bestrahlung parallel zur Immuntherapie beziehungsweise zur Capecitabin-Therapie
- 1 Jahr Olaparib als Option, falls eine Keimbahn-BRCA-Mutation vorliegt
- 3–5 Jahre Bisphosphonate (nur nach den Wechseljahren oder bei Frauen, die mit GnRH-Gabe in die Wechseljahre versetzt wurden)

Behandlungsplan: HR-positiver, HER2-negativer metastasierter Brustkrebs*

Ohne lebensbedrohliche Metastasen

Erste Linie der Therapie
- CDK4/6-Inhibitor- plus Antihormontherapie

Zweite Linie der Therapie
Weitere Antihormontherapie-basierte Maßnahmen, zum Beispiel:
- Alpelisib (bei PIK3CA-Mutation) plus Fulvestrant
- Everolimus plus Exemestan
- Antihormontherapie allein (z. B. Fulvestrant)

Dritte und weitere Linien der Therapie
- Chemotherapie
- PARP-Inhibitor, falls eine Keimbahn-BRCA-Mutation vorliegt
- bei HER2-low-Karzinomen: Trastuzumab-Deruxtecan als Option anstelle von weiterer Chemotherapie (noch off label)

Bei Vorliegen lebensbedrohlicher Metastasen

Erste Linie der Therapie
- Chemotherapie

Zweite, dritte und weitere Linien der Therapie
- Nach einer Besserung der Symptomatik ist die Rückkehr zu antihormonell basierten Therapien möglich.

* Unabhängig von der Biologie der Erkrankung gilt: Bei Auftreten von Knochenmetastasen werden Bisphosphonate oder der Antikörper Denosumab verordnet.

Behandlungsplan: HER2-positiver metastasierter Brustkrebs*

(Hormonrezeptor-positiv oder -negativ)

Erste Linie der Therapie	• Taxanhaltige Chemotherapie in Kombination mit den beiden gegen HER2 gerichteten Antikörpern Trastuzumab und Pertuzumab • nach 12-18 Wochen Chemotherapie weitere Erhaltungstherapie mit den beiden Antikörpern - bei HR-positiven Tumoren zusätzlich auch Antihormontherapie
Zweite Linie der Therapie	• Trastuzumab-Deruxtecan
Dritte und weitere Linien der Therapie	• Kombination aus Tucatinib mit Chemotherapie (Capecitabin) und Trastuzumab • Trastuzumab-Emtansin (T-DM1) • Lapatinib-basierte Kombinationstherapien • Trastuzumab-basierte Kombinationstherapien

Behandlungsplan: Tripelnegativer metastasierter Brustkrebs*

	PD-L1-positiv	**PD-L1-negativ**	**gBRCA-Mutation**
Erste Linie der Therapie	Chemotherapie plus Immuntherapie	Chemotherapie (ggf. plus Bevacizumab)	PARP-Inhibitor anstelle von Chemotherapie in einer Therapielinie
Zweite Linie der Therapie	Sacituzumab Govitecan		
Dritte und weitere Linien der Therapie	Chemotherapie – bei HER2-low-Karzinomen Trastuzumab Deruxtecan (noch off label)		

* Unabhängig von der Biologie der Erkrankung gilt: Bei Auftreten von Knochenmetastasen werden Bisphosphonate oder der Antikörper Denosumab verordnet.

Glossar

ADC Antibody Drug Conjugate, siehe Antikörper-Wirkstoff-Konjugate

Adipositas Fettleibigkeit, krankhaftes Übergewicht

adjuvante Behandlung Maßnahmen im Rahmen einer Krebsbehandlung, die eine Behandlung mit heilender Absicht unterstützen; zum Beispiel eine zusätzliche Bestrahlung, eine Antihormon- oder Chemotherapie nach einer Operation.

AHB Abkürzung für Anschlussheilbehandlung. Sie schließt sich unmittelbar an eine Krankenhausbehandlung an. Siehe auch Anschlussrehabilitation.

Akupunktur Behandlungsverfahren aus der Traditionellen Chinesischen Medizin, bei dem Nadeln an speziellen Akupunkturpunkte gesetzt werden.

akut vordringlich, schnelles Handeln erfordernd

Alternativmedizin Behandlung mit wissenschaftlich nicht abgesicherten Verfahren als Ersatz für Behandlungsverfahren mit wissenschaftlich belegtem Nutzen; siehe auch Komplementärmedizin.

ambulant Patienten erhalten eine Behandlung und gehen anschließend wieder nach Hause.

Anämie Mangel an roten Blutkörperchen, Blutarmut

Anamnese Krankengeschichte: Ärzte erfragen die aktuellen Beschwerden, frühere oder aktuelle Erkrankungen und Lebensgewohnheiten.

Anschlussrehabilitation (AR) Besondere Form der medizinischen Rehabilitation, die sich unmittelbar an einen Krankenhausaufenthalt anschließt und in der Regel drei Wochen dauert.

Anthrazykline Chemotherapie-Medikamente, die dafür sorgen, dass die Verdopplung der Erbsubstanz der Tumorzelle vor der Zellteilung nicht funktioniert. Die dazu durch Anthrazykline inaktivierten Enzyme kommen aber auch in Herzmuskelzellen vor. Auf lange Sicht können sie deshalb Herzschäden verursachen. Bei Brustkrebs eingesetzte Anthrazykline sind Doxorubicin und Epirubicin.

Antiemetikum Medikament, das Übelkeit und Erbrechen verhindert und unterdrückt.

Antihormontherapie (endokrine Therapie) Als Medikamente eingesetzte Antihormone verhindern die Bindung von Sexualhormonen an ihre Rezeptoren in den Tumorzellen und blockieren damit das Teilungssignal von Brustkrebszellen, die viele Hormonrezeptoren aufweisen.

Antikörper Sie haben eine Y-artige Molekülstruktur. Mit den beiden kurzen »Ärmchen« erkennen sie eine bestimmte Eiweißstruktur, beispielsweise ein Rezeptoreiweiß auf der Membran einer Krebszelle. Haben sie daran gebunden, ragt der lange Y-Arm nach außen und dient als Erkennungsmerkmal für körpereigene Abwehrzellen, die daraufhin die Krebszelle bekämpfen. Siehe auch Antikörpertherapie.

Antikörpertherapie Weil Antikörper spezifisch an ein bestimmtes Eiweiß andocken, eignen sie sich beispielsweise, um Botenstoffe abzufangen oder Rezeptoren gezielt zu blockieren und damit Signalwege zur Zellteilung zu unterbrechen. Trastuzumab etwa blockiert die Übertragung eines Wachstumssignals über den HER2-Rezeptor.

Antikörper-Wirkstoff-Konjugate (ADC) therapeutisch eingesetzte Antikörper, die zusätzlich mit Chemotherapiemolekülen beladen sind. Der Antikörper bindet an die von ihm erkannte Struktur auf der Krebszelle und wird von ihr aufgenommen. Die Chemotherapiemoleküle wirken in der Krebszelle, zum Teil auch in benachbarten Zellen. Beispiele: Trastuzumab Deruxtecan (TDxd), Trastuzumab Emtansin (T-DM1), Sacituzumab Govitecan.

Aromatase Enzym im Körper, das die Östrogensynthese außerhalb der Eierstöcke ermöglicht.

Aromatasehemmer Medikament, das die Bildung von Östrogenen im Körper außerhalb der Eierstöcke verhindert. Zu dieser Arzneimittelgruppe gehören zum Beispiel Letrozol, Anastrozol und Exemestan.

Axilladissektion Entfernung der Lymphknoten aus der Achselhöhle; etwa zehn bis 20 Lymphknoten werden auf der betroffenen Seite entfernt und anschließend im Labor auf Krebszellen untersucht.

benigne gutartig

Bestrahlung Auch Strahlen- oder Radiotherapie genannt. Gezielte Behandlung mit hochenergetischer Röntgenstrahlung. Dadurch können Tumorzellen beziehungsweise Tumorgewebe zerstört werden.

BET Abkürzung für brusterhaltende Therapie. Tumorentfernung unter Erhalt der Brust mit anschließender Strahlentherapie.

bildgebende Verfahren Bildliche Darstellung von Körperregionen mithilfe verschiedener physikalischer Techniken. Dazu gehören Schallwellen (Ultraschall/Sonographie), ionisierende Strahlen (Röntgen, Computertomographie), nuklearmedizinische Verfahren (Szintigraphie, Positronen-Emissions-Tomographie) und Magnetfelder (Magnetresonanztomographie).

Biopsie Entnahme einer Gewebeprobe zur Abklärung eines Tumorverdachts.

BI-RADS Abkürzung für Breast Imaging Reporting And Data System; ein Bewertungssystem, mit dem Mammographien in 7 Kategorien (BI-RADS 0 bis BI-RADS 6) eingeteilt werden.

Bisphosphonate Medikamente, die den Knochenabbau hemmen. Sie kommen zum Beispiel bei Osteoporose oder Knochenmetastasen zum Einsatz. Sie können als Infusion oder als Tabletten verabreicht werden.

Boostbestrahlung Bestrahlung mit einer Zusatzdosis auf die Stelle, an der sich der Brustkrebs befand.

Brachytherapie Bei dieser internen Strahlentherapie dienen als Strahlenquelle kleine, mit radioaktiven Substanzen gefüllte Kügelchen – auch als Seeds bezeichnet –, die direkt in das Gewebe eingebracht werden. Die Strahlen haben eine kurze Reichweite und dringen damit nicht weiter in den Körper ein.

BRCA Abkürzung für Breast Cancer Gene (Brustkrebsgen). Wenn diese Gene verändert sind, erhöht sich das Brustkrebs- und das Eierstockkrebsrisiko betroffener Frauen erheblich. Unterschieden werden BRCA1 und BRCA2. Die Genveränderung kann sich nur auf Krebszellen beschränken, dann spricht man von somatischer BRCA-Mutation, oder in allen Körperzellen einschließlich Ei- und Samenzellen vorkommen. In diesem Fall wird die Mutation an nachfolgende Generationen vererbt, man spricht von BRCA-Keimbahnmutation.

Brustkrebs Bösartiger Tumor der Brustdrüse

Brustzentrum (zertifiziert) Regelmäßig durch Fachgesellschaften überprüftes Zentrum, das Frauen und Männer mit Brustkrebs umfassend betreut. Viele Fachleute aus unterschiedlichen Bereichen arbeiten hier auf der Grundlage neuester wissenschaftlicher Standards zusammen. Verzeichnis im Internet unter www.oncomap.de.

Carboplatin Chemotherapie-Wirkstoff; siehe Platinsalze

Carcinomain situ (CIS) Örtlich begrenzter Tumor, dessen Zellen noch keine Gewebegrenzen überschritten haben, sondern am Ort der Entstehung (in situ) verbleiben. Die Zellteilung erfolgt nur langsam. Es kann sich um die Vorstufe einer Krebserkrankung handeln, siehe DCIS.

Chemotherapeutika Chemische Wirkstoffe unterschiedlicher Art, die Krebszellen in ihrem Wachstum hemmen oder abtöten sollen (Zytostatika).

Chemotherapie Behandlung von Krankheiten mit zellteilungshemmenden Wirkstoffen; umgangssprachlich ist jedoch meist die Behandlung von Krebs gemeint. Chemotherapie-Substanzen wirken in erster Linie auf sich schnell teilende Zellen im Körper und bekämpfen daher Krebszellen.

chronisch Situation oder Krankheit, die längere Zeit vorhanden ist und andauert.

CIS Abkürzung für Carcinoma in situ

Cisplatin Chemotherapie-Wirkstoff; siehe Platinsalze

Computertomographie (CT) Bei diesem Röntgen aus vielen verschiedenen Richtungen entsteht am Ende ein computergeneriertes räumliches Bild des untersuchten Organs. Häufig werden jodhaltige Kontrastmittel eingesetzt, um stark durchblutete Gewebe wie bösartige Veränderungen besser darzustellen. Die Computertomographie ist mit einer höheren Strahlenbelastung verbunden als das einfache Röntgen.

Cyclophosphamid Chemotherapie-Substanz, die den Aufbau der Erbsubstanz DNA stört und damit Krebszellen teilungsunfähig macht. Es kann als Tablette oder als Infusion gegeben werden.

DCIS Abkürzung für duktales Carcinoma in situ.

Denosumab Medikamentös eingesetzter Antikörper, der in den Knochenstoffwechsel eingreift und den Abbau von Knochen verhindert.

Diagnose eine Krankheit erkennen und benennen

Diagnostik Untersuchen – körperlich oder mit Unterstützung von bildgebenden Verfahren –, Abwägen und Einschätzen aller Krankheitszeichen (Symptome), um auf das Vorhandensein und die besondere Ausprägung einer Krankheit zu schließen.

Drainage dünner Schlauch, um Flüssigkeit aus einer Wunde abzuleiten

Duktales Carcinoma in situ (DCIS) Es gilt als Vorstufe von Brustkrebs. Anzeichen für ein DCIS sind charakteristische »Kalkspritzer« in der Mammographie. Ein von den Milchgängen ausgehender, örtlich begrenzt bleibender Tumor der Brust; die Zellen durchbrechen nicht die Grenzen des Milchgangs.

endokrine Therapie siehe Antihormontherapie

Enzym Spezialisierte Eiweißstoffe, die Vorgänge in unserem Organismus anstoßen, die von selbst nicht »in Bewegung« kämen. Enzyme funktionieren ähnlich wie Roboter an einem Fließband, die immer denselben Arbeitsvorgang vollziehen.

Erythropoese-stimulierende Wirkstoffe Arzneimittel, welche die Bildung roter Blutzellen im Knochenmark anregen. Sie werden in der Regel als Spritze verabreicht. In der Fachsprache heißen diese Mittel auch Erythropoese-stimulierende Agenzien (kurz: ESA).

Erythrozyten Rote Blutzellen, die für den Sauerstofftransport im Blut zuständig sind.

Evidenzbasierte Medizin (EbM) Auf beste wissenschaftliche Ergebnisse gestützte Medizin und Grundlage der Therapieleitlinien.

Fatigue Französisch für Müdigkeit, Erschöpfung; bezeichnet eine Begleiterscheinung vieler Krebserkrankungen und ihrer Behandlung: einen Zustand dauerhafter Erschöpfung und Abgeschlagenheit.

Fernmetastasen Krebsabsiedlungen in anderen Organen. Siehe auch Metastase.

Früherkennung Maßnahmen zur frühestmöglichen Erkennung einer Krebserkrankung.

Ganzkörper-Staging Es bezeichnet die Suche nach Metastasen im ganzen Körper. Dies kann mittels verschiedener bildgebender Verfahren erfolgen.

GnRH-Analoga Medikamentös eingesetzte Hormone, die ähnlich (analog) aufgebaut sind wie das körpereigene GonadotropinReleasing-Hormon (kurz: GnRH). Sie blockieren die Rezeptoren, die eigentlich für das körpereigene Hormon vorgesehen sind, und bewirken, dass der Körper die Östrogenbildung in den Eierstöcken einstellt. Dadurch wird hormonempfindlichen Brustkrebszellen die Wachstumsgrundlage entzogen.

Grading Die Einteilung der Tumorzellen nach ihrer noch vorhandenen Ähnlichkeit zu gesunden Zellen: als G1 (starke Ähnlichkeit) bis G3 (keine Ähnlichkeit, hohe Zellteilungsrate).

Granulozyten-Wachstumsfaktor (G-CSF) Signaleiweiß, das die Bildung von bestimmten weißen Blutzellen (Granulozyten) anregt, deren Konzentration nach einer Chemotherapie stark abfallen kann. Medikamentös wird G-CSF als Spritze verabreicht.

HER2-Status HER2 steht für Humaner Epidermaler Wachstumsfaktor-Rezeptor 2; er leitet Wachstumssignale von der Zelloberfläche bis zum Zellkern weiter und bewirkt eine vermehrte Zellteilung. Eine normale Zelle besitzt nur wenige HER2-Rezeptoren, auf der Oberfläche von Krebszellen können sie dagegen häufig vorkommen.

HER2-positiv So bezeichnet man Krebszellen mit vielen HER2-Rezeptoren auf der äußeren Membran oder mit vielen HER2-Genkopien im Zellkern. Bestimmte Krebsmedikamente wie Trastuzumab können diese Rezeptoren blockieren und so das Zellwachstum verlangsamen oder stoppen.

HER2-low Das sind Krebszellen mit wenigen HER2-Rezeptoren. Trastuzumab allein ist dann nicht wirksam. Wenn Trastuzumab mit vielen Chemotherapiemolekülen beladen ist (wie beim ADC Trastuzumab Deruxtecan) wirkt es auch gegen HER2-low-Brustkrebszellen.

hereditär erblich

Hereditäres Mammakarzinom Eine erbliche Brustkrebserkrankung, auch als familiär gehäuft auftretender oder einfach familiärer Brustkrebs bezeichnet

Hormone Botenstoffe, die bestimmte Vorgänge und Abläufe im Körper regulieren, etwa den Stoffwechsel, das Sexualverhalten oder die Reaktion auf Angst und Stress. Sie können auch bösartige Tumore wachsen lassen, wenn die Tumorzellen über Hormonrezeptoren verfügen. Bekannte Hormone sind zum Beispiel Adrenalin, Östrogen, Progesteron und Testosteron.

Hormonrezeptorstatus Er beschreibt die Ausstattung einer Zelle mit Hormonrezeptoren. Wenn diese Rezeptoren nachweisbar sind, sagt man: Der Hormonrezeptorstatus ist positiv. Der Brustkrebs ist dann empfindlich für die Hormone Östrogen und/oder Progesteron, und das Krebszellwachstum lässt sich in diesen Fällen durch den Entzug dieser Hormone bremsen. Siehe Antihormontherapie.

Hypofraktionierung Eine Form der Strahlentherapie, bei der die Einzeldosis erhöht, die Anzahl der Sitzungen aber verringert wird.

Immuncheckpoint-Inhibitoren Diese hemmen die Kommunikation zwischen Abwehrzelle und Krebszelle an einem sogenannten Immuncheckpoint. Dort prüft die Abwehrzelle, ob sie es mit einer zu bekämpfenden oder einer zu schonenden Zelle zu tun hat. Manche Brustkrebszellen sind in der Lage, sich als zu schonende Zelle zu tarnen, und blockieren dadurch die Abwehrzellen. Diese Blockade wird durch Immuncheckpoint-Inhibitoren aufgehoben, und die Abwehrzellen können die Krebszellen aktiv bekämpfen.

Immunsystem körpereigenes Abwehrsystem

Immuntherapie Die Behandlung mit Medikamenten, die durch Krebszellen stillgelegte Abwehrzellen reaktivieren.

Implantat In den Körper eingebrachtes künstliches Material, beispielsweise ein Silikonkissen als Brustprothese.

Inflammatorischer Brustkrebs Aggressiv wachsender Brustkrebs, der sich in den Lymphgefäßen, die unter der Haut verlaufen, ausbreitet. Die Brusthaut zeigt entzündliche Reaktionen wie Rötung, Überwärmung und Schmerzen.

Infusion Gabe von Flüssigkeit über eine Vene

Karzinom Bösartiger Tumor, der vom Deckgewebe ausgeht. Krebszellen teilen sich unkontrolliert, dringen in benachbartes Körpergewebe ein und können über die Blut- oder Lymphbahnen in andere Gewebe streuen und dort Metastasen bilden.

Kernspintomographie Auch Magnetresonanztomographie/MRT; bildgebendes Verfahren, das zur Diagnostik eingesetzt wird. Die MRT nutzt elektromagnetische Felder für die Bildgebung. Anders als bei Computertomographie und Röntgen kommt es dabei zu keiner Strahlenbelastung.

Ki-67-Proliferationsindex Ein Marker, der angibt, welcher Anteil von Krebszellen sich in Teilung befindet. Er wird in Prozent angegeben. Je höher der Wert, desto höher die Teilungsaktivität.

Kieferosteonekrose Ein absterbender Knochen im Kiefer als seltene, aber gefürchtete Nebenwirkung von Bisphosphonaten und Denosumab.

Knochendichte Sie ist ein Maß für die Stabilität und Festigkeit von Knochen. Nimmt sie ab, werden die Knochen porös und anfälliger für Brüche. Siehe auch Osteoporose.

Knochenszintigraphie Bildgebendes Verfahren, das verstärkte Zellaktivität in den Knochen als Hinweis auf einen Tumor darstellen kann. Nach der Gabe einer radioaktiven Substanz, die sich in Bereiche hoher Stoffwechselaktivität im Knochen einlagert, wird mit einer Spezialkamera eine Aufnahme des Skeletts gemacht.

Komplementärmedizin versteht sich als Ergänzung zur sogenannten Schulmedizin, nicht als Alternative. Die Behandlungsverfahren entstammen häufig der Naturheilkunde oder fernöstlichen Medizinsystemen.

Komplikation Unerwünschte Folge einer Operation, einer Bestrahlung, einer Medikamentenverabreichung oder einer Erkrankung allgemein.

Kompression Ausübung von Druck auf ein Gewebe, beispielsweise zur Behandlung von Lymphödemen, mit Bandagen oder speziellen Stützstrümpfen.

Kontrastmittel Flüssigkeit, mit der sich bei bildgebenden Untersuchungen die Darstellung von Organen, Tumoren oder anderen Strukturen verbessern lässt.

kurativ mit dem Ziel der Heilung, heilend

Lebensqualität Sie umfasst unterschiedliche Bereiche des körperlichen, seelischen, geistigen und sozialen Wohlbefindens.

Leitlinie (ärztliche) Orientierungs- und Entscheidungshilfe für Ärzte. Sie wird von einer Expertengruppe im Auftrag medizinischer Fachgesellschaften erstellt. Die Handlungsempfehlungen stützen sich auf das beste verfügbare medizinische Wissen (siehe evidenzbasierte Medizin). Dabei ist eine Leitlinie keine Zwangsvorgabe.

Lobuläre intraepitheliale Neoplasien (LIN, LN) Veränderte Zellen von Drüsenläppchen, die nicht in andere Gewebe eindringen. LIN gelten nicht als Brustkrebsvorstufe, können aber ein erhöhtes Brustkrebsrisiko auf beiden Seiten anzeigen.

Lokalrezidiv Das Wiederauftreten der Erkrankung an ihrer ursprünglichen Stelle.

Lokaltherapie Therapie am Ort der Erkrankung, beispielsweise Operation oder Strahlentherapie des Tumors in der Brust oder einer Metastase.

Lokoregionäres Rezidiv Wiederauftreten der Erkrankung im Bereich der Ursprungserkrankung, innerhalb der Grenzen bis zu den ersten umgebenden Lymphknoten.

Luminal A Häufigster biologischer Subtyp bei Brustkrebs. Luminal-A-Brustkrebs hat Östrogen- und Progesteronrezeptoren im Zellinnern, aber keine HER2-Rezeptoren auf der Außenseite. Die Zellteilungsrate (Ki-67) ist niedrig.

Luminal B Häufiger biologischer Subtyp bei Brustkrebs; Luminal-B-Brustkrebszellen haben ähnliche Kennzeichen wie Luminal-A-Karzinome. Der Ki-67-Index ist allerdings hoch. Zur Luminal-B-Gruppe gehören auch HER2-positive Brustkrebszellen, die gleichzeitig Hormonrezeptor-positiv sind.

Lymphdrainage Besondere Massagetechnik zur Behandlung von Lymphödemen (Schwellungen).

Lymphe Zwischengewebeflüssigkeit, die über Lymphbahnen transportiert wird.

Lymphknoten Filterstellen für die Lymphe. Wird das Immunsystem aktiviert, wandern Abwehrzellen in die Lymphknoten ein und treffen dort auf zu bekämpfende körperfremde Erreger oder geschädigte Zellen.

Lymphödem Eine nicht gerötete und schmerzlose Schwellung infolge einer Flüssigkeitsansammlung in den Gewebezwischenräumen.

Magnetresonanztomographie (MRT) Siehe Kernspintomographie

maligne bösartig, sich unkontrolliert teilend

Mammakarzinom Brustkrebs

Mastektomie Die vollständige operative Brustentfernung, auch als Brustamputation bezeichnet.

Medizinischer Dienst der Krankenversicherung (MDK) Der medizinische, zahnmedizinische und pflegerische Dienst, der Beratungen und Begutachtungen für die gesetzlichen Kranken- und Pflegeversicherungen durchführt.

Menopause Zeitpunkt der letzten Regelblutung; tritt in der Regel um das 50. Lebensjahr ein. Die Fruchtbarkeit der Frau ist damit beendet.

Metastase Absiedelung von Krebszellen durch die Blutbahn oder die Lymphe an andere Stellen im Körper. Sie bilden dort eine Tochtergeschwulst, eine Metastase.

Mikrometastase Kleinste Ansammlung von Krebszellen in der Umgebung des Ausgangstumors.

Multigentest Test, der die Aktivierung verschiedener Gene nachweisen kann. Die veränderten Gene können dafür sorgen, dass bestimmte Eiweiße vermehrt oder vermindert gebildet werden. Auf diese Weise wird gemessen, wie aktiv die Krebszellen sind. Auch »Genprofil«, »Genexpression« oder »Gensignatur« genannt.

Nachsorge Betreuung von Patientinnen nach Abschluss der Therapie zur Begleitung einer gegebenenfalls notwendigen Dauermedikation und zur rechtzeitigen Erkennung eines Krankheitsrückfalls.

Neoadjuvant Unterstützende Behandlung vor der Tumorentfernung, etwa eine medikamentöse Behandlung oder Bestrahlung vor der Operation.

Neuropathie Der Sammelbegriff für viele Erkrankungen des Nervensystems. Dabei können durch Nervenschäden zum Beispiel Schmerzen und Empfindungsstörungen auftreten.

Neutropenie Starke Verminderung weißer Blutzellen, die als Nebenwirkung einer Chemotherapie auftreten kann. Die Immunabwehr wird dadurch geschwächt.

Neutrophile Granulozyten Untergruppe der weißen Blutzellen, die als Fresszellen wichtig für die Immunabwehr sind.

Ödem Eine krankhafte Ansammlung von Gewebeflüssigkeit in den Zellzwischenräumen.

Onkologie Medizinisches Fachgebiet, welches sich mit der Diagnose, Behandlung und Nachsorge von Krebserkrankungen in Organen und Geweben beschäftigt.

Osteoporose Knochenschwund, hervorgerufen zum Beispiel durch eine Antihormontherapie oder durch eine Stoffwechselerkrankung der Knochen. Die Knochendichte nimmt ab, die Knochen werden brüchig und instabil.

Östrogen weibliches Sexualhormon

palliativ krankheitsmildernd, nicht heilend; Gegensatz zu kurativ;

Palliativmedizin Medizinisches Fachgebiet, das sich die ganzheitliche Behandlung von Patienten mit fortschreitender Erkrankung und begrenzter Lebenserwartung zum Ziel setzt. Sie umfasst Leidensminderung unter Vermeidung belastender Maßnahmen, seelische Begleitung und Fürsorge. Zur Palliativmedizin gehört auch die Sterbebegleitung.

PARP-Hemmer, PARPi Medikamentengruppe, die ein Enzym in den Krebszellen hemmt, das für die Reparatur von geschädigter Erbsubstanz notwendig ist. Wenn andere Reparaturmechanismen ebenfalls blockiert sind, führen PARPi zum Absterben der Krebszelle.

perkutan durch die Haut hindurch

perkutane Strahlentherapie Die Bestrahlung von außen durch die Haut.

Physiotherapie Behandlungsverfahren, mit dem die Bewegungs- und Funktionsfähigkeit des menschlichen Körpers wiederhergestellt, verbessert oder erhalten werden soll.

phyto pflanzlich, von Pflanzen abgeleitet.

Platinsalze Zellteilungshemmende Chemotherapie mit einem Platinanteil. Chemische Verbindungen dieses Edelmetalls schädigen die Erbsubstanz der Krebszellen. Meist werden sie in Kombination mit anderen Chemotherapie-Substanzen eingesetzt. Beispiele: Carboplatin und Cisplatin.

Positronen-Emissions-Tomographie (PET) Bei diesem bildgebenden Verfahren wird eine schwach radioaktiv markierte Zuckerlösung gespritzt, mit deren Hilfe der Stoffwechsel der Körperzellen sichtbar gemacht werden kann. Es wird oft zusammen mit einer Computertomographie durchgeführt (PET-CT).

Primärtumor Ausgangstumor; er ist für die Diagnose und Therapieentscheidung maßgebend.

Progesteron Gelbkörperhormon (weibliches Sexualhormon)

Prognose Vorhersage über den vermuteten Krankheitsverlauf und damit unter Umständen auch über die erwartete verbleibende Lebenszeit.

Psychoonkologie Zweig der Krebsmedizin, der sich mit Fragen der seelischen Auswirkungen und der psychischen Bewältigung von Krebserkrankungen beschäftigt.

Radiologie Fachrichtung der Medizin, die sich mit der Anwendung energiereicher Strahlen bei Diagnostik und Therapie beschäftigt. Sie umfasst bildgebende Verfahren mit Röntgenstrahlen, Ultraschall und elektromagnetischen Feldern.

Radiotherapie siehe Bestrahlung

Rehabilitation Wiederbefähigung; medizinische, psychotherapeutische, soziale und berufliche Maßnahmen, die eine Wiedereingliederung einer Patientin in Familie, Gesellschaft und Berufsleben zum Ziel haben.

Rezeptor Bindestelle für Eiweiße. Rezeptoren kommen im Inneren der Zelle (z.B. Hormonrezeptoren) oder an ihrer Oberfläche vor (z.B. HER2-Rezeptoren).

Rezidiv Wiederauftreten einer Erkrankung, Krankheitsrückfall

R-Klassifikation R von residual tumor (englisch: verbliebener Tumor); Klassifikation, die aussagt, ob nach der operativen Entfernung des Tumors im

Randbereich (Schnittrand) noch Krebszellen verblieben sind. Ist der Schnittrand des entfernten Gewebes frei von Krebszellen, sprechen Fachleute von einer R0-Resektion. Ist ein Resttumor im Körper verblieben, so sprechen Fachleute von einer R1 oder R2-Resektion.

Röntgenuntersuchung Bildgebendes Verfahren, bei dem mithilfe von Röntgenstrahlen Körpergewebe abgebildet wird.

Schnellschnitt Untersuchung von Gewebeproben während einer noch laufenden Operation, um gleich über Erhalt oder Entfernung des betreffenden Organs oder Organteils entscheiden zu können.

Sentinel-Lymphknoten siehe Wächterlymphknoten

Skelettszintigraphie siehe Knochenszintigraphie

Sonographie siehe Ultraschalluntersuchung

Sozialdienst Er berät Betroffene in sozialen Fragen und zu Unterstützungsangeboten.

Staging Stadieneinteilung auf Grundlage der Tumorklassifikation. Sie richtet sich nach der Größe und Ausdehnung des Tumors, der Anzahl der befallenen Lymphknoten und dem Vorhandensein oder Nichtvorhandensein von Fernmetastasen in anderen Organen.

stationär im Krankenhaus

Strahlenfibrose Eine dauerhafte Spätfolge einer Bestrahlung: Monate bis Jahre nach einer Strahlentherapie kann es in dem bestrahlten Gebiet zu narbigen Veränderungen kommen. Das Bindegewebe verhärtet sich; die entsprechenden Körperstellen sind weniger beweglich.

Strahlentherapie siehe Bestrahlung

supportive Therapie Begleitende und unterstützende Maßnahmen zur Vorbeugung und Behandlung von belastenden Symptomen und möglicher Nebenwirkungen der Tumortherapie.

Symptom Ein Zeichen, das auf das Vorhandensein einer bestimmten Erkrankung hinweist, oder Beschwerden, die mit einer Erkrankung auftreten.

systemisch den gesamten Körper betreffend

Tamoxifen Eine antiöstrogen wirksame Substanz, die sich an Bindestellen für Östrogene in den Tumorzellen anheftet und so die Östrogenwirkung blockiert.

Taxane Chemotherapie-Medikamente, die ursprünglich aus der Rinde der pazifischen Eibe (lateinisch: Taxus brevifolia) gewonnen wurden. Heute werden die Wirkstoffe halbsynthetisch hergestellt. Sie behindern einen Vorgang kurz vor dem Vollzug der Zellteilung, sodass die Krebszelle abstirbt. Beispiele: Paclitaxel und Docetaxel.

Therapie Behandlung, Heilbehandlung

Thrombose Ein Thrombus ist ein Blutgerinnsel, das sich in Venen (seltener in Arterien) bilden kann. Wenn ein Gerinnsel sich ablöst, kann es zu einem bedrohlichen Gefäßverschluss (Embolie) in der Lunge kommen.

Thrombozyten Blutplättchen, spielen bei der Blutgerinnung eine Rolle

TNM-Klassifikation Internationale Einteilung von Tumoren. T steht für Tumor(größe), N für Nodus (Lymphknoten) und M für Metastasen. Sie ist die Grundlage für die Stadieneinteilung von Krebserkrankungen (Staging).

Trastuzumab Medizinisch eingesetzter Antikörper, der HER2-Rezeptoren auf HER2-positiven Brustkrebszellen blockiert.

Tripelnegativer Brustkrebs (TNBC) Dreifach negativer Brustkrebs, das heißt, die Krebszellen haben weder Östrogen-, Progesteron- noch HER2-Rezeptoren.

Tumor Gewebegeschwulst; Tumore können gut- oder bösartig sein. Bösartige Tumore werden auch als Krebs bezeichnet. Sie wachsen verdrängend in anderes Gewebe hinein. Einzelne Zellen können sich aus dem Krebs lösen und über die Blutbahn oder die Lymphe in andere Organe gelangen und sich dort ansiedeln (Metastasen bilden).

Tumorkonferenz, Tumorboard Ärzte aller beteiligten Fachrichtungen beraten in diesen Gremien über das beste Vorgehen bei der Behandlung einer konkreten Patientin.

Tumormarker Körpereigene Stoffe, die von Krebszellen besonders häufig gebildet werden oder deren Bildung durch Krebszellen ausgelöst wird. Tumormarker dienen der Verlaufsbeobachtung und ergänzen weitere klinische Untersuchungen.

Tumorstadium Das Ausmaß einer Tumorerkrankung wird klinisch in vier Stadien beschrieben. Die Zuordnung zu Stadium I, II, III oder IV erfolgt anhand der TNM-Merkmale, also anhand der Größe des Tumors (T), nach der Anzahl der befallenen Lymphknoten (N) und danach, ob schon Metastasen (M) vorliegen. Siehe auch TNM-Klassifikation.

Ultraschalluntersuchung Gewebeuntersuchung und -darstellung mittels Ultraschallwellen. Von den Gewebe- und Organgrenzen werden unterschiedlich starke Echos der Ultraschallwellen zurückgeworfen und vom Computer in ein digitales Bild umgewandelt. Ultraschallwellen sind weder elektromagnetisch noch radioaktiv und belasten den Körper daher nicht.

Vitamin D3 Wirksame Form des Vitamin D im Körper. Es fördert unter anderem die Aufnahme von Kalzium aus der Nahrung und dessen Einbau in die Knochen.

Wächterlymphknoten (Sentinel-Lymphknoten) Lymphknoten, der sich in unmittelbarer Nähe des Tumors befindet, sprich der erste Lymphknoten, den Krebszellen über Lymphbahnen auf ihrem Weg zu anderen Lymphknoten oder Organen passieren müssen.

Yoga Bestimmte Verfahren zur geistigen und körperlichen Übung mit dem Ziel, ein Gleichgewicht von Leib, Seele und Geist zu finden.

zielgerichtete Therapie Medikamente in der Krebsbehandlung, die sich gegen ganz bestimmte biologische Eigenschaften von Krebszellen richten. Dazu gehören die Antihormontherapie, die Antikörpertherapie, die PARP-Inhibitor-Therapie und die PI3K-alpha-Hemmstoffe. Auch die Immuntherapie lässt sich als zielgerichtete Therapie verstehen.

Zyklus, bei medikamentöser Behandlung Medikamente werden hierbei in bestimmten Abständen wiederholt gegeben. Dazwischen gibt es Pausen, in denen der Körper sich wieder erholen und die Medikamente abbauen kann.

Zytostatikum zellteilungshemmendes Medikament, siehe Chemotherapie

Stichwortverzeichnis

Anmerkungen

Neu diagnostiziertes Mammakarzinom

1. Schlesinger-Raab A et al. (2022) Epidemiologie des Mammakarzinoms. In: Untch M, Harbeck N, Thomssen C, Lüftner D (2022) Colloquium Senologie. Lukon Verlag, München
2. Krebs in Deutschland für 2017/2018 – Gemeinsame Publikation des Zentrums für Krebsregisterdaten und der Gesellschaft der epidemiologischen Krebsregister in Deutschland e.V., 13. Ausgabe. https://edoc.rki.de/handle/176904/9042
3. Broschüre Bundesamt für Strahlenschutz, Strahlenschutz konkret: Röntgendiagnostik – Nutzen und Risiken. Bundesamt für Strahlenschutz, Salzgitter. www.bfs.de, Stand Januar 2018
4. Duktales Carcinoma in situ (DCIS) – siehe Abschnitt AII.2.
5. Außerdem alle 6 Monate eine Brust-Ultraschalluntersuchung und ab dem 40. Lebensjahr jährlich eine Mammographie, siehe Abschnitt BIII.1.
6. »histo« für Gewebe, »chemisch« für die Farbstoffe
7. »immun« wegen des Einsatzes von Antikörpern, »histo« steht für Gewebe, »chemie« für die gekoppelten Farbstoffe
8. https://www.iqwig.de/presse/pressemitteilungen/pressemitteilungen-detailseite_9981.html
9. Infos des BfARM: https://www.bfarm.de/SharedDocs/Risikoinformationen/Medizinprodukte/DE/Brustimplantate_ALCL_FDA.html
10. https://de.wikipedia.org/wiki/Poly_Implant_Prothèse
11. G-CSF steht für Granulozyten-Kolonie stimulierender Faktor. Er fördert die Bildung von Granulozyten, einer bestimmten Klasse von weißen Blutkörperchen.
12. https://www.krebsinformationsdienst.de/aktuelles/2020/news053-hormontherapie-brustkrebs-gelenkschmerzen-aromatasehemmer.php
13. Haas H, et al. (2013): Kulinarische Köstlichkeiten, nicht nur für Tumorpatienten, LUKON Verlag München 2013
14. Ditsch N, et al. (2022) AGO Empfehlungen zu Diagnose und Behandlung von Patientinnen mit Brustkrebs. https://www.ago-online.de/leitlinien-empfehlungen/leitlinien-empfehlungen/kommission-mamma
15. Janni W, Müller V (2019) Patientenratgeber zu den AGO-Empfehlungen 2019, W. Zuckschwerdt Verlag, München. https://www.ago-online.de
16. Leitlinienprogramm Onkologie (Deutsche Krebsgesellschaft, Deutsche Krebshilfe, AWMF): Komplementärmedizin in der Behandlung von onkologischen PatientInnen, Langversion 1.1, 2021, AWMF Registernummer: 032/055OL, https://www.leitlinienprogramm-onkologie.de/leitlinien/komplementaermedizin/

17. Im englischen Sprachraum werden komplementäre Verfahren häufig unter dem Kürzel CAM zusammengefasst, und auch im Deutschen findet man die Bezeichnung CAM-Methoden, wenn es um komplementäre Verfahren geht. Das Akronym CAM steht allerdings für *Complementary and Alternative Medicine*, integriert also auch den aus Sicht aller Experten unqualifizierten und schädlichen alternativen Einsatz von nicht evidenzbasierten Behandlungsverfahren.
18. https://www.mskcc.org/cancer-care/diagnosis-treatment/symptom-management/integrative-medicine/herbs
19. Leitlinienprogramm Onkologie (Deutsche Krebsgesellschaft, Deutsche Krebshilfe, AWMF): Komplementärmedizin in der Behandlung von onkologischen PatientInnen, Langversion 1.1, 2021, AWMF Registernummer: 032/055OL, https://www.leitlinienprogramm-onkologie.de/leitlinien/komplementaermedizin/

Brustkrebs bei Schwangeren und bei Männern

1. Adaptiert nach Princk H, et al. (2021) Sonderformen des Mammakarzinoms. In: Untch M, Harbeck N, Thomssen C, Lüftner D (Hg.) Colloquium Senologie, LUKON Verlag München
2. Princk H, Rody A, Sonderformen des Mammakarzinoms. In: Untch M. et al. (Hg.) Colloquium Senologie 2021/2022, Lukon, München
3. Cardoso F, et al. (2018) Characterization of male breast cancer: results of the EORTC 10 085/TBCRC/BIG/NABCG International Male Breast Cancer Program
4. Petkov VI, et al. (2016) Breast-cancer-specific mortality in patients treated based on the 21-gene assay: a SEER population-based study. npj Breast Cancer (2016) 2, 16 017; doi:10 1038/npjbcancer.2016.17

Bewältigung der Brustkrebserkrankung

1. Ab dem 1. Januar 2023 wird es voraussichtlich ein auf maximal sechs Monate befristetes gesetzliches Notvertretungsrecht für Ehegatten in gesundheitlichen Angelegenheiten geben, und zwar gemäß § 1358 BGB-neu. Die Vorsorgevollmacht lässt sich jedoch individuell und für längere Zeit verbindlich gestalten. Sie ist unseres Erachtens daher vorzuziehen.